总主编　李宏军

# 感染与炎症放射学

# 腹　盆　卷

主　编　刘文亚　沈　文　许建荣

科学出版社

北　京

# 内 容 简 介

本书分三篇十三章，聚焦于腹腔和盆腔感染与炎症疾病的影像学诊断和鉴别。对每种疾病按照概述、病理学表现、影像学表现、诊断要点、鉴别诊断及研究现状与进展进行介绍，可使读者更加全面、系统地了解疾病，以培养正确的诊断思路与提高鉴别诊断的能力。

本书着眼于读者对临床工作和拓展学习的需求，是一本内容丰富、图文并茂、高效实用的感染与炎症疾病影像学参考书，可作为影像科医师的参考书，也可供感染与炎症疾病相关科室临床医师使用。

**图书在版编目（CIP）数据**

感染与炎症放射学·腹盆卷 / 李宏军总主编；刘文亚，沈文，许建荣本册主编 . —北京：科学出版社，2022.6
ISBN 978-7-03-072415-1

Ⅰ．①感… Ⅱ．①李…②刘…③沈…④许… Ⅲ．①感染 – 疾病 – 放射医学②炎症 – 疾病 – 放射医学③腹腔疾病 – 影像诊断 Ⅳ．① R81 ② R572.04

中国版本图书馆 CIP 数据核字（2022）第 095278 号

责任编辑：丁慧颖 / 责任校对：胡小洁
责任印制：肖　兴 / 封面设计：吴朝洪

科 学 出 版 社 出版
北京东黄城根北街 16 号
邮政编码：100717
http://www.sciencep.com

**北京九天鸿程印刷有限责任公司** 印刷
科学出版社发行　各地新华书店经销
\*
2022 年 6 月第 一 版　开本：889×1194　1/16
2022 年 6 月第一次印刷　印张：15 1/4
字数：450 000
**定价：158.00 元**
（如有印装质量问题，我社负责调换）

# 总主编简介

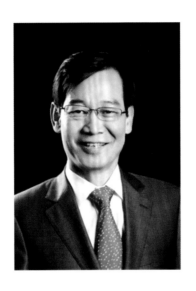

**李宏军** 医学博士，主任医师、教授，博士生导师。现任首都医科大学附属北京佑安医院医学影像中心主任，首都医科大学医学影像学系副主任。北京市首批"十百千"卫生人才。北京市首批"215"高层次卫生人才学科（骨干）带头人。*Radiology of Infectious Diseases* 主编，*BMC Neurology* 副主编。中华放射学分会传染病学组组长，中国医师协会放射医师分会感染影像专业委员会主任委员，中国研究型医院学会感染与炎症放射学专业委员会主任委员，中国性病艾滋病防治协会感染（传染病）影像工作委员会主任委员，北京影像诊疗技术创新联盟理事长。

主要从事感染与炎症影像诊断研究，培养博士、硕士研究生 20 余名。近年承担课题 10 余项，其中国家科技重大专项 1 项，国家自然科学基金重点项目 1 项、面上项目 2 项。主编教材 2 部，主编中英文专著 28 部，主译专著 3 部，英文专著总下载量达到 16 万次。主编的 *Radiology of HIV/AIDS*，*Radiology of Infectious Diseases 1-2* 分别获得 2014 和 2015 年度"输出版优秀图书奖"、2017 年获得国家新闻出版广电总局"普遍奖励"。发表论文 200 余篇，其中 SCI 文章 60 余篇。获国家发明专利 2 项，知识产权登记 16 项。获中华医学科技奖等省部级奖项 9 项。获北京市总工会授予的"名师带徒"称号；所带领的科研团队由北京市医院管理局授予"科技创新培育团队"称号，并由北京市总工会与北京市科学技术委员会联合授予"市级职工创新工作室"称号。

# 主编简介

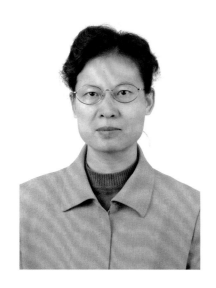

**刘文亚** 主任医师，教授，博士研究生导师，新疆维吾尔自治区突出贡献专家，新疆医科大学教学名师。

现任新疆医科大学第一附属医院影像中心主任，新疆医学影像研究所所长，新疆放射质控中心主任，卫健委认定的医学影像专科培训基地及住院医师规范化培训示范基地主任。兼任中华放射学会质控与安全管理委员会副主任委员，中华放射学会腹部学组委员，中国医师协会放射医师分会委员，中国医师协会放射医师分会感染影像专业委员会副主任委员，中国研究型医院学会肿瘤影像诊断学专业委员会常务委员，中国医学影像技术研究会理事，中国装备协会 CT 应用专业委员会常务委员，新疆医疗事故鉴定专家，新疆放射学会副主任委员，新疆医学会骨质疏松专业委员会主任委员，新疆肿瘤影像专业委员会主任委员，新疆包虫病学会副理事长，*Journal of Infectious Disease* 副主编，《中华放射学杂志》等 14 种医学期刊编委。

先后负责国家自然科学基金项目 5 项，省部级课题项目 9 项，获得国家科学技术进步奖二等奖 1 项，新疆维吾尔自治区科技进步奖一等奖 1 项、二等奖 3 项，乌鲁木齐市科技进步奖二等奖 1 项。主编著作 10 部，参编著作 9 部，发表论文 100 余篇。

**沈 文** 主任医师，教授，博士研究生导师，南开大学附属第一中心医院放射科主任。研究方向为腹盆部影像诊断及器官移植相关影像学。

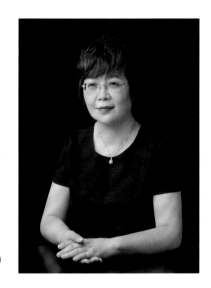

兼任中华医学会放射学分会全国委员及磁共振学组副组长，中国医学影像技术研究会常务理事，中国医学影像技术研究会放射学分会常务委员，中国医疗保健国际交流促进会放射肿瘤学分会常务委员，中国研究型医院学会肿瘤影像诊断学专业委员会常务委员，中国医师协会消化学组委员，中国女医师协会医学影像专家委员会委员，中国医师协会中西医结合医师分会影像医学专家委员会委员，中国医师协会外科医师分会多学科综合治疗（MDT）专业委员会委员，中国装备协会 CT 应用专业委员会常务委员，中国医学装备协会磁共振成像装备与技术专业委员会常务委员；《国际医学放射学杂志》副主编、《中华放射学》等 10 余本期刊编委。

获国家科学技术进步奖 1 项，天津市科学技术进步奖 1 项、天津市卫生局科学技术进步奖 3 项；主编及参编著作 25 部；发表论文 100 余篇，承担及参与国家及省市级课题项目 10 余项。

**许建荣** 主任医师，二级教授，博士研究生导师，上海交通大学医学院附属仁济医院放射科首席专家。擅长心血管、腹部、肿瘤和风湿病影像诊断。

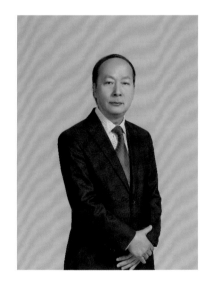

兼任中国医学影像技术研究会理事，中华医学会感染专业委员会副主任委员，中国非公医疗放射分会副主任委员，中国研究型医院学会感染与炎症放射学分会副主任委员，中国医学促进会常务理事，中国医学促进会心脏 MRI 分会副主任委员，中国医师协会放射医师分会委员，上海医师协会放射医师分会副会长。

先后入选上海市领军人才、上海市优秀学科带头人、上海医务工匠，获得医者仁心奖和宝钢教育奖。以第一作者或通讯作者发表论文 200 余篇。承担国家自然科学基金项目 5 项。获得教育部、中华医学会、上海市科学技术委员会、上海市卫生健康委员会等科研奖励 6 项。

# 《感染与炎症放射学》编委会

# 《感染与炎症放射学·腹盆卷》编写人员

主　　编　刘文亚　新疆医科大学第一附属医院

　　　　　沈　文　南开大学附属第一中心医院

　　　　　许建荣　上海交通大学医学院附属仁济医院

副 主 编　边　杰　大连医科大学附属第二医院

　　　　　殷小平　河北大学附属医院

　　　　　于德新　山东大学齐鲁医院

　　　　　蒋　奕　四川大学华西第二医院

　　　　　李　莉　首都医科大学附属北京佑安医院

　　　　　张铁亮　新疆医科大学第一附属医院

编　　者　（以姓氏汉语拼音为序）

　　　　　边　杰　大连医科大学附属第二医院

　　　　　程　悦　南开大学附属第一中心医院

　　　　　崔建民　南开大学附属第一中心医院

　　　　　郭　辉　新疆医科大学第一附属医院

　　　　　郭应林　哈尔滨市太平区人民医院

　　　　　季　倩　南开大学附属第一中心医院

　　　　　蒋　奕　四川大学华西第二医院

　　　　　孔丽丽　烟台业达医院

　　　　　李　莉　首都医科大学附属北京佑安医院

　　　　　李　清　南开大学附属第一中心医院

　　　　　李海鸥　山东大学齐鲁医院

　　　　　李宏军　首都医科大学附属北京佑安医院

　　　　　李洪杰　大连医科大学附属第二医院心血管病医院

　　　　　刘　波　山东大学齐鲁医院

　　　　　刘桂勤　上海交通大学医学院附属仁济医院

　　　　　刘丽华　南开大学附属第一中心医院

　　　　　刘文亚　新疆医科大学第一附属医院

刘宜平　哈尔滨医科大学附属第一医院

卢亦波　南宁市第四人民医院

陆　阳　上海交通大学医学院附属仁济医院

罗　宁　大连医科大学附属第二医院

罗佳文　大连医科大学附属第二医院

孟　欢　河北大学附属医院

牟　彬　大连医科大学附属第二医院

帕提曼　新疆医科大学第一附属医院

任美吉　首都医科大学附属北京佑安医院

沈　文　南开大学附属第一中心医院

孙奕波　上海交通大学医学院附属仁济医院

王　健　新疆医科大学第一附属医院

王　静　新疆医科大学第一附属医院

韦　平　济南市第八人民医院

吴广宇　上海交通大学医学院附属仁济医院

邢立红　河北大学附属医院

熊鑫鑫　新疆医科大学第一附属医院

徐帅帅　上海交通大学医学院附属仁济医院

许建荣　上海交通大学医学院附属仁济医院

姚　媛　山东大学齐鲁医院

姚升娟　南开大学附属第二人民医院

殷小平　河北大学附属医院

于德新　山东大学齐鲁医院

于文娟　南开大学附属第一中心医院

张　晨　南开大学附属第二人民医院

张　坤　南开大学附属第一中心医院

张　山　上海交通大学医学院附属仁济医院

张　宇　河北大学附属医院

张　源　新疆医科大学第一附属医院

张铁亮　新疆医科大学第一附属医院

赵玉娇　南开大学附属第一中心医院

**编写秘书**　张铁亮　赵玉娇

# 序

随着现代社会经济的飞速发展，人们的生活方式及人口流动发生改变，感染与炎症疾病对人类生存和社会经济发展的影响日益显著。国家卫健委发文强调全国二级以上医院需要成立感染性疾病科及感染控制办公室，空前重视感染性疾病对人类健康的危害。近30年来，医学影像学诊疗技术的发展极大地促进了现代诊疗模式的改变。现代医学对医学影像技术的高度依赖，赋予了医学影像学专业在感染与炎症疾病的诊断与鉴别诊断领域的重要使命。

在长期的临床实践及科学研究过程中，我和我的团队认识到，正是因为人们忽视和缺乏对感染与炎症疾病的重点学科体系建设及系统理论体系、规范指南的研究，严重影响了患者的诊疗质量及效果，造成了临床抗生素的滥用，影响了患者健康和生存质量，加重了家庭及社会的经济负担。基于以上考虑，本书汇集中华医学会放射学分会传染病学组、中国医师协会放射医师分会感染影像专业委员会、中国研究型医院学会感染与炎症放射学专业委员会、中国性病艾滋病防治协会感染（传染病）影像工作委员会、中国医院协会传染病医院分会传染病影像学组和北京影像诊疗技术创新联盟等学（协）会的众多专家、学者，整合全国的感染与炎症疾病的临床资源，系统总结感染与炎症疾病的影像学特征、演变规律；揭示感染与炎症疾病的病理基础，提出感染与炎症疾病的影像诊断与鉴别诊断要点。我相信本套图书的出版将促进我国感染与炎症疾病的防控、合理用药及放射影像诊断方面的学术发展，有效服务于临床的精确诊疗。

本套图书首次以感染与炎症放射学为主题进行系统理论阐述。共分为6卷，包括颅脑脊髓卷、头颈卷、心胸卷、腹盆卷、骨肌卷和儿童卷。内容涵盖与感染性疾病相关的四大类病原体（细菌、真菌、病毒、寄生虫）感染及自身免疫性疾病等炎症性疾病。

本套图书具有三大特色：①贴近临床，病种齐全，涵盖临床常见、多发和罕见的感染与炎症疾病；②资料完整，注重诊断的客观依据，尤其是病例和影像图片的完整性、代表性、连续性和真实性；③绝大部分资料来源于编者的临床经验和积累，小部分资料得到国际同道的授权，整体吸收和引用国内外最新研究成果，图书的编排形式和内容均使人耳目一新。

为了本套图书的顺利出版，我们成立了顾问委员会和专家委员会，科学设计，系统论证，从设计大纲到修改成稿历时1年余。在出版中文版的同时，Springer出版集团将发行英文版。编委会高度重视，先后多次组织编委集中进行写作规范化培训，讲解专业审稿、定稿等流程，抽调专人组织审核、修稿与补充。作为本书的总主编，我对此表示衷心感谢！同时，对参与本书编写的全国传染病影像学团队成员所付出的努力表示衷心的感谢。

　　面对目前感染与炎症疾病防治的严峻形势，这套专著的出版将作为向感染与炎症疾病宣战的又一有力武器，为提升医生的诊疗水平，改善病人的生存质量，延长病人的生命发挥重要的作用。

　　科学发展的过程也是人们逐步认识完善的过程，偏失在所难免，敬请同道不吝赐教，期待日臻完善。

李宏军

首都医科大学附属北京佑安医院医学影像中心

2019 年 11 月

# 前　言

感染与炎症疾病是全世界发展中国家普遍存在的社会公共卫生问题，而随着全球一体化进程和人类生存环境的变化，出现"新的传染病不断出现，旧的传染病死灰复燃"的趋势，尤其是新型冠状病毒肺炎疫情的世界性流行更是让人们对感染性疾病产生了前所未有的关注和重视。由于感染与炎症疾病致死的主要原因与其并发症的发生密切相关，对疾病的正确诊断是决定患者生存质量和延长生命的关键。现代影像学新技术是检查发现和确定诊断的重要手段，在感染与炎症疾病的诊疗过程中发挥着不可或缺的重要作用。

正是从国内外的临床需求出发，李宏军教授牵头组织国内众多的影像学专家编撰了《感染与炎症放射学》（多卷本），聚焦感染与炎症疾病的影像学研究，系统介绍了感染与炎症疾病影像学理论，极大丰富和发展了医学影像学内涵，为我国医学影像学的发展开拓了新领域。

本卷聚焦腹腔和盆腔感染与炎症疾病的影像学诊断及鉴别。本书共三篇十三章，介绍了腹腔和盆腔感染与炎症疾病的概述、病理学表现、影像学表现、诊断要点、鉴别诊断及研究现状与进展。编者在广泛查阅了国内外文献，收集了全国多家医院感染与炎症疾病的临床和影像资料，尤其注意对既往流失和散落的零星病例的宝贵资料的归纳，系统梳理了腹腔和盆腔感染与炎症疾病的疾病谱，旨在全面、系统地阐述各种疾病及并发症的影像改变，期望能为影像科和临床医师认识和诊断感染与炎症疾病提供指导和参考。

敬请各位读者对书中的不足之处给予指正。

刘文亚

2022 年 4 月

# 目 录

第一篇

总　　论

# 第一章　常规成像技术

## 第一节　X线成像技术

近年来，X线成像技术在数字化方面有了很大的进展，如数字X线摄影（digital radiography，DR）技术。它取代了传统的X线摄影技术和计算机X线摄影（computed radiography，CR）技术。X线成像技术可分为常规检查、特殊检查和造影检查三大类。

### 一、常规检查

常规检查包括透视和X线摄影。透视一般观察病变的动态变化。X线摄影大多数采用DR技术，DR图像具有较高分辨率，图像对比度好，细节显示清晰，图像层次丰富；时间分辨率高，成像速度更快；曝光宽容度大，可修正以及进行后处理调节；后处理功能强大；图像可在计算机中存储、传输、调阅，也可直接与影像归档和通信系统（PACS）联网，实现远程会诊。

### 二、特殊检查

很少应用。对于特殊的器官如乳腺，利用软射线进行钼靶摄影。

### 三、造影检查

造影检查是指利用引入对比剂的方法产生和（或）增加人体组织器官之间的密度对比而显影的技术。根据对比剂引入途径的不同可分为两类：直接引入法和间接引入法。直接引入法包括以下几种方式。①口服法：如食管及胃肠钡剂检查。②灌注法：如钡剂灌肠，逆行胆管造影，逆行泌尿道造影，瘘管、脓腔造影等。③穿刺注入法：可直接或经导管注入器官或组织内。间接引入法是指对比剂先被引入某一特定组织或器官内，后经吸收并聚集于需要造影的某一器官内，从而使之显影，包括吸收性造影与排泄性造影两类。吸收性造影如淋巴管造影；排泄性造影如静脉胆道造影、静脉肾盂造影和口服胆囊造影等。常用的造影方法介绍如下。

#### （一）数字减影血管造影

详见第四节"数字减影血管造影成像技术"。

#### （二）胃肠钡剂造影检查

钡剂造影是消化道疾病的首选影像学诊断方法。

**1. 上消化道钡剂检查**　吞服钡剂时及吞服后在X线透视下从多种角度观察食管、胃、小肠黏膜的形态变化及蠕动、张力、通畅性等功能变化，以对病变进行诊断，并可摄片记录所见。

**2. 下消化道钡剂造影**　经肛门将钡剂及气体灌入结肠，行气钡双重对比检查，以发现结肠黏膜炎性、溃疡、息肉和肿瘤等病变。

#### （三）尿路造影

**1. 排泄性尿路造影**（excretory urography）又称为静脉肾盂造影（intravenous pyelography），是泌尿系统最常用的造影方法。由静脉注入有机碘溶液，通过肾排泄使泌尿系统显影。此法不仅可显示肾实质及肾盏、肾盂、输尿管和膀胱的管腔形态，还可了解双肾排泄功能。碘过敏及严重肝、肾或心脏功能不全和急性肾炎等应列为禁忌证。

**2. 逆行肾盂造影**（retrograde pyelography）先做膀胱镜检查，然后向输尿管开口插入输尿管导管，使导管顶端置于肾盂输尿管交接部，每侧缓慢注入12.5%碘化钠或30%泛影葡胺7～10ml

后立即摄片。此法显示肾盂肾盏形态较好，但不能了解肾的排泄功能。排泄性尿路造影显影不良或不宜造影者，有急性尿路感染和尿道狭窄者禁用。

# 第二节　CT扫描技术

CT检查应用日益普遍，主要用于肝、胆、胰、脾、腹膜腔及腹膜后间隙、肾上腺及泌尿系统疾病的诊断，尤其是炎症性、肿瘤性和外伤性病变。另外，对于胃肠病变向腔外生长、侵犯及有无邻近和远处转移等，CT检查也具有一定的价值[1]。检查胃肠管腔内病变情况仍主要依赖于钡剂造影、内镜检查及病理活组织检查（活检），后者是金标准。

## 一、肝脏、胆道系统、脾脏的CT扫描技术

### （一）适应证

对于肝脏占位性病变、炎性病变、弥漫性病变等，CT对确定病变的范围、性质和有无转移，以及门静脉系统和腔静脉系统内有无癌栓都有很好的效果。而多层CT对肝脏的动脉系统、门静脉系统和腔静脉系统具有良好的血管成像效果，对临床肿瘤术前评估和肝移植手术方案的制订有较好的帮助。CT也可广泛应用于胆道系统、脾脏病变，主要包括胆囊炎性病变、胆囊或胆管占位性病变、胆系结石、脾外伤及其占位性病变等。

### （二）准备工作

被检者近期无钡剂检查，一般肝脏CT扫描应在钡剂检查1周以后进行，以避免钡剂高密度伪影的影响。检查前6h禁食，CT扫描前口服1%～2%的含碘对比剂500～800ml，先后分2次口服，第一次于扫描前30min左右口服300～500ml，第二次于扫描前口服200～300ml。怀疑胆系结石的被检者应口服等量的清水作为对比剂。

### （三）CT扫描技术与参数

被检者仰卧于检查床上，双手上举置于头顶上方，身体正中矢状面与床的中线一致。首先进行正位定位图像扫描，扫描范围一般从膈面至肝右叶下缘。扫描层厚一般选用5～10mm，图像重建采用标准算法，采用螺旋扫描方式，于被检者呼气后屏气时进行曝光扫描。

### （四）增强扫描技术

**1. 注意事项**　对碘对比剂过敏及肝肾功能受损严重的被检者应禁做增强CT，对可以行肝脏增强扫描的被检者，应尽量使用非离子型对比剂，以减少被检者的过敏发生概率。

**2. 适应证**　肝脏增强扫描是肝脏CT检查的一种重要手段，它能更好地显示肝脏炎症性及肿瘤性病变的情况和性质，对平扫不能发现的等密度病变检出率更高。同时，肝脏血管成像能为肝脏的各种外科手术提供更多有价值的信息。

**3. 扫描方法**　采用静脉团注法，一次注射80～100ml的含碘对比剂，一般采用速率2.5～3ml/s，注入对比剂后25～30s开始曝光扫描肝动脉期，注入对比剂后55～65s开始曝光扫描肝门脉期，注入对比剂后300s开始曝光扫描肝延迟期。这一方法被称为肝脏的三期扫描法，是目前肝脏强化扫描较为通用的方法，对肝脓肿、肝血管瘤、肝癌、肝转移瘤等具有较好的鉴别诊断价值。

**4. 螺旋CT肝血管成像方法**　对比剂注射总量为90～100ml，注射速率为3.5ml/s，20s左右为肝动脉的扫描时间，50s左右为肝门静脉系统的扫描时间，也可以利用对比剂密度自动跟踪技术：在腹主动脉或门静脉设定一个扫描层面，选择一个感兴趣区触发扫描密度值，在密度值达到后触发启动曝光扫描，直至扫描结束。层厚一般选用3mm以下，重建间隔选用1mm。血管重建后处理方式多采用最大密度投影和容积重建技术。

## 二、胰腺CT扫描技术

### （一）适应证

主要用于急性或慢性胰腺炎、占位性病变、外伤及穿刺活检的定位等。

### （二）准备工作

被检者在扫描前30min口服1%～2%碘水

对比剂 500ml，在扫描前再次口服碘水对比剂
300ml，将胃及小肠充盈。对于外伤急症的被检者，
可以服用或不服用等量的清水。

（三）CT 扫描技术与参数

**1. 扫描体位与范围**　被检者仰卧于扫描床上，
双手上举置于头顶上方，先行正位定位图像扫描，
范围包括肝门上方至肾盂水平面，嘱被检者先呼
气后屏气。层厚为 3～5mm，图像采用标准算法
重建，采用螺旋扫描方式。另外，可嘱被检者取
右侧位或右侧卧位行 CT 扫描，以使十二指肠充
盈，胰头周围显示清楚，肠管部分与胰腺的体尾
部分开。

**2. 增强扫描**　可更好地显示胰腺病变及病变
与血管的关系，能发现平扫不明显或不能显示的等
密度病变。常用双期薄层扫描，对比剂的总量为
90～100ml，注射速率为 3.5ml/s，层厚为 3mm。

**3. 图像显示技术和摄片**　一般以软组织窗为主，
常用的窗宽为 250～350HU，窗位为 30～50HU。

## 三、肾上腺、肾、输尿管的 CT 扫描技术

（一）适应证

肾与输尿管的结石和感染性病变、外伤和血
管疾病及占位性病变的检查等。

（二）准备工作

被检者在扫描前 30min 口服 1%～2% 碘水
对比剂 500ml，扫描前再次口服 300ml，充盈胃和
十二指肠，使其与肾上腺、肾、输尿管的病变区
别开来。泌尿系结石的被检者口服等量的清水。
外伤急症的被检者无须服用对比剂，可直接进行
扫描检查。

（三）CT 扫描技术与参数

**1. 扫描范围及参数**　被检者仰卧于检查床上，
双手上举置于头顶上方，身体正中矢状面和床的
中线一致。首先进行正位定位图像扫描，根据临
床要求确定范围，肾上腺和肾的扫描一般从第 11
胸椎下缘开始至髂嵴上缘，对肾移植及怀疑异位

肾的被检者应扩大扫描范围，各种原因导致梗阻
致肾盂积水及输尿管扩张的被检者，CT 扫描时应
扫描扩张的输尿管和正常输尿管段，也可以采用
薄层扫描，以利于发现病变。肾和输尿管的扫描
范围一般从第 11 胸椎下缘开始至输尿管的膀胱入
口处。

肾上腺的扫描层厚一般采用 3～5mm，肾、
输尿管的扫描层厚一般采用 5～10mm，均为螺旋
扫描方式，扫描时被检者呼气后屏气。

**2. 增强扫描**　患者肾上腺、肾和输尿管疑
有炎症性或占位性病变时应进行增强扫描。增
强扫描对比剂总量为 80～100ml，一般采用静
脉快速团注法，速率为 2.5～3.0ml/s，注射对比
剂后 25～30s 进行肾皮质期扫描，注射对比剂
后 70～120s 进行肾髓质期扫描，注射对比剂后
5～10min 进行肾排泄期扫描。对肾盂肾盏及输尿
管的病变排泄期的显示效果要优于前两期。

**3. 肾动脉血管成像检查**　多层螺旋 CT（MSCT）
对肾动脉扫描血管成像的效果较好，对比剂的注
射总量为 90～100ml，速率为 3.5ml/s，肾动脉的
扫描时间为 16～22s，也可用对比剂密度自动跟
踪技术，即选择一个平肾门的扫描层面，在腹主
动脉区域设定一个感兴趣区触发扫描密度值，在
达到感兴趣区密度值后触发启动曝光扫描，直至
扫描结束。层厚一般采用 3mm 以下，选用 1mm
重建间隔。重建方式多采用容积重建技术和最大
密度投影，以用于观察和诊断肾动脉狭窄等疾病。

**4. 图像显示和摄片**　一般以软组织窗为主，
常用窗宽为 250～400HU，窗位为 30～50HU。
对于增强扫描的图像，窗宽和窗位的数值可适当增
加，观察肾盂、输尿管排泄期的图像，要加大窗宽
至 1000～1500HU，加大窗位至 200～500HU，
以避免漏掉细小的病灶。

## 四、腹部、腹膜后间隙和肠腔内的 CT 扫描技术

（一）适应证

腹膜后脓肿、血肿、腹部和腹膜后间隙的肿
瘤，腹膜转移性病变，腹部淋巴结病变，以及肠
腔的炎症性、占位性病变等。

## （二）准备工作

**1. 腹部、腹膜后间隙 CT 检查的准备工作**　空腹 4 ~ 6h，被检者在检查前 90min 口服 1% ~ 2% 碘水对比剂 300 ~ 500ml，在检查前 5min 再口服对比剂 200 ~ 300ml。

**2. 肠腔内镜 CT 检查的准备工作**　被检者在检查前连续 2 天无渣饮食，检查前 1 天晚餐后禁食，口服泻药如番泻叶等清洁肠道，以免肠道内残留粪便造成假象。

### （三）CT 扫描技术与参数

**1. 腹部、腹膜后间隙 CT 扫描技术**　被检者取仰卧位，双手上举置于头顶上方，身体正中矢状面与床的中线一致。先行定位图像扫描，确定扫描范围，或根据临床要求确定扫描计划，被检者呼气后屏气。

**2. 肠腔内镜的 CT 扫描技术**　在扫描前 5 ~ 10min 肌内注射 654-2 注射液 20mg，被检者侧卧于扫描床上，经肛门注入约 1000ml 的空气，被检者感到腹部饱胀时停止注气，嘱被检者仰卧于扫描床上，双手上举置于头顶上方，身体正中矢状面和床的中线一致。行定位图像扫描，观察到肠腔充气较好时，再确定扫描范围，一般上缘包括横结肠，下缘至耻骨联合，扫描层厚采用 3mm 以下，重建间隔 0.5 ~ 1mm，一次屏气扫描完整个范围。待图像重建完毕后，利用内镜程序软件进行图像重组显示。

**3. 增强扫描技术**　增强扫描能够清楚地显示病变的范围及血供情况，能区分腹膜后血管和淋巴结的情况，对明确病变性质和了解病变范围有很大的帮助。对比剂的注射总量为 80 ~ 100ml，速率为 2 ~ 3ml/s，注射对比剂后 65 ~ 70s 开始曝光扫描。

**4. 图像的显示和摄片**　以软组织窗为主，常用窗宽 250 ~ 400HU，窗位 30 ~ 50HU。

## 五、双能谱（量）成像技术

宝石探测器是 CT 能谱成像的基础，根据 X 线在物质中的衰减系数转化为与之相对应的图像，它使传统的单参数成像变为多参数成像，是一项新的技术。双能谱成像的特点是可以提供多种定性和定量分析与多参数成像，这种成像技术在现在乃至将来对全身各系统疾病的诊断都有着非常重要的价值[2]。腹部双能谱成像主要用于胆系结石及泌尿系结石成分的分析，以及去除骨伪影及金属伪影。

## 六、CT 灌注成像技术

20 世纪 90 年代初，Miles 等率先提出肝脏 CT 灌注成像，其原理与 1987 年 Peters 提出的核医学灌注成像原理相似，静脉内团注示踪剂后，示踪剂随血液循环进入左心室，然后由左心室输出并随血流到达所研究的组织或器官，其示踪剂的浓度随时间不断升高，最终达到峰值。

灌注是指组织器官的微循环血流动力学状态。灌注成像通过现代影像学技术研究和监测器官的血流灌注情况，可反映组织器官或病变区灌注状态及循环功能，因此属功能性影像学研究范畴。灌注成像最早应用于早期脑卒中及心肌活性的研究，后来逐步推广至全身其他器官的研究和应用，如肝、脾、胰腺、肾等器官，为诊断其炎症性病变及肿瘤性病变提供了更多有价值的参考信息。

# 第三节　MR 扫描技术

磁共振（magnetic resonance，MR）成像是在物理学领域发现磁共振现象的基础上，于 20 世纪 70 年代继 CT 之后，借助电子计算机技术和图像重建数学的进展及成果而发展起来的一种新型医学影像检查技术。近年来，MR 成像技术发展十分迅速。MR 成像技术有别于 CT 扫描，它不仅可行横断面成像，还可行多方位成像，同时还可获得多种参数的图像，如 $T_1$ 加权像、$T_2$ 加权像等。若要获取这些图像必须选择适当的脉冲序列和成像参数。

## 一、MR 脉冲序列技术

MR 成像的高敏感性基于正常组织与病理组织 $T_1$ 及 $T_2$ 弛豫时间的不同，并受质子密度、脉冲序列的影响。常用的脉冲序列有以下 5 种。

**1. 自旋回波**（spin echo，SE）**序列**　常规 SE 序列是临床上最常用的成像序列，采用"180°—90°—180°"脉冲组合形式。其特点为可消除由磁场不均匀性所致去相位效应，磁敏感伪影小。但其采集时间较长，尤其是 $T_2$ 加权成像，重 $T_2$ 加权时信噪比较低。该序列为 MRI 的基础序列。

**2. 反转恢复**（inversion recovery，IR）**序列**　采用"180°—90°—180°"脉冲组合形式。其特点为具有较强的 $T_1$ 对比，以显示解剖结构，通过选择适当的反转时间（time of inversion，TI）可得到不同质子纵向磁化的显著差异。还可根据需要设定 $T_1$，饱和特定组织产生具有特征性对比的图像，如短 $T_1$ 反转恢复（short $T_1$ inversion recovery，STIR）、液体衰减反转恢复（fluid attenuated inversion recovery，FLAIR）等序列。

**3. 快速自旋回波**（turbo SE，TSE；fast SE，FSE）**序列**　采用"180°—90°—180°"脉冲组合形式。其图像对比性特征与 SE 相似，磁敏感性更低，成像速度加快，使用大量 180° 射频脉冲，使扫描时间显著缩短。

**4. 梯度回波**（gradient echo，GRE）**序列**　梯度回波序列是常用的快速成像脉冲序列，且有多种类型，其中常规 GRE 序列最为成熟。该序列激励脉冲小于 90°，翻转脉冲不使用 180°，取而代之的是一对极性相反的去相位梯度磁场及相位重聚梯度磁场，其方法与 SE 中频率编码方向的去相位梯度及读出梯度的相位重聚方法相同。小翻转角使纵向磁化快速恢复，缩短了重复时间（TR），也不会产生饱和效应，故使数据采集周期变短，提高了成像速度。最常用的两个序列是快速小角度激发（fast low angle shot，FLASH）序列和稳态进动快速成像（fast imaging with steady state precession，FISP）序列。

**5. 平面回波成像**（echo planar imaging，EPI）　EPI 技术是迄今最快的 MR 成像技术，它是在一次射频脉冲激励后在极短的时间内（30～100ms）连续采集一系列梯度回波，用于重建一个平面的 MR 图像。EPI 技术在临床上被广泛应用，单次激发 EPI，以扩散成像、灌注成像、脑运动皮质功能成像为目前主要的应用领域，多次激发 EPI 则在心肌灌注加权成像、腹部快速成像及腹部脏器的灌注加权成像等领域取得了进展。

## 二、MR 对比增强检查

MR 成像具有良好的组织对比，但正常与异常组织的弛豫时间有较大的重叠，其特异性仍较差。为提高 MR 成像对比度，一方面是着眼于选择适当的脉冲序列和成像参数，以更好地反映病变组织的实际大小、程度及病变特征；另一方面则致力于人为地改变组织的 MR 特征性参数，即缩短质子弛豫时间。

MR 对比剂可克服普通成像序列的限制，它能改变组织和病变的弛豫时间，从而提高组织与病变间的对比。MR 对比剂按增强类型可分为阳性对比剂和阴性对比剂。按对比剂在体内的分布可分为细胞外间隙对比剂、细胞内分布或与细胞结合对比剂、网状内皮细胞向性对比剂和胃肠道 MR 对比剂。

## 三、血管成像技术

磁共振血管成像（magnetic resonance angiography，MRA）是显示血管和血流信号特征的一种技术。MRA 作为一种无创伤性的检查，与 CT 及常规放射学相比具有特殊的优势，它一般不需使用对比剂，体内流体即为 MR 成像固有的生理对比剂。流体在 MR 成像上的表现取决于其组织特征、流动速度、流动方向、流动方式及所使用的序列参数。近年来，为提高 MRA 的准确性，又推出了对比剂增强的 MRA。

## 四、磁共振电影成像技术

磁共振电影（magnetic resonance cine，MRC）成像技术是利用 MR 快速成像序列对运动脏器实施快速成像，产生一系列运动过程的不同时段（时相）的"静态"图像。将这些"静态"图像对应于脏器的运动过程依次连续显示，即产生了运动脏器的电影图像。MRC 成像不仅具有很好的空间分辨力，更重要的是它具有优良的时间分辨力，对运动脏器的运动功能评价有重要价值。

MRC 作为一种新兴技术，可尝试将其应用于食管反流、胃肠道功能紊乱等检查[3]。

## 五、磁共振水成像技术

磁共振水成像（MR hydrography）技术主要是利用静态液体具有长 $T_2$ 弛豫时间的特点。在使用重 $T_2$ 加权成像技术时，稀胆汁、胰液、尿液等流动缓慢或相对静止的液体均呈高信号，而 $T_2$ 弛豫时间较短的实质器官及流动血液则呈低信号，从而使含液体的器官显影。腹部常用磁共振水成像技术包括磁共振胰胆管成像（MRCP）及磁共振尿路造影（MRU）。MRCP 在诊断方面已完全可替代有创的逆行胰胆管造影和经皮经肝胆管造影（PTC）检查，对胆道梗阻的定位和定性诊断已有相当高的符合率[4]。对尿路梗阻性病变，特别是对那些肾功能差且碘过敏的患者，MRU 则具有很大的诊断优势。

## 第四节　数字减影血管造影成像技术

数字减影血管造影（digital substraction angio-graphy，DSA）是一种在具有数字化成像和减影功能的血管造影机上进行的血管造影检查。由于所获图像是数字化的和减影后的，无血管以外组织结构影像的干扰，可对图像进行多种后处理以改善影像质量，配合使用各种软件功能，可进行心脏和血管的形态、功能及腔内结构的运动和血流动力学研究。血管造影多用于血管疾病的诊断和良性、恶性肿瘤的鉴别。DSA 系统在腹部的临床应用主要包括对腹腔实质脏器疾病的诊断、鉴别及介入治疗。

（李洪杰　罗佳文　边　杰）

### 参 考 文 献

[1] Noo F, Kachelrie M. Introduction: advances and trends in image formation in x-ray CT. Medical Physics, 2019, 46（12）: e789.

[2] Goo HW, Goo JM. Dual-energy CT: new horizon in medical imaging（Review）. Korean Journal of Radiology, 2017, 18（4）: 555-569.

[3] DeJonge CS, Smout AJ, Nederveen AJ, et al. Evaluation of gastrointestinal motility with MRI: advances, challenges and opportunities. Neurogastroenterology and Motility, 2018, 30（1）: 1-7.

[4] Kurdia KC, Irrinki S, Siddharth B, et al. Percutaneous transhepatic cholangiography in the era of magnetic resonance cholangiopancreatography: a prospective comparative analysis in preoperative evaluation of benign biliary stricture. JGH Open, 2021, 5（7）: 820-824.

# 第二章 功能与分子影像学技术

近 20 年来，基因组学及蛋白质组学得到了飞速发展，确立了人类对启动疾病发生、促成疾病发展、预测疾病预后及评价疾病疗效的分子连续变化进行研究的基础。医学影像技术的发展阶段从结构成像、功能成像到分子影像逐渐成熟。

## 第一节　磁共振功能影像学

磁共振功能成像（functional MRI，fMRI）是指应用磁共振技术对人体（或动物体）的功能进行研究和检测。广义的磁共振功能成像包括扩散加权成像（diffusion weighted imaging，DWI）、扩散张量成像（diffusion tensor imaging，DTI）、灌注加权成像（perfusion weighted imaging，PWI）、磁敏感加权成像（susceptibility weighted imaging，SWI）、磁共振波谱成像（magnetic resonance spectroscopy，MRS）等。

### 一、扩散加权成像

扩散加权成像（DWI）是利用水分子扩散运动的特性对其进行扩散测量和成像的方法。与以往常规的 $T_1WI$、$T_2WI$ 不同，DWI 使 MRI 对人体的研究深入到了更微观的水平，反映了人体组织的空间结构信息及病理生理状态下各组织成分间水分子交换的功能状态。

扩散是人体生理功能活动中的一种重要物理过程，也是分子的随机运动，即水分子自扩散（布朗运动）。纯水分子的扩散运动在各个方向上都相同，即各向同性；而在生物体组织结构中，水分子的扩散过程受到多种局部因素的限制，表现为不同方向的扩散度各不相同，即各向异性。而各向异性的大小与介质的物理学特性和限制分子运动的障碍物有关。因此，获得单位体积内水分子扩散的各向异性信息，即可研究生物体的细微解剖结构及功能改变。

DWI 序列的 MR 信号衰减的程度取决于特定温度和压力下水的扩散能力（扩散系数 $D$）及扩散敏感系数（$b$）。$D$ 值越大，扩散越快；反之，则越慢。$b$ 值越大，扩散权重越大。在 DWI 上，分子扩散受许多因素影响（如血流/脑脊液流动和细胞膜等），所以通常采用综合了上述因素的表观扩散系数（apparent diffusion coefficient，ADC）来代替 $D$ 值。根据不同的 $b$ 值可以计算出 ADC。ADC 图上的信号强度与分子扩散运动能力的大小呈正相关。组织扩散快，信号衰减大，ADC 值高，在 DWI 上呈低信号，在 ADC 图上则呈高信号；组织扩散慢，则相反。DWI 受到 $T_2$ 值和扩散双重影响，ADC 图不受 $T_2$ 影响，较 DWI 能更真实地反映扩散变化，但会受到扩散敏感梯度方向的影响。

Le 等在 1986 年首次提出基于体素内不相干运动（intravoxel incoherent motion，IVIM）的 DWI。在活体生物组织内，IVIM 测得的是体素内不相干运动，包含水分子的真性扩散及微循环灌注形成的假性扩散两部分内容，恰好弥补了 DWI 的不足。近年来，IVIM-DWI 在肝、胰腺、肾等脏器中的应用和研究越来越多。

急性胰腺炎（acute pancreatitis，AP）时腺泡细胞肿胀，间质充血水肿的同时伴有炎症细胞浸润，可表现为 DWI 高信号、ADC 值降低（图 2-1-1）。研究表明，DWI 诊断轻症急性胰腺炎（mild acute pancreatitis，MAP）的阳性率明显高于常规磁共振扫描，可作为疗效评估的客观指标，是常规 MRI 的重要补充[1]。多项研究[2-4]测试了 DWI 在克罗恩病（Crohn disease，CD）的诊断及活动性分级中的作用，所有研究均认为，活动性 CD 病变肠壁 DWI 呈高信号。这种扩散受限的组织病理学特征可能与细胞密度增加、肉芽组织形成、淋巴管扩张等有关[5]。胰泌素刺激的扩散加权成像，可通过观察胰腺实质及导管内水分子的变化来评估胰腺外分泌部的功能，从而有助于轻型或早期慢性胰腺炎（chronic pancreatitis，CP）的诊断[6]。研究表明[7]，在有症状的 CP 患者中，通过计算 DWI 的表观扩散系数有助于 CP 的诊断。

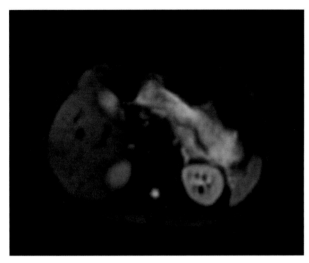

**图 2-1-1　急性胰腺炎**
DWI 示胰腺实质信号弥漫性增高

## 二、体素内不相干运动

　　DW-MRI（diffusion weighted-magnetic resonance imaging）是利用多 $b$ 值及低 $b$ 值（尤其是 $b$ 值小于 100s/mm$^2$）的磁共振扩散成像，不仅反映活体组织水分子扩散情况，还可以反映组织的微循环灌注状态。肝吸虫病患者其肝内胆管的肝吸虫成虫对胆管壁长期的机械和化学刺激，可导致慢性胆管炎、肝纤维化，从而导致肝硬度增加。肝吸虫病患者肝脏硬度越高，$D$ 值、$D^*$ 值及 ADC 值越小，肝实质微循环减少、水分子扩散受限。IVIM 对于鉴别非酒精性脂肪性肝炎（nonalcoholic steatohepatitis，NASH）及单纯性脂肪肝具有重要意义。Joo 等[8]对比了非酒精性脂肪性肝病（nonalcoholic fatty liver disease，NAFID）、NASH 及正常肝的扩散及灌注分数，研究结果表明，NAFID 的 $f$ 值较正常肝明显减低，而且随着病情的进展越来越低，其他 IVIM 参数与病情并无明显相关。IVIM 对慢

性乙型肝炎炎症活动度的诊断具有重要意义[9]。肝组织炎症活动度是肝纤维化进展的基础，控制肝组织炎症活动度可有效减缓病情进展。有学者利用单指数模型 DWI 对炎症进展程度进行研究，但传统 ADC 值在活体组织中不仅受水分子扩散的影响，还受到微循环灌注等的影响[10]。IVIM 技术通过设定较大范围多 $b$ 值行 DWI，通过双指数模型拟合，即可实现单纯水分子扩散和微循环灌注效应的分离[11]。ADC 值及 $D^*$ 值有助于鉴别 ≥ G2 级炎症活动度。ADC 值联合 $D^*$ 值的诊断效能最高，可为临床制订抗病毒治疗方案提供帮助[12]。

## 三、动态对比增强磁共振成像

　　血管生物学的进展强调了微血管变化和血管生成在克罗恩病的起始及维持中的重要作用。Sinha 等[13]研究表明血管分布情况与 CD 手术标本中的炎症程度紧密相关。尤其在急性炎症早期，由于新生血管的增加，血液灌注也相应增加。根据对比剂摄取及流出的动力学原理，动态对比增强磁共振成像（dynamic contrast enhancement magnetic resonance imaging，DCE-MRI）可提供炎性肠壁灌注的定量及半定量信息。通过观察肠壁灌注情况，可提高磁共振在疾病诊断中的准确性。

## 四、磁化转移

　　磁化转移（magnetization transfer，MT）是一种新型的磁共振技术，可对纤维化进行成像及定量分析，区分纤维化及其他病理变化，如急性炎症或水肿等。Dillman 等[14]通过对 CD 动物模型的研究发现，肠壁胶原含量在一定水平内与磁化转移率（magnetization transfer rate，MTR）呈线性关系。当胶原含量达到一定水平后，MTR 会随胶原含量的增加而降低。MT 对检测肠壁纤维化相对敏感，可有助于鉴别 CD 病变肠壁急性炎性狭窄和慢性纤维性狭窄。

## 五、磁共振波谱

　　磁共振波谱（magnetic resonance spectroscopy，MRS）是一种利用磁共振现象和化学位移（共

振频率差别）作用，对一系列特定原子核及其化合物进行定量分析的方法，是目前唯一对人体无损伤，用以研究活体组织器官代谢和生化变化及化合物定量分析的方法。MRS 实际上就是某种原子的化学位移分布图。其横轴表示化学位移，即频率；纵轴是化合物的信号强度，表示各种具有不同化学位移原子的相对含量。MRS 探测的是不同物质的频率差别，以 ppm 表示。从某种意义上讲，MRS 是真正的分子成像技术，对一些由于体内代谢物含量改变所致的疾病有一定的诊断价值。

目前可用于医学领域波谱研究的有 $^1H$、$^{31}P$、$^{13}C$ 和 $^{19}F$ 等，其中以 $^1H$ 和 $^{31}P$ 应用最为广泛。目前，MRS 已被成熟应用于前列腺癌的诊断中，而在肝脏疾病方面仍处于研究探索阶段，$^1H$ 和 $^{31}P$ 是肝脏波谱分析的主要同位素。胆碱（Cho）和脂质（Lip）是肝脏在 $^1H$ 谱中的主要代谢产物，而磷酸单脂（PME）和磷酸二酯（PDE）是肝脏在 $^{31}P$ 谱中的主要代谢产物。有学者认为，$^{31}P$-MRS 中的 PME/PDE 在区分轻中度肝纤维化与肝硬化方面与利用对比增强超声所得的肝静脉转运时间（hepatic vein transit time，HVTT）具有同样的敏感性和有效性[15]。

近年来，MRS 在炎性肠病（inflammatory bowel disease，IBD）的研究中主要用于克罗恩病，灌肠 MRS 可以发现克罗恩病常见的各种病理改变、并发症及肠外病变等，在克罗恩病的诊断和鉴别诊断上与传统灌肠检查具有较高的一致性。但是，IBD（溃疡性结肠炎和克罗恩病）的 MRS 鉴别诊断仍存在一定的困难，常导致大肠炎性病变在诊断上的不确定性。MRS 的应用将有可能对 IBD 的鉴别诊断有一定帮助。$^1H$-MRS 结合多元性光谱数据分析可用来区分溃疡性结肠炎和克罗恩病，并进一步评价 IBD 中黏膜的情况。

## 六、磁共振弹性成像

目前，磁共振弹性成像（magnetic resonance elastography，MRE）是众多测量软组织弹性技术中的一种，并逐渐趋于重要地位。Zou 等[16]利用兔肝纤维化模型比较 MRE 和 DWI 在肝纤维化分期中的作用。研究表明，MRE 的肝实质硬度（LS）

与肝纤维化分期的相关性要高于 DWI 中的 ADC 值（0.838 和 -0.527）。同时，MRE 预测各期肝纤维化的特异性也要高于 DWI。

## 七、灌注加权成像

灌注（perfusion）是指血流通过毛细血管网，将携带的氧和营养物质输送给组织细胞的过程。灌注在一定程度上能反映器官和组织的血流动力学状态及其功能情况。组织器官的生理性和病理性改变都与其血流灌注变化密切相关，因此监测组织器官的血流灌注变化能够揭示组织器官的病理过程，从而尽早对其功能状态进行判断。灌注加权成像对腹部实质脏器的炎性及肿瘤性病变提供更多有价值的信息。

灌注加权成像（PWI）是一种利用磁共振快速成像序列和图像后处理技术来反映血管变化程度和血流灌注情况，提供组织器官血流动力学方面信息的功能性成像方法。目前，PWI 最常采用的方法是经静脉内注射磁共振对比剂后，行快速成像序列成像，获得对比剂首次通过感兴趣区血管床的图像。由于钆可对局部组织的磁化率产生影响，增加局部磁场的不均匀性，明显缩短 $T_1$ 和 $T_2$ 弛豫时间，其中对 $T_2$ 弛豫时间的缩短影响更大，因此 PWI 多采用 $T_2$ 加权成像。其信号降低程度与组织局部对比剂浓度成正比，能够反映局部组织灌注的血容量情况。PWI 反映毛细血管床内血流分布特征的主要指标如下。①容量指标：局部脑血容量（regional cerebral blood volume，rCBV）。②速度指标：血液通过组织的平均时间（mean transition time，MTT）和局部灌注达峰时间（time to peak，TTP）。③流量指标：局部脑血流量（regional cerebral blood flow，rCBF）。根据随时间变化局部组织信号下降情况得到信号强度 - 时间曲线，进而得到对比剂 - 浓度时间曲线，其曲线下面积反映组织内的脑血容量，即 rCBV，通过工作站对各区域 rCBV 值进行处理，将其以相应的灰度或色彩显示出来，即 rCBV 图；同样还可得到对比剂的 rCBF 图、MTT 图及 TTP 图。PWI 可以反映腹部实质脏器灌注及血供情况，为炎性病变与其他病变鉴别诊断提供一定的参考。

## 八、磁敏感加权成像

磁敏感加权成像（SWI）最初的设计目的是应用血氧水平依赖（blood oxygen level dependent, BOLD）效应使静脉系统显影。BOLD MRI 的基础主要在于去氧血红蛋白的浓度或含量，常以横向弛豫 $R_2^*$ 值作为评价指标。SWI 本质上是一种 $T_2^*$ 技术，采用完全流动补偿的 3D 梯度回波序列获得相位图像和幅值图像，利用不同组织间磁敏感性的差异产生图像对比，对各种顺磁性血液产物如去氧血红蛋白、正铁血红蛋白、含铁血黄素及静脉血等具有很高的敏感性，已广泛应用于脑内小静脉的显示，并在脑外伤、脑肿瘤及脑血管小静脉畸形等神经系统疾病的诊断中发挥重要作用。

近年来，随着 MR 磁敏感技术的不断改进及扫描时间的缩短，该技术逐渐被尝试着应用于腹部。磁敏感技术为非增强技术，不需使用对比剂，避免了一系列对比剂不良反应。该技术提供了疾病的血供、代谢、微量出血等信息，同时其特有的定量参数也为腹部疾病的定量诊断提供了新途径，有良好的应用前景。

SWI 可更清晰地显示肝炎肝硬化结节，提高其检出率，为肝硬化预后的评估提供了更有价值的信息。肝硬化患者肝内常有内源铁沉积，而铁选择性沉积于肝硬化结节中，在 SWI 图像中呈低信号，SWI 对铁沉积结节的检出较 MR 常规序列更敏感；同时 SWI 为肝硬化门静脉高压患者提供了新的非侵入性检查方法，有效避免了常规内镜检查造成曲张静脉破裂所致的消化道大出血。

# 第二节　分子影像学

分子影像学是在分子水平上进行无损伤的实时成像，以了解体内特异性基因或蛋白质表达的部位、水平、分布及持续时间的新兴交叉学科，它能直接或间接监控和记录分子或细胞事件的时间和空间分布。分子影像学与传统的影像诊断学不同，其着眼于探测构成疾病基础的分子异常，而不是对由这些分子改变所构成的最终结果进行成像，最突出的特点是用影像手段非侵入地对活体内参与生理和病理过程的分子进行定性或定量可视化观察。

## 一、核医学分子与功能成像

核医学成像原理是将体内所需的某种代谢产物利用放射性同位素标记后做成探针，再通过将这种探针注入人体后观察某一段时间内的代谢情况，以及分布、排泄情况，从而了解人体内某种特定功能的状态。

### （一）PET/CT

2013 年，核医学与分子影像学会和欧洲核医学协会发表了 $^{18}$F- 氟脱氧葡萄糖（$^{18}$F-FDG）显像应用于感染与炎症的诊断指南。该指南指出分子功能影像在炎症性疾病诊断中拥有广泛的应用前景。随着 $^{18}$F-FDG PET/CT 在肿瘤学领域的推广应用，$^{18}$F-FDG 也将成为炎性病变诊断中最为广泛应用的显像剂。EB 病毒（Epstein-Barr virus, EBV）感染单核细胞增多症急性期表现为发热、皮疹、咽痛、肝脾大及淋巴结肿大。$^{18}$F-FDG 上可观察到肝、脾及淋巴结肿大的同时伴有 $^{18}$F-FDG 摄取增高。此病为一种自限性疾病，一般病程为 3～6 周。若反复发作，则为慢性活动性 EBV 感染，此时可并发病毒相关性嗜血细胞性淋巴组织细胞增多症，PET/CT 见肝、脾增大更加明显，脊柱和四肢近段 $^{18}$F-FDG 摄取进一步增加。肠系膜脂膜炎在 PET/CT 表现为高摄取、不摄取或两者同时存在，这与该病的病理类型有关。炎症或淋巴结表现为高摄取，而纤维化则表现为不摄取[17]。

### （二）PET/MRI

随着 PET/CT 的广泛应用，PET 与 CT 相结合的缺点也逐渐暴露，很大程度上是由 CT 导致的，如软组织分辨率低、高剂量辐射等。鉴于以上情况，研究人员将目光转向 PET 与 MRI 一体机的研发。初步的研究结果显示，PET/MRI 在肿瘤、心血管系统及炎性病变等方面有明显的优势。PET/MRI 对于早期诊断原发性肝癌具有较高的敏感性，同时对于原发性肝癌的生物学活性、判断患者预后方面有明显优势[18]。克罗恩病患者的趋化因子等炎症因子可以成为 PET/MRI 的标志物，通过 PET/

MRI对克罗恩病的炎症过程有了更深层面的了解，能够更早地做出临床诊断[19]。

## 二、光学分子成像

光学分子成像是指利用生物自发光或荧光物质，在分子或细胞水平对载体的特定生物行为进行定性及定量分析，优点为无辐射、对人体无害、可重复曝光，主要分为生物发光成像、荧光成像、光声成像和光学层析成像。该技术已广泛应用于各种生物学研究，在肿瘤学的探索中可实现对肿瘤生长、分布的在体跟踪[20]。另外，这一技术在腹部感染、炎症等相关的内源性基因产物成像中也拥有广泛的应用前景。

## 三、超声分子成像

利用微泡对比剂经血管进入靶组织，通过组织、细胞及亚细胞水平的成像，观察病变区组织在分子基础方面的变化。超声分子成像可将疾病的诊断与治疗融为一体，利用靶向对比剂携带特定的治疗药物到达靶病灶，实现早期药物治疗及基因治疗。

（牟 彬 罗佳文 边 杰）

### 参 考 文 献

[1] 任小军，杨广夫，王霞，等. 磁共振弥散加权成像对急性胰腺炎严重性分级的诊断价值. 中华胰腺病杂志，2014，14（1）：21-25.

[2] Shenoy-Bhangle AS，Nimkin K，Aranson T，et al. Value of diffusion-weighted imaging when added to magnetic resonance enterographic evaluation of Crohn disease in children. Pediatr Radiol，2016，46（1）：34-42.

[3] Buisson A，Hordonneau C，Goutte M，et al. Diffusion-weighted magnetic resonance imaging is effective to detect ileocolonic ulcerations in Crohn's disease. Aliment Pharmacol Ther，2015，42（4）：452-460.

[4] Li XH，Sun CH，Mao R，et al. Diffusion-weighted MRI enables to accurately grade inflammatory activity in patients of ileocolonic Crohn's disease：results from an observational study. Inflamm Bowel Dis，2017，23（2）：244-253.

[5] Oto A，Kayhan A，Williams JTB，et al. Active Crohn's disease in the small bowel：evaluation by diffusion weighted imaging and quantitative dynamic contrast enhanced MR imaging. J Magn Reson Imaging，2011，33（3）：615-624.

[6] Hellund JC，Storaas T，Gjesdal KI，et al. Magnetic resonance-assisted imaging of slow flow in the pancreatic and common bile duct in healthy volunteers. Acta Radiol，2007，48（9）：943-947.

[7] Akisik MF，Aisen AM，Sandrasegaran K，et al. Assessment of chronic pancreatitis：utility of diffusion-weighted MR imaging with secretin enhancement. Radiology，2009，250（1）：103-109.

[8] Joo I，Lee JM，Yoon JH，et al. Nonalcoholic fatty liver disease：intravoxel incoherent motion diffusion-weighted MR imaging—an experimental study in a rabbit model. Radiology，2014，270（1）：131-140.

[9] 任洪伟，叶慧义. 扩散加权成像对慢性乙型肝炎炎症活动度的研究（硕士学位论文）. 北京：中国人民解放军总医院 解放军医学院，2017.

[10] Hu GW，Chan Q，Quan X，et al. Intravoxel incoherent motion MRI evaluation for the staging of liver fibrosis in a rat model. J Magn Reson Imaging，2015，42（2）：331-339.

[11] 谢丽芬，梁长虹. 体素内不相干运动成像在肝脏中的研究进展. 中华放射学杂志，2014，48（1）：77-79.

[12] Moteki T，Horikoshi H. Evaluation of hepatic lesions and hepatic parenchyma using diffusion-weighted echo-planar MR with three values of gradient b-factor. J Magn Reson Imaging，2006，24（3）：637-645.

[13] Sinha R，Verma R，Verma S，et al. MR enterography of Crohn disease：part 2，imaging and pathologic findings. Am J Roentgenol，2011，197（1）：80-85.

[14] Dillman JR，Swanson SD，Johnson LA，et al. Comparison of non-contrast MRI magnetization transfer and T2-Weighted signal intensity ratios for detection of bowel wall fibrosis in a Crohn's disease animal model. J Magn Reson Imaging，2015，42（3）：801-810.

[15] Lim AK，Patel N，Eckersley RJ，et al. A comparison of $^{31}$P magnetic resonance spectroscopy and microbubble-enhanced ultrasound for characterizing hepatitis c-related liver disease. J Viral Hepat，2011，18（10）：e530- e534.

[16] Zou LQ，Ruan JY，Feng F，et al. Comparative study of magnetic resonance elastograpyh and diffusion-weighted imaging for staging hepatic fibrosis. Chin Comput Med Imaging，2015，21（2）：176-180.

[17] Ehrenpreis ED，Rao AS，Aki R，et al. Normal positron emission tomography-computerized tomogram in a patient with apparent mesenteric panniculitis：biopsy is still the answer. Case Rep Gastroenterol，2009，3（1）：131-137.

[18] Buchbender C，Heusner TA，Lauenstein TC，et al. Oncologic PET/MRI，part 1：tumors of the brain，head and neck，chest，abdomen，and pelvis. J Nucl Med，2012，53（6）：928-938.

[19] Jadvar H，Colletti PM. Competitive advantage of PET/MRI. Eur J Radiol，2014，83（1）：84-94.

[20] 马文娟，刘佩芳，胡从依，等. 肿瘤光学分子成像技术研究进展. 中国医学计算机成像杂志，2015，21（6）：605-608.

# 第二篇

# 腹　　腔

# 第三章  腹部感染与炎症疾病概况

## 第一节  腹部感染性疾病分类

### 一、法定传染病分类

根据《中华人民共和国传染病防治法》将传染病分为甲类、乙类和丙类，统称为法定传染病。法定传染病都是纳入法制管理的疾病。2020 年 1 月 20 日国家卫生健康委员会发布公告，将新型冠状病毒肺炎纳入乙类传染病并按照甲类传染病管理，我国法定传染病病种增加至 40 种。

**1. 甲类传染病**  又称为强制管理传染病，共有鼠疫和霍乱 2 种。

**2. 乙类传染病**  也称为严格管理传染病，共有 27 种，其中腹部传染病包括病毒性肝炎、肝梅毒、细菌性和阿米巴性疟疾等。

**3. 丙类传染病**  也称为监测管理传染病，共 11 种，腹部传染病主要为肝包虫病、丝虫病，以及除霍乱、细菌性和阿米巴性疟疾、伤寒和副伤寒以外的感染性腹泻病。

### 二、按传播途径分类

**1. 消化道传染病**  包括霍乱、病毒性肝炎、细菌性和阿米巴性疟疾、伤寒和副伤寒、感染性腹泻病等。

**2. 虫媒传染病**  包括肝包虫病、阿米巴性肝脓肿等。

**3. 接触传染病**  主要包括人类免疫缺陷病毒（HIV）相关感染性疾病、肝梅毒等。

**4. 经血液传播的传染病**  病毒性肝炎、HIV 相关感染性疾病。

## 第二节  感染性疾病遗传与免疫学基础

### 一、感染性疾病的遗传学基础

引起感染性疾病的微生物可以是病毒、朊粒、细菌、真菌、原虫、蠕虫及相关节肢动物等，引起腹部感染性疾病的微生物主要为病毒、细菌、真菌、寄生虫等。感染性疾病的微生物学基础涉及内容广泛，包括各类微生物的结构特点、致病性、免疫性、复制或生长繁殖特点、遗传与变异、对抗感染药物的敏感性及耐药机制、对外界环境的抵抗力等，这些特点直接影响感染性疾病的种类、严重程度及病情转归[1]。随着分子生物学和分子遗传学知识及技术的发展，人们对微生物的结构和致病机制等方面的认识逐步深入到分子和基因水平，如与人类基因组计划相呼应，病原菌的外毒素、内毒素、侵袭性蛋白、黏附素，以及病毒结构蛋白和非结构蛋白的结构与功能、编码基因和调控基因的序列等，已逐步得到破译。这些均大大增进了人类对微生物与宿主相互关系的认识。

（一）病毒

病毒是一类体积比细菌更微小、专一在活细胞内寄生、无完整细胞结构、遗传物质通常仅含一种 DNA 或 RNA、以自我复制方式进行增殖、对抗生素不敏感但对干扰素敏感的特殊微生物。病毒大小差别很大，其直径或长度一般为 20 ~ 300nm，形态多样，可呈球形、近似球形、子弹形、丝状、杆状等。人类各种急性和慢性传染病约 75% 是由病毒引起的。

**1. 病毒的结构** 病毒的主要结构是由核心和衣壳构成的核衣壳，有些病毒在核衣壳外部还有包膜。

（1）核心：主要成分是由核蛋白支撑的病毒基因组，此外还含有病毒自身编码的一些酶类。基因组为单一的 DNA 或 RNA，携带病毒的全部遗传信息。

（2）衣壳：化学成分为蛋白质，呈螺旋对称、二十面体立体对称或复合对称，包围在核心的外面，能保护病毒核酸免遭破坏，介导病毒核酸进入细胞，同时也是病毒的主要抗原成分。无包膜病毒的核衣壳即为病毒体，称为裸露病毒。

（3）包膜：在核衣壳外面的包膜，称为包膜病毒。包膜是在病毒成熟过程中，核衣壳以出芽方式自宿主细胞内向外释放时获得的宿主细胞膜成分。包膜对核衣壳有保护作用，并与病毒入侵细胞和感染性有关。此外，包膜中含有可诱发免疫应答的病毒表面抗原。

**2. 病毒核酸的类型** 病毒的核酸包括双链 DNA（dsDNA）、单链 DNA（ssDNA）、双链 RNA（dsRNA）、单链 RNA（ssRNA）等不同类型；病毒颗粒中的组成成分有简有繁，有的颗粒自带专门用于病毒复制的核酸酶，有的则无。由于病毒种类繁多，核酸类别不同，所以病毒的复制机制不尽相同。

**3. 病毒的复制** 病毒增殖的方式是自我复制。病毒进入活细胞后便发挥其生物活性。由于病毒缺少完整的酶系统，不具有合成自身成分的原料和能量，也没有核糖体，这就决定了它的专性寄生性，必须侵入易感的宿主细胞，依靠宿主细胞的酶系统、原料和能量复制病毒的核酸，借助宿主细胞的核糖体翻译病毒的蛋白质。病毒这种增殖的方式叫作"复制"。病毒复制的过程分为吸附、穿入、脱壳、生物合成及装配释放 5 个步骤，又称为复制周期。

（二）细菌

细菌是单细胞原核微生物。一般以简单的二分裂方式进行无性繁殖，其生长曲线可分为迟缓期、对数期（指数期）、稳定期和衰亡期等时相。

**1. 细菌的结构** 细菌主要由细胞壁、细胞膜、细胞质、核质体等构成，有的细菌还有荚膜、鞭毛、菌毛等特殊结构。绝大多数细菌的直径在 $0.5 \sim 5\mu m$。

**2. 细菌的致病性** 细菌能否侵入机体引起感染，决定于细菌的致病性和机体的防御能力。细菌能引起疾病的性质，称为致病性或病原性。能使宿主致病的细菌称为致病菌或病原菌。病原菌的致病作用与其毒力强弱、进入机体的数量，以及是否侵入机体的适当门户和部位有密切的关系。细菌的毒力是指病原菌致病性的强弱程度。构成毒力的物质基础主要包括侵袭力和毒素。

（1）侵袭力：是指病原菌（包括条件致病菌）突破机体的防御，侵入机体，在体内生长繁殖、蔓延扩散的能力。

（2）毒素：细菌的毒素是病原菌的主要致病物质。按其来源、化学性质和毒性作用等不同，可分外毒素和内毒素 2 种，还有一些细菌释放的蛋白质和酶也有类似毒素的作用。

## 二、感染性疾病的免疫学基础

机体的免疫应答对感染过程的表现和转归起着重要的作用。免疫应答可分为有利于机体抵抗病原体的保护性免疫和促进病理改变的超敏反应（变态反应）两大类。非特异性免疫（又称为天然免疫）和特异性免疫都有可能引起机体保护和病理损伤。

（一）非特异性免疫

非特异性免疫是机体对侵入病原体的一种清除机制。它不涉及对抗原的识别和二次免疫应答的增强。

**1. 天然屏障** ①外部屏障，即皮肤、黏膜及其分泌物，如溶菌酶、气管黏膜上的纤毛等。②内部屏障，如血 - 脑脊液屏障和胎盘屏障等。

**2. 吞噬作用** 单核吞噬细胞系统包括血液中的游走大单核细胞，肝、脾、淋巴结、骨髓中固有的吞噬细胞和各种粒细胞（尤其是中性粒细胞）。它们都具有非特异性吞噬功能，可清除机体内的病原体。

**3. 体液因子** 包括存在于体液中的补体、溶菌酶、纤连蛋白和各种细胞因子等。细胞因子主要是由单核吞噬细胞和淋巴细胞被激活后释放的一类有生物活性的肽类物质。这些体液因子能直接或通过免疫调节作用而清除病原体。

### （二）特异性免疫

特异性免疫是指由于对抗原的特异性识别而产生的免疫。由于不同病原体所具有的抗原绝大多数是不相同的，故特异性免疫通常只针对某一种病原体。通过细胞免疫和体液免疫的相互作用而产生免疫应答，分别由 T 淋巴细胞与 B 淋巴细胞介导。

### （三）感染的发生、发展和结局

感染的发生、发展和结局，通常分为 4 个阶段。

**1. 潜伏期**　从病原体侵入人体起至开始出现临床症状为止的时期，称为潜伏期。每一种传染病的潜伏期都有一个范围（最短、最长），并呈常态分布，是检疫工作观察、留验接触者的重要依据。潜伏期通常相当于病原体在体内繁殖、转移、定位、引起组织损伤和功能改变导致临床症状出现之前的整个过程。因此，潜伏期的长短一般与病原体的感染量成反比。如果主要由毒素引起病理生理改变，则与毒素产生和播散所需时间有关。如细菌性食物中毒，毒素在食物中已预先生成，则潜伏期可短至数小时。狂犬病的潜伏期取决于病毒进入体内的部位（伤口），与伤口至中枢神经系统的距离成正比。

**2. 前驱期**　从起病至症状明显开始为止称为前驱期。前驱期的临床表现通常是非特异性的，如头痛、发热、疲乏、食欲缺乏、肌肉酸痛等，为许多传染病所共有，一般持续 1～3 天。起病急骤者，则无前驱期。

**3. 症状明显期**　急性传染病患者度过前驱期后，在某些传染病（如脊髓灰质炎、乙型脑炎等）中，大部分患者随即转入恢复期，临床上称为顿挫型，仅少部分患者转入症状明显期。在此期间该传染病所特有的症状和体征通常都获得充分表达，如具有特征性的皮疹，肝脾大和脑膜刺激征、黄疸等。

**4. 恢复期**　机体免疫力增长至一定程度，体内病理生理过程基本终止，患者症状及体征基本消失，临床上称为恢复期。在此期间体内可能还有残余病理改变（如伤寒）或生化改变（如病毒性肝炎），病原体还未完全清除（如霍乱、痢疾），许多患者的传染性还要持续一段时间，但食欲和体力均逐渐恢复，血清中的抗体效价亦逐渐上升至最高水平。

有些传染病患者进入恢复期后，已稳定退热一段时间，由于潜伏于组织内的病原体再度繁殖至一定程度，初发病的症状再度出现，称为复发，可见于伤寒、疟疾、菌痢等。有些患者在恢复期体温未稳定下降至正常，又再发热，称为再燃。

有些传染病在恢复期结束后，某些器官的功能长期未能恢复正常，可留下后遗症，后遗症多见于以中枢神经系统病变为主的传染病，如脊髓灰质炎、乙型脑炎和流行性脑脊髓膜炎等[2]。

# 第三节　腹部传染病流行病学

## 一、传染源

传染源是指病原体已在体内生长繁殖并能将其排出体外的人和动物。其体内有病原体生长、繁殖并能排出病原体至体外，再侵入另一个新的机体病原体重新进行居留、繁殖、排出，以此循环。某些媒介物，如水、食物等可将病原体传给其他易感机体。但是，这些媒介物不能使病原体长期存活、大量繁殖，只是传播中的载体或中转站，因而不能称为传染源。人类传染病的传染源可以分为人和动物两大类，传染源包括下列 4 种。

**1. 患者**　是重要传染源，不同疾病的患者其传染性大小不同，传染期长短各异。急性患者借其症状（咳嗽、呕吐、腹泻）而促进病原体的播散，慢性患者可长期污染环境，轻型患者数量多而不易被发现，在不同传染病中其流行病学意义各异。

**2. 隐性感染者**　在某些传染病（如乙型肝炎）中，隐性感染者是重要传染源。

**3. 病原携带者**　由于病原携带者无症状但能排出病原体，难以被发现和管理，它在传染病的传播中扮演着重要角色。

**4. 受感染的动物**　人类可以感染许多动物患有的疾病，如布鲁氏菌病、狂犬病、鼠疫、炭疽、乙型脑炎等。

## 二、传染过程

病原体通过各种途径进入人体后就开始了传染过程。病原体能否被清除或定植下来，进而引起组织损伤、炎症过程和各种病理改变，主要取决于病原体的致病力和机体的免疫功能，也和来自外界的干预，如受凉、劳累、药物或放射治疗等因素有关[3]。

**1. 清除病原体** 病原体进入人体后，可被处于机体防御第一线的非特异性免疫屏障所清除，也可由事先存在于体内的特异性体液免疫与细胞免疫物质将相应的病原体清除。特异性免疫功能可通过疫苗接种或自然感染而获得主动免疫，也可通过胎盘屏障从母体获得或注射免疫球蛋白而获得被动免疫。

**2. 隐性感染** 又称为亚临床感染，是指病原体侵入人体后，仅诱导机体产生特异性免疫应答，而不引起或只引起轻微的组织损伤，因而在临床上不显出任何症状、体征，甚至生化改变，只有通过免疫学检查才能发现。在大多数传染病中，隐性感染是最常见的表现。隐性感染过程结束后，大多数人获得不同程度的特异性免疫，病原体被清除。少数人可转变为病原携带状态，病原体持续存在于体内，成为无症状携带者，如乙型肝炎病毒感染等。

**3. 显性感染** 又称为临床感染，是指病原体侵入人体后，不但诱导机体发生免疫应答，而且通过病原体本身的作用或机体的超敏反应，导致组织损伤，引起病理改变和临床表现。在大多数传染病中，显性感染只占全部受感染者的一小部分。但在少数传染病中，如麻疹、水痘等，大多数感染者表现为显性感染，显性感染过程结束后，病原体可被清除，感染者可获得较为稳固的免疫力，曾感染者不易再受感染。

**4. 病原携带状态** 按病原体种类不同而分为带病毒者、带菌者或带虫者等。按其发生和持续时间的长短可分为潜伏期携带者、恢复期携带者或慢性携带者。一般而言，若其携带病原体的持续时间短于3个月，称为急性携带者；若时间长于3个月，则称为慢性携带者。对于乙型肝炎病毒感染，超过6个月才为慢性携带者。

**5. 潜伏性感染** 病原体感染人体后寄生于某些部位，由于机体免疫功能足以将病原体局限化而不引起显性感染，但又不足以将病原体清除时，病原体便可长期潜伏起来，待机体免疫功能下降时，则可引起显性感染。常见的潜伏性感染有单纯疱疹病毒、水痘病毒、疟原虫和结核杆菌等感染。

## 三、传播途径

病原体离开传染源后，到达另一个易感者的途径，称为传播途径，即病原体自受感染的机体排出后，借助某些传播因素再侵入另一个易感机体所经历的全部过程。每一种传染病均由一定的传播因素所传播。有些疾病的传播途径是单一的，有些疾病的传播途径是多因素的综合，由外界环境中多种因素所组成。腹部传染病的常见传播途径为经水传播、经食物传播及接触传播[4]。

### （一）经水传播

经水传播主要见于以消化道为进入门户的传染病，水源受到病原体污染，未经消毒饮用后，可造成传染病的流行，如霍乱、伤寒等肠道传染病。有些传染病通过与疫水接触而传播，如钩端螺旋体病、血吸虫病等。经饮用水传播的传染病，患者有饮用同一污染水源史，可出现暴发流行。经疫水传播的传染病，患者有接触同一疫水史，发病具有地区性和季节性特点；与疫水接触的易感人群多发；大量易感人群进入疫水区，可形成暴发流行。

### （二）经食物传播

肠道传染病都可经食物进行传播。能够携带病原体的食物可以分为两类：一类是机械性地携带病原体，如水果、蔬菜等；另一类是自身能够繁殖病原体，如肉类、乳、蛋等。当人们食用上述没有熟透或没有进行消毒处理的食物时，可造成肠道传染病的发生与流行。

### （三）接触传播

接触传播分为直接接触传播和间接接触传播。

**1. 直接接触传播** 是指在没有外界因素的参与下传染源直接与易感者接触。常有以下几种传播方式：性接触；输注带病原体的血液、血制品及药物；使用污染的医疗器械；器官移植等。

**2. 间接接触传播**　是指通过被污染的生产工具和日常生活用品所造成的传播，因此也称为日常生活接触传播，如甲型肝炎、伤寒等。间接接触传播的传染病的流行特征：散在发病，很少流行，可在家庭或同住者之间传播；个人卫生习惯不良、卫生条件较差的地区发病率较高；流行过程缓慢，无明显季节性高峰[5]。

## 四、人群易感性

对某一传染病缺乏特异性免疫力的人称为易感者，易感者在某一特定人群中的比例决定该人群的易感性。易感者的比例在人群中达到一定水平时，如果又有传染源和合适的传播途径，则传染病的流行很容易发生。在普遍推行人工自动免疫的干预下，把易感者水平降至最低，就能使流行不再发生。人群易感性的高低受多种因素的影响[1]。

**1. 人群易感性升高的主要因素**　主要是由于易感人群的增加或免疫人群的减少，相对增加了易感人群的比例，如易感人群的输入等。

**2. 人群易感性降低的主要因素**　有计划地对易感人群实行广泛的人工免疫措施，可以有效地降低人群易感性；传染病流行后或隐性感染后免疫人群增加；人群生活条件的改善、健康水平的不断提高及人群非特异性免疫力增强，有利于对传染病的预防。

## 五、流行过程

传染病在人群中发生、传播、蔓延及转归的过程形成了传染病的流行过程。流行过程的发生需要有3个基本条件，即传染源、传播途径和人群易感性。这3个条件被称为流行过程的3个基本环节。只有当3个基本环节同时存在时，才会出现传染病的传播蔓延。传染病的流行过程具有一定的特征，它还受到外界自然因素和社会因素的影响。可通过对流行过程中的各个环节进行促进或抑制，从而增强或阻断传染病在人群中的流行[6, 7]。

### （一）传染病疫源地的地区分布特征

**1. 普遍性**　在世界范围内广泛分布，但分布不一定均匀。

**2. 地区性**　局限于一定地区范围内，如黑热病、血吸虫病等。

**3. 自然疫源性**　由该地区生存的动物为传染源、传播媒介，并在它们中间流行，在一定条件下能传染给人或家畜。

**4. 输入性**　凡是本国没有而从别国输入的疾病，称为输入性疾病。

### （二）传染病的时间分布特征

**1. 季节性**　为常年发生或有严格的季节性。

**2. 周期性**　如每隔一定时期发生一次较大的流行，当易感者积累到一定比例时就会出现周期性流行。当某种传染病的发病率大幅度下降时，周期性规律就会发生改变。

### （三）传染病的人群分布特征

**1. 年龄分布**　如百日咳、猩红热多发生于1～5岁儿童。

**2. 性别分布**　性别发病率的差异，主要是由于接触病原体的机会多少不同，如血吸虫病男性患者多于女性患者。

**3. 职业分布**　职业与暴露于感染的机会有密切关系，如林业工人易被蜱叮咬而感染蜱媒传染病，如森林脑炎、莱姆病等。

（罗　宁　罗佳文　边　杰）

### 参 考 文 献

[1] Zeng G, Zheng XW. Modern infectious disease surveillance. Chinese Journal of Epidemiology, 1989, 10（3）: 179-184.

[2] 彭问伟. 传染病学. 6版. 北京: 人民卫生出版社, 2006.

[3] Pan W, Sun GQ, Jin Z. How demography driven evolving networks impact epidemic transmission between communities. Journal of Theoretical Biology, 2015, 382（7）: 309-319.

[4] Barnard RC, Berthouze L, Simon PL, et al. Epidemic threshold in pairwise models for clustered networks: closures and fast correlations. Journal of Mathematical Biology, 2019, 79（3）: 823-860.

[5] Li W, Cui ZG, Kan B, et al. The national molecular subtyping network for bacterial pathogens surveillance-PulseNet China. Disease Surveillance, 2011, 26（1）: 1-4.

[6] World Health Organization. World health statistics 2018: monitoring health for the SDGs, sustainable development goals. Geneva: World Health Organization, 2018.

[7] 马知恩, 周义仓, 王稳地, 等. 传染病动力学的数学建模与研究. 北京: 科学出版社, 2004.

# 第四章 肝 脏

## 第一节 细菌感染

### 一、细菌性肝脓肿

肝脏细菌感染的致病菌多为肺炎克雷伯菌、大肠埃希菌、厌氧链球菌、葡萄球菌等。细菌感染可致肝实质坏死、液化并聚拢形成脓腔，即细菌性肝脓肿（bacterial liver abscess，BLA），是肝脏疾病中常见且严重的感染性病变。细菌性肝脓肿多起病急、发展快，临床症状严重，死亡率较高。

【概述】

细菌性肝脓肿是因化脓性细菌侵入肝脏形成的肝脏化脓性病变。细菌主要经胆道、门静脉、肝动脉等途径侵入肝脏，肝毗邻器官或组织存在感染病灶，开放性肝损伤，经肝动脉化疗栓塞、消融等肿瘤治疗措施也可导致肝脓肿的发生。此外，还有一些病因难以确定的肝脓肿，为隐源性感染。胆石症或化脓性胆囊炎时细菌上行感染肝内胆管系统所致胆源性肝脓肿曾经最为常见。但近年数据显示，隐源性途径已经超过胆源性途径成为主要感染途径。这与基础疾病谱尤其是糖尿病、慢性肾病、肿瘤等免疫损伤者数量的增加密切相关。有文献报道，糖尿病作为细菌性肝脓肿发生的独立危险因素发挥重要作用，约30%的BLA患者患有糖尿病。肺炎克雷伯菌感染更易发生于伴有糖尿病、脂肪肝等基础疾病的人群。

细菌性肝脓肿多发病急，典型症状是寒战、高热、肝区疼痛和肝大，伴恶心、呕吐、食欲缺乏、乏力等，严重时或并发胆道梗阻时，可出现黄疸。肝右叶脓肿可穿破肝包膜形成膈下脓肿，也可突破入右侧胸腔。脓肿若向腹腔穿破，则发生急性腹膜炎。肺炎克雷伯菌所致的肝脓肿易发生败血

症。慢性肝脓肿还可出现消瘦及体重下降等。查体可见肝大、腹肌紧张、肝区压痛和叩击痛，以及右侧胸腔积液等。

实验室检查示白细胞总数和中性粒细胞百分比增高，转氨酶和碱性磷酸酶（ALP）增高，C反应蛋白增高，红细胞沉降率加快，慢性病程患者可有贫血和低蛋白血症。肝脏穿刺可抽出黄绿色或黄白色脓液，并可培养出致病菌。

【病理学表现】

细菌性肝脓肿早期病理改变为肝脏局部的炎症、充血、水肿，继而坏死、液化形成脓腔。脓液由变性坏死的中性粒细胞和坏死溶解的组织碎屑构成，其内常含有致病菌。脓肿壁由充血带或纤维肉芽组织形成或两者兼有。肉芽组织溶解吸收坏死物后逐渐演变为纤维组织，晚期脓肿壁可限制炎症扩散。脓肿壁周围的肝实质往往有明显的充血水肿、大量炎症细胞浸润。多房性脓肿其内有分隔形成，为尚未坏死的肝组织或纤维肉芽肿。

【影像学表现】

细菌性肝脓肿的形成大致可分为化脓性炎症期、脓肿形成初期及脓肿形成期3个病理阶段，不同阶段的形态学表现呈多样性。根据增强影像学的特点，细菌性肝脓肿分为典型与不典型两种类型：典型肝脓肿是指病理上脓肿形成趋于成熟，反映脓肿形成期，脓腔液化坏死彻底；不典型肝脓肿多指病理上脓肿的早期改变，反映化脓性炎症期和脓肿形成初期，坏死不彻底、肝组织残存、脓肿壁及脓腔尚未形成。

**1. 典型肝脓肿** 表现为肝内不均匀低密度影，周围水肿带及邻近充血水肿的肝组织显示不清晰。

（1）CT：平扫为肝内圆形或类圆形低密度灶，脓肿的密度均匀或不均匀，根据脓腔成分不同而有所不同。脓肿壁周围可有低密度环状水肿带，边界不清。较大的肝脓肿多有分隔的倾向，分隔

厚薄不均，形态不一，增强后表现为蜂窝状或网格状强化。脓腔内出现小气泡或气-液平面是肝脓肿的特征表现，其病理基础是脓肿坏死液化伴产气菌感染。

增强扫描脓肿可表现为环形强化、单环或双环征（图4-1-1）。大多数脓肿壁明显强化，脓腔及周围水肿无强化，呈不同密度的环形强化带，"环靶征"或"环征"，"环靶"状强化是肝脓肿的特征性表现。外环为细菌毒素所引起的正常肝组织的水肿带，动脉期明显强化；中环为脓肿的壁层，为炎性肉芽组织，含有丰富的新生血管，门脉期强化显著且厚度均等。在动态增强的动脉期周围肝组织可出现楔形或环形一过性强化，延迟期消失，此表现的病理基础是肝脓肿周围正常肝组织的门脉分支有明显的炎性浸润，导致管腔狭窄，从而引起了门静脉血流减少和动脉血流代偿性增加。

根据文献报道[1-3]，肺炎克雷伯菌所致的肝脓肿与非肺炎克雷伯菌所致的肝脓肿影像表现有所不同，主要表现为：①肺炎克雷伯菌肝脓肿（Klebsiella pneumoniae liver abscess，KLA）与非肺炎克雷伯菌肝脓肿（non-Klebsiella Pneumoniae liver abscess，NKLA）相比，病灶中含气腔比例明显增加。克雷伯菌（Klebsiella pneumoniae，Kp）能产生甲酸氢化酶，后者可在酸性环境中催化脓液产生气体，因此KLA的脓肿常形成含气腔。此外，KLA患者多伴有糖尿病，由此推测糖尿病也是KLA气腔形成的重要因素之一。②KLA脓肿边缘较NKLA更为模糊，可能与Kp具有更强的侵蚀能力并可向远处播散有关，有文献报道KLA更易合并肺脓肿。③KLA较NKLA更易出现动脉期分隔强化，可能与入选病例的影像学分类处于脓肿形成期、分隔强化及KLA脓肿局部炎症反应有关。④由于Kp远处扩散能力较强，在特定期限内的CT检查，KLA与其他类型脓肿相比，更容易突破脓肿壁而导致多个脓肿融合。

（2）MRI：平扫肝脓肿$T_1WI$呈低信号，$T_2WI$呈高信号，多房性脓肿可在高信号区内看到低信号的分隔。脓肿壁$T_1WI$、$T_2WI$均呈低信号，壁外的肝实质炎性水肿$T_1WI$呈低信号，$T_2WI$呈高信号。

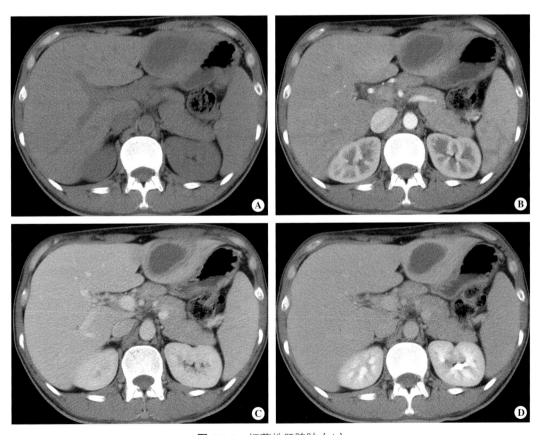

**图4-1-1　细菌性肝脓肿（1）**

A. CT平扫示肝左叶外侧段类圆形低密度灶，密度均匀，病灶壁呈略高密度，边缘环绕略低密度水肿带；B. 增强扫描示病灶呈环形强化，周围水肿带呈渐进性强化，动脉期和门脉期可见"环征"

DWI因脓液黏稠水分子扩散受限而呈明显高信号，脓肿壁因炎症充血带及纤维肉芽组织而呈等信号和稍高信号，即"环靶征"。

增强扫描脓肿可见"环靶"状强化，动脉期脓肿壁轻度强化，脓肿周围肝实质因充血可见明显片状强化，门脉期及延迟期肝实质呈等信号，脓肿壁仍有持续强化，脓腔内液化坏死区始终无强化。

**2. 不典型肝脓肿**

（1）CT：平扫为肝内不均匀低密度灶，可见分隔，周围水肿带及邻近充血水肿的肝组织显示不清晰。增强扫描，在动脉早期可出现肝段一过性强化，表现为动脉期呈叶、段或小的亚段分布的均匀高密度强化灶，在门脉期转变为等密度或稍高密度（图4-1-2）。

门脉期与延迟期可表现为"花瓣征"、"簇形征"、"蜂窝征"和肿块缩小征等，为早期肝脓肿的特征性征象（图4-1-3）。"花瓣征"表现为脓肿边缘和分隔强化，类似花瓣样改变；"蜂窝征"是多个细小脓肿散在分布，若多个细小脓肿聚集成团或融合则形成"簇形征"。"簇形征"为病灶内部的多个小环状强化，相互靠近堆积成簇；肿块缩小征多见于延迟期，表现为病灶较平扫时缩小，病灶周围延时强化为等密度，而病灶内间隔可见持续强化，低密度液化坏死区更清楚。此外，因胆道系统感染，还可以看到肝脓肿周围的胆管轻度扩张、积气等表现。

（2）MRI：平扫 $T_1WI$ 呈不均匀低信号，$T_2WI$ 表现多样，可呈高信号或等信号或低信号。动态增强扫描可表现为小空腔型、团块型和分隔花瓣型。①小空腔型：直径多 < 2cm，呈不均匀长 $T_1$ 长 $T_2$ 信号，增强扫描不均匀强化，似见较小的脓肿壁。见于脓肿早期。②团块型：平扫呈稍长 $T_1$ 长 $T_2$ 信号，延迟增强扫描可见病灶内部出现轻度强化。见于少数肝脓肿吸收好转阶段，脓腔内纤

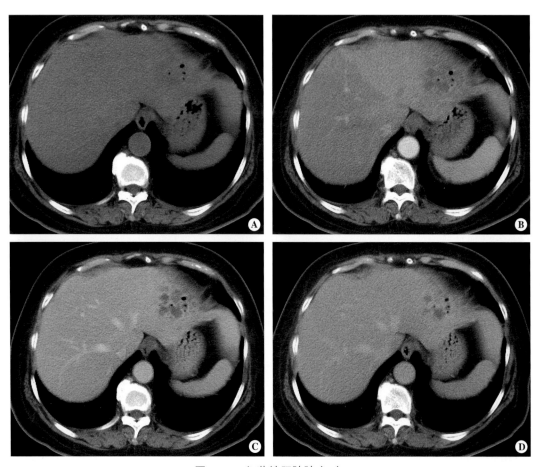

**图 4-1-2　细菌性肝脓肿（2）**

A. CT 平扫示肝左叶外侧段片状低密度灶，边界模糊，密度不均，其内可见多发点状气体密度影；B. 增强扫描，动脉期示病灶壁和分隔强化，病灶周围肝实质大片状强化；C、D. 门脉期和延迟期示病灶壁和分隔进一步强化，病灶范围略有缩小，病灶周围肝实质呈等密度

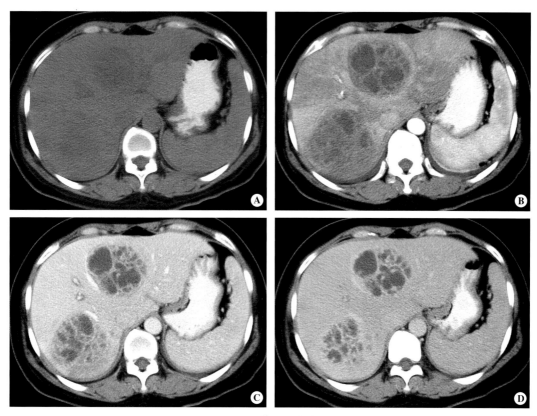

图 4-1-3 细菌性肝脓肿（3）

A. CT 平扫示肝内 2 个类圆形、大小不一的低密度灶，边界模糊，密度不均；B. 增强扫描，动脉期示病灶壁和分隔强化，病灶周围肝实质斑片状
强化；C.门脉期和延迟期示病灶壁进一步强化，病灶范围略有缩小

维组织增生，脓肿壁不完整、塌陷。③分隔花瓣型：$T_1WI$ 呈低信号，$T_2WI$ 信号较多样，代表着新鲜与陈旧纤维形成。见于脓肿形成后期，提示脓肿转入慢性期，纤维组织增生，脓腔缩小消失，增强扫描脓肿壁及分隔持续明显强化，出现"花瓣征"。

**3. 肝脓肿治疗后影像表现** 肝脓肿经抗生素抗感染，结合穿刺抽吸和（或）引流等系统治疗后，细菌的繁殖受到抑制，脓液被排出体外，肉芽组织长入坏死灶内，溶解吸收残余的坏死物后，渐变为纤维组织，这个过程在病理学上称为纤维化或瘢痕化。由于瘢痕化阶段的脓肿病灶主要由纤维组织构成，在 MRI 上表现为病灶的 $T_1WI$ 及 $T_2WI$ 信号呈进行性降低，在 $T_2WI$ 上最终成为等信号，增强扫描病灶周边及中央可见轻微条状强化。在 MRI 上肝脓肿的纤维化愈合过程可以是一个漫长的过程，明显长 $T_1$ 等 $T_2$ 信号这一特征 MRI 表现可以持续较长时间。

**【诊断要点】**

1. CT 和 MRI 的特征性表现包括脓肿壁形成、

脓腔内气 - 液平面形成、"环靶征"等。

2. 结合病史和寒战、高热、肝区疼痛和肝大等临床表现。

3. 如影像学未能确诊，必要时可行 B 型超声（B 超）引导下穿刺活检。

**【鉴别诊断】**

**1. 原发性肝癌** 不典型肝脓肿需与原发性肝癌相鉴别。①肝癌的分隔较粗大，走行僵硬，在动脉期明显强化，持续时间短；而肝脓肿分隔缓慢强化，强化时间长。②肝癌多房坏死形态呈裂隙或不规则状，坏死区密度高于脓液，无肝脓肿相对均匀的蜂窝状或簇状形态；在动态增强扫描上，肝脓肿壁有从内向外依次分层强化过程。③增强扫描，肝癌呈"快进快出"强化特点，周围肝组织无一过性强化的表现，而肝脓肿多呈缓慢强化或分隔状强化，延迟扫描病灶缩小，有助于鉴别。④结合临床病史及实验室检查有助于鉴别。

**2. 肝内胆管细胞癌** 好发于肝左叶及汇管区，多为单发较大病灶，MRI 表现为 $T_1WI$ 稍长或等信号，在 $T_2WI$ 上表现为稍高信号，其中央可见低信号，常见病灶内或周边扩张的胆管，增强后呈延迟性中央强化，常伴邻近肝包膜凹陷回缩。而不典型肝脓肿一般无肝包膜回缩，可见局部肝脏膨胀增大，肝包膜膨隆张力增高。此外，肝脓肿肿块缩小征的发生率明显高于肝内胆管细胞癌，肝内胆管细胞癌在不同 $b$ 值下的 ADC 值均低于不典型肝脓肿。

**3. 囊性肝转移瘤** 病灶常多发，弥漫分布，且有原发恶性肿瘤病史，平扫在 $T_1WI$ 上多为低信号，在 $T_2WI$ 上多为高信号；转移瘤一般为单囊，分隔较少见，而脓肿常有分隔形成；增强扫描，典型的肝脓肿常有周边一过性强化，囊性转移瘤表现为边缘环形强化或壁结节状强化，中间囊性部分无强化；如病灶内出现气体，则支持肝脓肿的诊断。

**4. 肝囊肿** 少数肝脓肿边缘清晰，需与肝囊肿相鉴别。单纯性肝囊肿壁薄，边界清楚，囊内密度均匀，增强扫描后无强化，周围无水肿带等，易与肝脓肿鉴别。且肝囊肿大多无症状，多在体检时发现。肝囊肿合并感染时表现可与肝脓肿类似，鉴别困难，需结合病史。

**5. 肝血管瘤** 早期肝脓肿增强后病变范围缩小，需与大血管瘤合并血栓、梗死和纤维化导致增强扫描病灶中心无法完全填充相鉴别。早期肝脓肿病灶范围缩小时只表现为轻度缩小，边缘没有结节样强化，而肝血管瘤增强后病灶由边缘向中央呈渐进性的边缘强化或结节样强化，病灶范围缩小的程度较肝脓肿更为明显。

**【研究现状与进展】**

**1. CT 灌注成像** Tsushima 等认为早期肝脓肿在 CT 灌注成像肝动脉灌注量（hepatic arterial perfusion，HAP）上，脓肿病变区及脓肿邻近区呈明显高灌注，脓肿内坏死区无灌注；在门静脉灌注量（portal venous perfusion，PVP）上脓肿病变区呈低灌注或无灌注，邻近区域呈略高灌注，其余肝实质呈高灌注；在肝动脉灌注指数（hepatic arterial perfusion index，HPI）、门静脉灌注指数（portal venous perfusion index，PPI）上各部位表现分别类似 HAP、PVP。

**2. 能谱 CT** 不典型肝脓肿能谱曲线显示病灶的实质部分呈逐渐明显强化，其曲线斜率低于正常肝实质，不强化部分曲线近乎直线。

**3. MRI 灌注成像** MRI 的灌注测量反映的是肝脏和病灶的血流灌注大小和动脉、门脉灌注比

率。不典型肝脓肿的 PWI 扫描结果显示，其时间-信号曲线（time signal curve，TSC）呈速升-缓升型。

**4. 扩散加权成像** 在 DWI 上，脓肿的信号特点与脓肿的分期有关，脓腔内的成分决定不同的信号，而与病灶大小无直接关系。肝脓肿的脓腔内因含细菌、炎症细胞、黏蛋白、细胞碎组织的黏稠酸性液体，这些成分限制了水分子的扩散，同时水与大分子的结合也限制了其扩散，故其 ADC 值低于肝内其他良性占位性病变。此外，ADC 值的高低还与液化程度有关，在脓肿成熟期脓肿液化越彻底，ADC 值越高，在 DWI 上主要表现为低信号；而脓肿形成早期未完全液化区其 ADC 值相对较低，DWI 表现为高信号。脓肿周围肝实质的 ADC 值均高于正常肝实质，且小 $b$ 值的 ADC 值大于大 $b$ 值的 ADC 值[4]。

**5. 体素内不相干运动（IVIM）成像** 陶奉明等[5]研究表明，单 $b$ 值的 ADC 与标准化 ADC 值，IVIM 双指数模型囊壁 $f_{mono}$ 值与 $D_{bi}$ 值、拉伸指数囊壁 DDC 值具有统计学差异，对肝脓肿与囊变坏死恶性肝肿瘤的临床诊断及鉴别诊断提供了更多的参考依据。

## 二、肝结核

肝结核是一种临床上少见的肺外结核，属于全身结核的一部分，多继发于肺结核及肠结核[6]。肝结核的临床表现缺乏特异性，早期可无症状或被其他脏器结核的症状所掩盖，容易出现漏诊及误诊。

**【概述】**

结核分枝杆菌可由肺结核灶通过肝动脉血行播散到肝内，或由消化道其他部位的结核病灶经门静脉进入肝脏，也可经淋巴管、胆管通过邻近器官的结核病灶感染肝脏[7, 8]。肝内为低氧环境，肝脏具有强大的再修复能力及丰富的单核吞噬细胞系统，加之胆汁具有抑制结核分枝杆菌生长的作用，因此结核分枝杆菌一般不易在肝内聚集生长，只有当人体免疫力低下或存在脂肪肝等基础病变时才可致病，且发展缓慢，表现隐匿。

肝结核病程较长，临床表现多不典型。发热、乏力、贫血、体重下降、右上腹疼痛、肝大等表现常见，容易被误诊为肝炎、胆囊炎或肝癌等。锁骨上窝及颈部淋巴结肿大者，容易被误诊为原

发性消化道肿瘤肝转移。少数患者可无任何症状和体征，仅在体检时发现。

实验室检查缺少特异性指标，可有贫血、红细胞沉降率加快，少数白细胞总数轻度增高，肝功能多无异常，结核菌素纯蛋白衍生试验阳性。约75%的患者胸部影像学检查显示有肺结核。

**【病理学表现】**

肝结核的基本病理变化是结核性肉芽肿，处于不同时期可表现为干酪样坏死、液化坏死、纤维组织增生及钙化等。各种病理变化可同时存在，并向一定的方向转化。肝结核的分型尚无统一标准，一般按照发病部位可分为浆膜型、实质型和肝内胆管型3型，其中最常见的是实质型。

浆膜型肝结核是结核性腹膜炎的一部分，较为罕见。肝包膜被结核分枝杆菌侵犯，呈广泛肥厚性改变，或在肝包膜上出现粟粒样病灶。实质型肝结核又分为粟粒型肝结核和肝结核瘤两种类型。①粟粒型肝结核：也称小结节型，直径0.5～1cm，最为常见，是全身血行播散型结核病的一种，病理上表现为小而孤立的黄白色结节遍布全肝，可见非特异性反应性炎症、局灶性库普弗细胞增殖、小灶性干酪样坏死及上皮样结节。②肝结核瘤：较为少见，直径1～3cm，是肝内粟粒型结核灶融合成的多个或单个大结节，中心为干酪样坏死，在病变发展中逐渐出现肉芽组织，病灶边缘形成纤维包绕，其内结核分枝杆菌较少，病变可长期静止，有时也可液化形成结核性肝脓肿。肝内胆管型肝结核又称结核性胆管炎，多见于儿童，胆管受累可局限或弥漫，表现为胆管壁增厚、僵硬、管腔狭窄、闭塞。

**【影像学表现】**

**1. 浆膜型肝结核**　肝包膜不同程度增厚，其上可见单发或多发结节，呈局限性梭形或多个结节融合状，病灶两端向包膜下延伸[9]，包膜增生肥厚可形成"糖衣肝"。CT平扫呈低密度，少数可见病灶边缘或中心点状或斑片状钙化。根据病灶形态的不同，强化形式也有所区别，梭形病灶多表现为环形强化，多发结节样病灶则呈多环状或蜂窝状强化。根据病灶的病理特点，又可表现为环形、均匀及不均匀强化，强化程度以门脉期显示最为清楚。环形强化主要见于完全液化坏死病灶，壁薄且强化均匀，若有分隔呈多房状强化，

坏死区未见强化，此时病灶感染性较强，易向外侵犯邻近结构。不均匀强化主要见于部分液化坏死病灶，壁较厚且形态不规则，分隔粗细不均匀。若病灶未出现坏死或由较多纤维组织构成，可表现为较均匀轻度强化，此时病灶相对静止，不易侵犯周围结构[10]。MRI $T_1WI$呈低信号，$T_2WI$信号不一。增强后呈环形强化或蜂窝状强化，强化环厚薄不均，可伴有局部包膜下积液。

梭形结节灶压迫邻近肝组织呈内凹征象，此现象多见于局限性梭形结节灶。结节灶周围肝组织受浸润，呈类似"晕样"改变。CT平扫呈低密度，增强后于动脉期明显强化，门脉期呈等密度或高密度。MRI $T_1WI$呈低信号，$T_2WI$呈高信号[11, 12]。常伴有壁腹膜及膈肌增厚，少数病例可侵犯腹壁形成包块。也可合并腹内肝外脏器结核，尤其是特征性的淋巴结结核[9]。

**2. 实质型肝结核**

（1）粟粒型肝结核：最常见，属于全身血行播散粟粒型结核的一部分。结节灶弥漫分布于全肝，肝不同程度肿大，或无明确的结节，仅仅表现为肝大。直径一般小于2cm，有中心干酪样或坏死的结节，CT平扫呈低密度，内部可合并砂砾样钙化，增强扫描动脉期可出现一过性强化，是因病灶周围炎症反应所致，病灶本身可无强化或轻度边缘强化（图4-1-4），病灶范围缩小。MRI $T_1WI$病灶呈低信号，$T_2WI$呈等信号或高信号，较大的病灶$T_1WI$和$T_2WI$内部信号多不均匀。直径小于0.5cm的结核病灶若无中心坏死和钙化，则CT检查受限。多发、不同密度或信号的病灶共存是粟粒型肝结核的特征性表现。

（2）肝结核瘤：常由粟粒型肝结核融合而成，典型表现为低密度的类圆形病灶中存在"中心粉末状钙化"。CT平扫多为边缘模糊、密度不均的稍低密度结节，可呈圆形、卵圆形或花瓣形，其中花瓣形较有特征性，是由多个粟粒状结节聚集呈簇状排列，对诊断具有提示意义。MRI可较为准确地反映肝结核瘤病理改变过程。肝结核瘤在$T_1WI$上呈低信号，根据不同的病理阶段，$T_2WI$表现多样：早期（炎症反应期）$T_2WI$呈高信号；晚期病灶中心的干酪样坏死形成后$T_2WI$为低信号，周边炎性肉芽组织和新生小血管呈高信号，因此病灶表现为中心低信号而周边高信号；干酪样坏死液化形成结核性肝

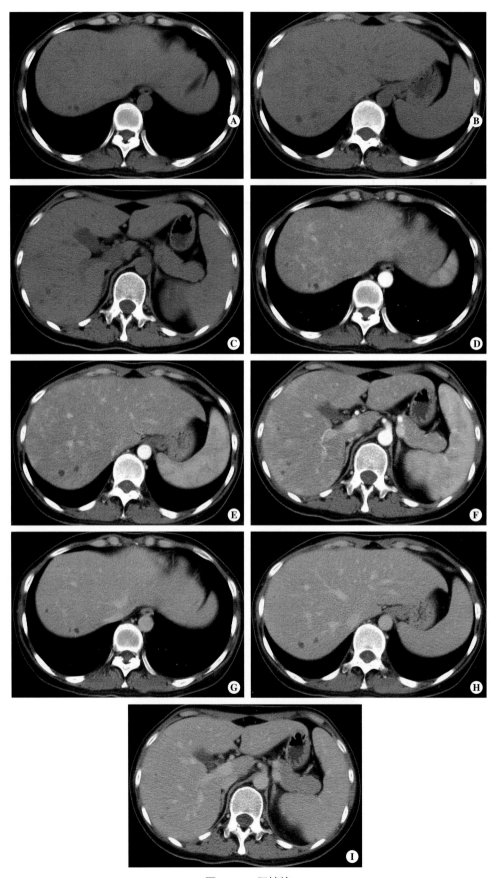

**图 4-1-4　肝结核**

A～C. CT 平扫示肝实质内多发小圆形低密度灶，大小不一，边界尚清；D～F. 增强扫描，动脉期部分病灶环形强化，部分病灶未见强化，肝实质
内多发斑片状或条形强化灶；G～I. 延迟期部分强化灶密度略增高，体积略缩小，肝实质内原强化灶呈等密度

脓肿时，在 $T_2WI$ 上呈高信号。纤维组织在 $T_2WI$ 上也呈低信号，与干酪样坏死不易相鉴别，但纤维组织增强后可见轻中度强化。肝结核瘤病灶多数为乏血供，病变早期、动脉期病灶可有轻度不均匀强化，周边肝组织因炎症充血水肿出现一过性"晕样"强化，随时间延迟强化程度增加，病理主要为炎性肉芽肿；病变晚期、动脉期病灶常无明显强化，门脉期和延迟期病灶边缘轻度环形强化或纤维分隔状强化，病理改变主要为干酪样坏死及纤维化[13-15]。肝结核瘤存在轻度水分子扩散受限，在 MRI DWI 序列上呈稍高信号，表观弥散系数值减低[16]。

（3）结核性肝脓肿：肝结核病灶中心干酪样液化坏死明显，脓腔形成。结核性肝脓肿较罕见，主要见于免疫功能低下者。CT 平扫为低密度囊性病灶，囊壁可合并高密度钙化。脓肿可为多房囊性，急性期囊壁较薄，为新鲜肉芽组织，增强后病灶周边轻度强化或无明显强化（图 4-1-5），其内分隔可强化，慢性期病灶的囊壁较厚，为增生纤维

组织。MRI $T_1WI$ 呈圆形、类圆形低信号，$T_2WI$ 呈明显高信号，当病灶内存在分隔或囊壁合并钙化时，内部信号多不均匀。增强 MRI 中脓肿壁及分隔可见轻至中度强化[17, 18]。

**3. 肝内胆管型肝结核** 极为少见，多见于儿童及免疫功能低下者，为结核干酪样物质破溃，自门管区扩散入肝内胆管所致。主要表现为肝内胆管不规则扩张，胆管壁不规则增厚，肝门区出现斑点状钙化或沿胆管壁走行的点状钙化，为本型的特征性表现。

**【诊断要点】**

1. 临床出现右上腹疼痛、体重下降、发热等，有结核病病史或发现除肝脏以外的结核灶。

2. 贫血，红细胞沉降率加快，结核菌素纯蛋白衍生试验阳性。

3. 影像学检查发现肝占位性病变或钙化灶。

4. 确诊依靠肝穿刺活检，淋巴结穿刺引流物发现结核分枝杆菌或手术可明确诊断。

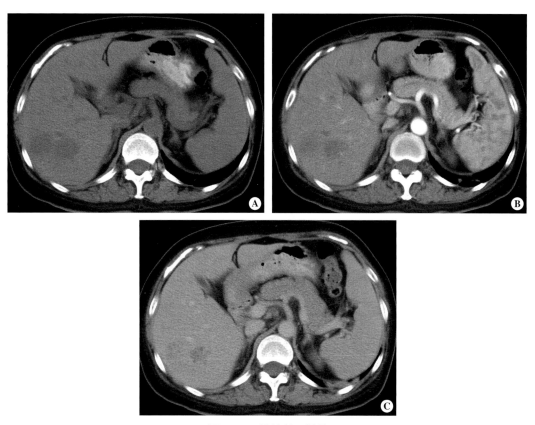

**图 4-1-5 结核性肝脓肿**

A. CT 平扫示肝右叶多发类圆形低密度灶，边界欠清；B、C. 增强扫描示病灶呈渐进性强化，延迟期（C）病灶中心呈点状或小片状略低密度

【鉴别诊断】

**1. 腹膜假性黏液瘤**  主要与浆膜型肝结核相鉴别。腹膜假性黏液瘤主要表现为肝脾边缘扇贝样或结节状压迹，伴有腹腔不规则囊实性肿块、黏液性腹水、肠管向中央聚拢、无漂浮感等。

**2. 肝细胞肝癌（简称肝癌）**  ①肝癌在 $T_2WI$ 上多呈高信号，无肝结核瘤中心低信号边缘高信号表现；②肝结核瘤乏血供，增强扫描动脉期多无强化，仅在静脉期及延迟期轻度强化，而多血供的肝癌增强扫描有"快进快出"的特征表现；③肝结核瘤病灶内的分隔多在增强晚期强化，而肝癌的分隔多较粗大，且在动脉期强化；④肝结核瘤在 CT 上可见到粉末状或斑点状钙化，而肝癌钙化少见；⑤肝癌多有慢性乙型肝炎、肝硬化病史，甲胎蛋白（AFP）常增高，而肝结核多伴有肝外结核病变。

**3. 细菌性肝脓肿**  全身中毒症状严重，液化、坏死明显，囊壁呈"双环"或"三环"改变，增强后呈"花环"状或"蜂窝"状明显强化；结核性肝脓肿的环形强化轻微，脓肿壁钙化多见。

**4. 肝转移瘤**  当粟粒型肝结核出现门脉期边缘环形强化时，不易与肝转移瘤相鉴别。肝转移瘤往往有多发性，"牛眼征"是其特征性表现，且临床多有原发肿瘤病史。

**5. 胆管细胞癌**  呈渐进性延迟强化，远端肝内胆管扩张，在强化组织内见到扩张胆管为其特异征象。

【研究现状与进展】

双能量 CT 虚拟平扫图像可以代替常规 CT 平扫图像，因而有助于降低患者接受的辐射剂量，有利于患者的辐射保护和恶性病变的随访。肝脏双能量 CT 扫描不仅可获得解剖学和血流灌注的信息，还可获得物质成分的信息，拓展了 CT 在肝脏的应用范畴。量化分析的参数图，如碘图、能谱曲线等，为病灶的定性和鉴别提供了新的手段，也对肝肿瘤局部治疗后的疗效进行了量化评估。

# 三、肝布鲁氏菌病

布鲁氏菌病（brucellosis）又称为波状热，是布鲁氏菌（*Brucella*）所引起的动物源性传染病，临床上以长期发热、多汗、乏力、关节疼痛、肝脾大及淋巴结肿大为特点[19]。

【概述】

肝布鲁氏菌病的临床表现缺乏特异性，以间歇性发热为最常见的症状，因乏力、腹胀、右上腹疼痛、贫血等表现常被误诊为肝炎、肝癌或肝结核等。此外，临床上还可表现为肝脾大等。少数患者可无症状或体征，仅在体检时发现。临床上分为三期：急性期、亚急性期和慢性期[20]。

实验室检查缺少特异性指标，可有 C 反应蛋白增高、红细胞沉降率加快、贫血、球蛋白增高、虎红平板凝集试验（RBPT）阳性、布鲁氏菌病抗体试验阳性（≥1∶160）。

【病理学表现】

肝布鲁氏菌病基本病理特征是由液化坏死、炎症细胞浸润、纤维组织增生及钙化等成分构成的肉芽肿[21]。目前尚无统一分型标准，一般按发病特点分为粟粒型与肿块型两型，可同时存在，并向一定的方向转化。

【影像学表现】

CT 与 MRI 征象可相应地反映肝布鲁氏菌病的不同病理时期的改变。

**1. 粟粒型**  较常见，常表现为肝大和（或）脾大；有时见明确的肝结节，结节灶散在或弥漫性分布于全肝，同时有肝和（或）脾不同程度的肿大。结节直径一般不大于 1cm，有中心液化坏死的结节 CT 平扫呈低密度，$T_2WI$ 呈等信号或高信号，DWI 呈等信号或高信号。增强扫描动脉期可出现一过性强化，是由病灶周围反应性炎症所致，病灶本身不强化或病灶边缘轻度强化，门脉期病灶边缘呈环形强化，病灶范围缩小（图 4-1-6）。CT 平扫对于直径小于 0.5cm 的病灶显示受限。多发及环形强化的病灶是粟粒型肝布鲁氏菌病的特征性表现。

**2. 肿块型**  肝布鲁氏菌瘤常由粟粒型肝布鲁氏菌病转化而来。CT 平扫多为边缘模糊、密度不均匀的稍低密度结节或肿块，可呈圆形、卵圆形；增强后病灶周围明显的斑片状充血征象，但病灶本身强化不明显（图 4-1-7）。

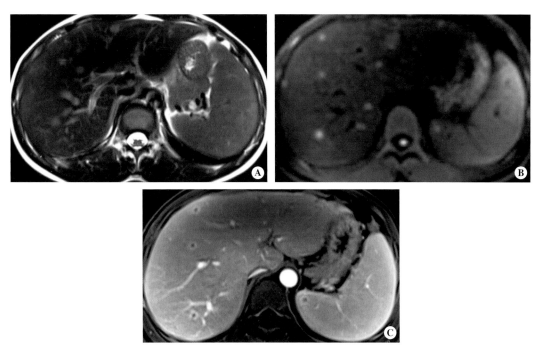

**图 4-1-6 粟粒型肝布鲁氏菌病**

A. MRI T$_2$WI 示肝、脾稍大，肝、脾实质内散在稍长 T$_2$ 信号病灶；B. DWI 示上述病灶扩散受限；C. T$_1$WI 增强示上述病灶呈环形强化

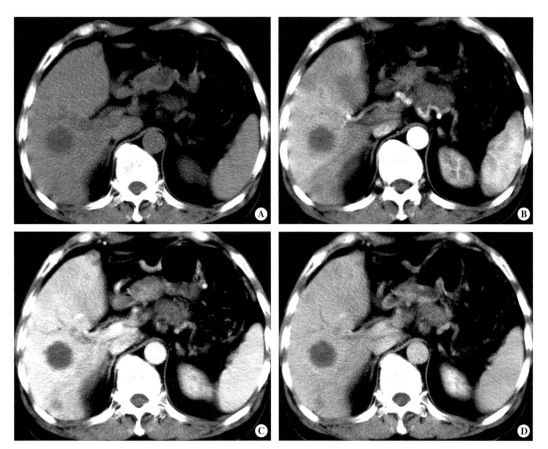

**图 4-1-7 肝布鲁氏菌瘤**

A. CT 平扫示肝右叶类圆形低密度病灶，边缘模糊；B ～ D. 增强扫描，病灶周围明显的斑片状充血征象，病灶本身强化不明显

根据文献报道[22]，肝布鲁氏菌瘤在 $T_1WI$ 上呈低信号，$T_2WI$ 根据病灶的不同病理阶段，其表现多样。早期因病灶内含有大量巨细胞、上皮样细胞和淋巴细胞等炎症细胞及新生毛细血管，在 $T_2WI$ 上呈高信号，病灶中心的液化坏死区呈更高信号。增强后液化坏死区不强化，但周围增生的纤维组织可见轻中度强化。

【诊断要点】

1. 临床表现为右上腹疼痛、间歇性发热等。

2. 影像学检查发现肝脾大、直径 ≤ 1cm 的肝内多发结节或肝占位性病变伴中心钙化灶，且合并如下情况，应高度怀疑肝布鲁氏菌病，包括：长期不明原因的高热、腹胀、腹痛、乏力、食欲减退等表现；肝功能异常，肝脾大；贫血，红细胞沉降率加快、C 反应蛋白增高；虎红平板凝集试验阳性及布鲁氏菌病抗体试验阳性；有牛羊接触史或为皮毛加工人员。但是临床确诊本病需要依靠肝病灶穿刺活检、手术或血培养发现布鲁氏菌或布鲁氏菌抗体试验阳性。

【鉴别诊断】

**1. 肝结核** 影像学上很难与肝结核相鉴别。肝结核多伴有肺结核病史，且临床多为低热、盗汗表现，菌群培养为结核分枝杆菌阳性。

**2. 细菌性肝脓肿** 细菌性肝脓肿患者全身中毒症状严重，可见明显的液化、坏死，囊壁呈"双环"或"三环"改变，增强后呈花环状或蜂窝状显著强化；布鲁氏菌肝脓肿的环形强化轻微，脓肿中心钙化多见。

**3. 肝转移瘤** 当粟粒型肝布鲁氏菌病出现门脉期边缘环形强化时，不易与肝转移瘤相鉴别。肝转移瘤往往为多发、大小不一、边缘不规整，"牛眼征"为其特征性表现，且临床有原发肿瘤病史。

**4. 肝囊肿** 肝布鲁氏菌病影像学上很难与肝多发小囊肿相鉴别。后者一般无临床症状及发热表现，而肝布鲁氏菌病有临床发热表现。增强扫描后肝囊肿无强化，边界显示更清楚，而布鲁氏菌肝脓肿呈环形强化。

【研究现状与进展】

肝脏 MRI 多技术成像不仅可获得解剖学和血流灌注的信息，还可获得物质成分的信息，拓展了 MRI 在肝脏的应用范畴。多技术的量化分析，如动态增强灌注成像、$T_2$ mapping、IVIM 等，为病灶的定性和鉴别诊断提供了新的手段，也对肝脏疾病局部治疗后疗效的量化评估提供了新的手段。

（李 莉 任美吉 郭 辉 李宏军）

## 参 考 文 献

[1] Hui JY, Yang MK, Cho DH, et al. Pyogenic liver abscesses caused by *Klebsiella pneumoniae*: US appearance and aspiration findings. Radiology, 2007, 242（3）: 769-776.

[2] Alsaif HS, Venkatesh SK, Chan DS, et al. CT appearance of pyogenic liver abscesses caused by *Klebsiella pneumoniae*. Radiology, 2011, 260（1）: 129-138.

[3] Jayasimhan D, Wu L, Huggan P. Fusobacterial liver abscess: A case report and review of the literature. BMC Infect Dis, 2017, 17（1）: 440.

[4] 阿丽亚·艾则孜, 丁爽, 王云玲, 等. 多 $b$ 值 DWI 对肝脏非典型感染性病变的初步探讨. 实用放射学杂志, 2015, 31（7）: 1104-1107.

[5] 陶奉明, 刘爱连, 刘静红, 等. 体素内非相干运动成像鉴别肝脓肿与囊变坏死肝恶性肿瘤的价值. 磁共振成像, 2018, 9（9）: 660-666.

[6] Liao JR, Zhang D, Wu XL. Pulmonary tuberculosis combined with hepatic tuberculosis: a case report and literature review. Clin Respir J, 2015, 9（4）: 501-505.

[7] Chaudhary P. Hepatobiliary tuberculosis. Ann Gastroenterol, 2014, 27（3）: 207-211.

[8] Wu Z, Wang WL, Zhu Y, et al. Diagnosis and treatment of hepatic tuberculosis: report of five cases and review of literature. Int J Clin Exp Med, 2013, 6（9）: 845-850.

[9] 郝亮, 余日胜, 崔凤, 等. 浆膜型肝结核的 CT 表现. 放射学实践, 2007, 22（5）: 481-484.

[10] 丁勋, 徐佳, 鲁植艳, 等. 多层螺旋 CT 对浆膜型肝结核的诊断价值探讨. 医学影像学杂志, 2017, 27（7）: 1269-1272.

[11] 康素海, 谢伟, 张辉. 肝结核的影像学诊断. 中国医学计算机成像杂志, 2013, 19（3）: 227-230.

[12] 邱乾德, 郑祥武, 许崇永. 浆膜型肝结核的 CT 诊断价值. 中华消化杂志, 2010, 30（3）: 204-205.

[13] Karmakar S, Nath A, Lal H. Imaging of tuberculosis of the abdominal viscera: beyond the intestines. J Clin Imaging Sci, 2013, 3: 42.

[14] Burrill J, Williams CJ, Bain G, et al. Tuberculosis: a radiologic review. RadioGraphics, 2007, 27（5）: 1255-1273.

[15] 王志军, 丛英珍, 许祖闪. 多层螺旋 CT 及 MRI 对肝脏结核性肉芽肿的诊断价值. 放射学实践, 2011, 26（3）: 329-332.

[16] Xu PJ, Yan FH, Cheng WZ, et al. Evaluation of MRI in the diagnosis of hepatic tuberculoma. Chin Med J（Engl）, 2004, 117（5）: 782-784.

[17] Azali HYA, Norly S, Wong LM, et al. Liver abscess caused by tuberculosis and melioidosis. Asian J Surg, 2007, 30（2）: 138-140.

[18] Anandpara KM, Aswani Y, Hira P. Primary hepatic tubercular abscesses in an immunocompetent patient. BMJ Case Rep, 2014: bcr2014207855.

[19] Barutta L, Ferrigno D, Melchio R, et al. Hepatic brucelloma. Lancet Infect Dis, 2013, 13（11）: 987-993.

[20] Ibis C, Sezer A, Batman AK, et al. Acute abdomen caused by brucellar hepatic abscess. Asian J Surg, 2007, 30（4）: 283-285.

[21] Heller T, Bélard S, Wallrauch C, et al. Patterns of hepatosplenic brucella abscesses on cross-sectional imaging: a review of clinical and

imaging features. Am J Trop Med Hyg，2015，93（4）：761-766.
[22] Chourmouzi D，Boulogianni G，Kalomenopoulou M，et al. Brucella liver abscess：imaging approach，differential diagnosis，and therapeutic management：a case report. Cases J，2009，2：7143.

# 第二节 病毒感染

## 一、病毒性肝炎

病毒性肝炎（viral hepatitis）是由多种肝炎病毒引起，以肝脏损害为主的一组全身性传染病。目前已证实甲型、乙型、丙型、丁型和戊型肝炎病毒是病毒性肝炎的主要致病因子。甲型和戊型主要表现为急性肝炎，乙型、丙型、丁型主要表现为慢性肝炎，少数病例可发展为肝硬化或肝细胞癌。

【概述】

肝炎急性期主要表现为发热、乏力、食欲缺乏、恶心、呕吐、腹痛、腹泻及尿色加深，巩膜、皮肤黄染，皮肤瘙痒，肝大、压痛及叩击痛等，少数可有轻度脾大。慢性期则反复出现头晕、乏力、精神萎靡、消化道症状、肝区不适、肝脾大，还可伴有蜘蛛痣、肝掌、毛细血管扩张或肝性面容，肝功能持续异常，尤其是血浆蛋白改变，或伴有肝外器官损害、自身抗体持续升高等。

【病理学表现】

病毒性肝炎的病理改变以肝细胞损害为主，部分病例存在肝外脏器的损害。各型肝炎的基本病理表现为肝细胞变性、坏死，同时伴有不同程度的炎症细胞浸润、间质增生和肝细胞再生。

急性病毒性肝炎为全小叶性病变，主要表现为肝细胞肿大、嗜酸性变和气球样变，形成点、灶状坏死，汇管区炎症细胞浸润，坏死区肝细胞增生，网状支架和胆小管结构正常。急性肝炎如出现碎屑状坏死，提示极有可能转为慢性。

慢性病毒性肝炎小叶内除有不同程度肝细胞变性和坏死外，汇管区及汇管区周围炎症常较明显，并伴有不同程度的纤维化，主要病变为炎症坏死及纤维化。

【影像学表现】

1. CT

（1）急性病毒性肝炎（图4-2-1）：急性期炎症反应导致肝细胞内含水量增高，CT平扫表现为肝脏弥漫性增大，各叶比例正常。肝实质密度降低，均匀或不均匀，近似于脾。急性重型肝炎时则肝实质密度明显不均匀，可见多发不规则片状低密度灶，与正常肝实质交错而呈地图样改变。急性病毒性肝炎常见门静脉周围"晕环征"或"轨道征"，指在CT或MRI上围绕肝内门静脉左、右支的环状影。腹部淋巴结肿大、增多，肿大的淋巴结主要分布于门腔间隙、肝门及十二指肠韧带周围，以及腹主动脉周围。腹水多见于重型肝炎，少量至大量腹水，主要分布于肝周、脾周、网膜囊和双侧结肠旁沟。胆囊受累常见，以胆囊缩小、胆囊壁增厚水肿和胆囊周围炎为主。胆囊受累程度与肝损伤程度相关，随着病情好转，胆囊壁水肿可迅速消失。

CT增强扫描，动脉期在门静脉周围和（或）近肝包膜下肝实质多发小斑片状及楔形强化，静脉期及延迟期肝边缘区域强化高于肝中央区域。重型肝炎的大片状坏死区在静脉期明显强化，密度显著高于周围肝组织，即"反转"强化，为重型肝炎的特征性影像表现，但此种表现较少出现在急性病毒性肝炎，多见于药物性肝损害所致亚急性肝衰竭。

（2）慢性病毒性肝炎：随着病程进展，肝右叶体积逐渐缩小，肝缘轻度变钝。肝脏密度减低，多合并脂肪肝。肝实质内可出现多发或弥漫分布的点状低密度灶，增强后病灶边缘强化。门静脉多显示不清，少数门静脉及分支扩张，并可见门静脉周围"晕环征"。脾以中度以上增大为主，且呈进行性增大。胆囊改变多以胆囊肿大、胆囊壁增厚和胆囊结石多见。腹腔淋巴结肿大、增多，肿大的淋巴结多沿肝及胆管的淋巴引流区域分布，即由肝门到十二指肠的第1段水平。此外，还可继发胸腔积液、心包积液和胸膜增厚等改变。晚期则出现肝硬化、门静脉高压等表现。

肝脏CT灌注扫描，随着肝炎病程进展，肝动脉血流明显增加，肝实质内血流平均通过时间明显增加，而肝血容积和肝血流量则减少。这可能与肝细胞肿胀、肝血窦受挤压和间质内纤维增多所致的门静脉血流受阻有关。

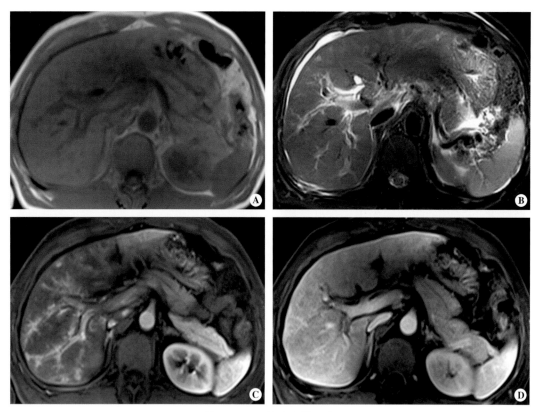

**图 4-2-1 急性病毒性肝炎**

A、B. MRI T₁WI 及 T₂WI 示肝内血管周围间隙增宽，呈"轨道"样改变，腹水；C. 增强扫描，动脉期肝内广泛斑片状强化，以门静脉周围及近肝包膜下区域为主；D. 门脉期示肝实质仍呈斑片状不均匀强化，肝内门静脉周围间隙增宽

**2. MRI** 急性期肝体积可增大，肝实质呈弥漫性稍长 T₁ 稍长 T₂ 信号改变，边界不清，信号常较均匀。急性重型肝炎时则信号明显不均匀，可见多发散在斑片状长 T₁ 长 T₂ 信号，代表肝实质的坏死区。T₂WI 脂肪抑制序列能敏感地发现胆囊壁增厚、水肿，MRI 表现为胆囊壁增厚呈分层现象，外膜层的疏松结缔组织明显水肿，T₂WI 呈高信号。慢性期则和早期肝硬化表现相似，肝脏体积缩小，肝叶比例失调，肝边缘欠规整，包膜下可见少量积液。肝实质信号明显不均匀，尤其在增强扫描延迟期表现更明显，可见弥漫性斑点状低信号影。门静脉周围可见环形的水肿带，T₁WI 呈低信号，T₂WI 呈高信号，在 MRCP 上显示更为清楚。胆囊壁增厚水肿呈双层现象；外膜层的疏松结缔组织明显水肿，T₂WI 呈高信号；黏膜和肌层增厚不明显，胆囊腔缩小甚至消失。动态增强扫描时肝内早期斑片状强化提示当前或最近肝细胞损害，后期肝内的线状强化则提示肝纤维化的存在。延迟期肝实质强化程度随着肝脏功能的下降逐渐增加，肝实质的强化峰值时间延迟，可能与门静脉流速减慢有关。此外，肝门区淋巴结肿大有时可能是急性、慢性肝炎的唯一 MRI 表现。

**【诊断要点】**

病毒性肝炎的诊断主要依靠流行病学史、临床表现及实验室指标进行综合分析，再根据肝炎病毒学检测结果或肝穿刺活检做出病原学诊断而最后确诊，目前影像学检查在其中主要用于筛查性的形态学评价。

**【鉴别诊断】**

**1. 药物性肝损伤** 患者有使用肝损伤药物的病史，停药后肝功能可逐渐恢复。实验室检查肝炎病毒标志物阴性。CT 表现为肝体积增大，左右叶比例失调，增强扫描动脉期可见小片状异常强化，静脉期呈低密度影，延迟期强化不均匀。

**2. 急性酒精性肝炎** CT 表现为肝大，肝实质散在点、片状低密度影，大片状低密度影合并部分肝组织液化坏死。肝炎病毒标志物阴性。可根据个人史和血清学检查加以鉴别。

**3. 自身免疫性肝炎** 多发于女性，以高丙种球蛋白血症、血清自身抗体阳性和对免疫抑制治疗应答为特点。影像学检查无特异性表现，可见

第四章 肝 脏 ·35·

肝弥漫性肿大，不规则斑片样和条索样增生，肝实质不均匀硬化结节改变。

**4. 弥漫性脂肪肝** CT 表现为肝实质密度减低，与急性病毒性肝炎难以鉴别，但 MRI 有助于两者的鉴别。急性病毒性肝炎在 $T_1WI$ 上信号减低，在 $T_2WI$ 上信号不均匀增高，反相位图像信号无明显下降，而弥漫性脂肪肝在 $T_1WI$ 上信号增高或无明显改变，在反相位图像上信号均匀下降。

**5. 肝豆状核变性** 慢性活动性肝炎、急性重型肝炎或肝硬化的年轻患者特别是少儿期患者，需与肝豆状核变性相鉴别。后者上腹部影像检查显示多发结节性肝硬化或脂肪变性，但头颅影像检查显示两侧基底节对称性病灶或脑萎缩，结合临床相关检查，如 K-F 环、血铜蓝蛋白、尿铜测定、各型肝炎病毒抗原、抗体和自身免疫指标检查阴性等，有助于鉴别。

**6. 肝硬化** 病毒性肝炎慢性期和早期肝硬化表现相似，有时两者不同程度合并存在，影像鉴别较难，主要依靠肝穿刺活组织检查确诊。

【研究现状与进展】

**1. CT 灌注成像技术对肝炎、肝纤维化的评估**
管生等[1] 报道，肝炎、早期肝纤维化的 CT 灌注成像（CT perfusion imaging，CTP）结果显示：各实验组动物在肝炎期、肝纤维化期和肝硬化期肝动脉分数、平均通过时间、血流量和血容量的差异均有统计学意义，肝炎和肝纤维化期间上述参数的差异无统计学意义，自肝炎期到早期肝硬化期，肝动脉分数及平均通过时间明显增加。

Ronot 等[2] 对 52 例丙型肝炎患者进行 CTP 与病理分级对照分析，较早期和中期患者，门静脉灌注量和全肝总灌注量降低，平均通过时间增加。其结果表明，CTP 可以区分早期和中期阶段肝纤维化，但目前大量重叠测量数据限制了 CTP 在临床的应用。龙莉玲等[3] 对 31 例轻度肝纤维化（肝纤维化分期为 S1 期、S2 期）、34 例重度肝纤维化（肝纤维化分期为 S3 期、S4 期）和（或）早期肝硬化、42 例具有典型临床症状和影像学表现的晚期肝硬化以及 30 例对照组行 16 层螺旋肝 CTP，将门静脉灌注量 84.76ml/（100ml·min）作为重度肝纤维化和（或）早期肝硬化的诊断阈值，认为 CTP 有助于鉴别重度肝纤维化。

**2. 肝脏 ADC 值对肝炎活动和肝纤维化的评估**

Onur 等[4] 研究表明，当 $b$ 值取 $100s/mm^2$、$600s/mm^2$ 时，慢性肝炎组与对照组的肝脏 ADC 值差异具统计学意义（$P < 0.05$），但炎症活动度与肝脏 ADC 值无明显相关性（$P > 0.05$）。Koinuma 等[5] 在 $b$ 值取 $0.01s/mm^2$、$128.01s/mm^2$ 的条件下，研究认为炎症活动度评分与肝脏 ADC 值无相关性（$P > 0.05$）。

黄列彬等[6] 研究发现，肝脏 ADC 值随着 G 分级增高而减低，肝脏 ADC 值能区分正常组与 G1 ～ G3 各组（$P < 0.05$），G1 组与 G2、G3 组（$P < 0.05$），G 分级与肝 ADC 值之间具有明显的负相关性（$r=-0.741$，$P=0.000$），较符合慢性肝炎的肝实质病理变化。G 分级与血清谷氨酰转肽酶（GGTP）间呈正相关（$r=0.536$，$P=0.000$），但低于肝脏 ADC 值与 G 分级之间的相关系数，故认为肝脏 ADC 值能较准确地反映肝脏炎症活动度。

黄岩花等[7] 对 93 例慢性病毒性肝炎进行肝纤维化和炎症程度的评价，结果发现，$b=100s/mm^2$ 时，不同纤维化分期 ADC 值之间及不同炎症分级 ADC 值之间比较差异均无统计学意义，$b$ 值取 $500s/mm^2$ 和 $1000s/mm^2$ 时，不同纤维化分期 ADC 值之间及不同炎症分级 ADC 值之间比较差异有统计学意义，纤维化分期越高 ADC 值越低，炎症分级越高 ADC 值越低。$b$ 值取 $100s/mm^2$、$500s/mm^2$、$1000s/mm^2$ 时，纤维化分期和肝脏 ADC 值之间均呈负相关。$b$ 值取 $500s/mm^2$、$1000s/mm^2$ 时，炎症分级和肝脏 ADC 值之间均呈负相关。$b=500s/mm^2$ 时 DWI 诊断肝纤维化 3 期（严重纤维化）的 ROC 曲线下面积最大，灵敏度、特异度较高。由此认为，DWI 检查 ADC 值和慢性病毒性肝炎的肝纤维化及炎症程度呈负相关，在慢性病毒性肝炎肝纤维化和炎症程度的评价中具有一定价值。

**3. DWI 与超声弹性成像对乙型病毒性肝炎肝纤维化分级的对比研究** 许尚文等[8] 研究发现，ADC 值和剪切波速度（shear wave velocity，SWV）值诊断肝纤维化均具有较高的效能。随着纤维化程度增加，肝 ADC 值呈下降趋势，而 SWV 值呈上升趋势，不同病理分级组间患者的 ADC 值和 SWV 值差异均有统计学意义。患者组 ADC 值与纤维化程度呈高度负相关（$r=-0.894$，$P < 0.01$），SWV 值与纤维化程度呈高度正相关（$r=0.904$，$P < 0.01$）。

**4. 慢性病毒性肝炎 $^{31}P$-MRS 的表现** 吴芯等[9]

研究发现，与正常对照组相比，肝炎患者 PME 峰升高、PDE 峰下降，PME/PDE 值明显升高，$^{31}$P-MRS 图谱上表现为两峰高差距减少甚至出现倒置。随着肝炎严重程度增加，PME 峰逐步升高，PDE 峰逐步下降，这一表现反映了肝炎严重程度加重，合成代谢增加而分解代谢减少的生物化学基础。

**5. 双能 CT 物质分离技术检测肝脏铁沉积** 马静等[10] 研究表明，利用 3 种物质分离算法测得的慢性肝炎患者肝的 overlay 值与 $R_2^*$ 值有显著相关性，能够特异性地反映铁元素的存在和含量，而排除了肝实质内可能存在的钙、脂肪等物质的干扰。虚拟铁分布图对肝脏铁的存在和分布也与 MRI 高度吻合。由此认为，overlay 值在一定程度上可作为反映肝脏铁含量的指标。

# 二、人免疫缺陷病毒感染

【概述】

人免疫缺陷病毒（human immunodeficiency virus，HIV）属于反转录病毒科慢病毒属，通过性传播、血液及母婴途径传播，选择性入侵人类 CD4$^+$T 淋巴细胞，使 T 淋巴细胞功能降低，导致机体免疫功能缺陷。HIV 本身并不能引起肝细胞损伤，但因肝脏可以储备病毒，在 HIV 感染者 / AIDS 患者肝组织切片的肝窦内皮细胞、库普弗细胞内可发现 HIV-1 p24 抗原表达，然而 HIV 是否参与了肝细胞的凋亡，还有待进一步研究。HIV 感染者因自身免疫缺陷，容易并发各种导致肝受损的机会性感染。HIV 感染患者合并结核分枝杆菌（*Mycobacterium tuberculosis*，MTB）、乙型肝炎病毒（hepatitis B virus，HBV）等感染引起的肝功能损伤增加了患者的病死率。此外，随着高效抗反转录病毒疗法（highly active anti-retroviral therapy，HAART）在临床的广泛应用，HIV 感染者 /AIDS 患者的生存期明显延长，同时肝脏等脏器损害的表现日益增多。肝毒性是 HAART 的一个严重不良反应，合并嗜肝病毒感染更增加了这种不良反应的危险性。

HIV/MTB 双重感染患者常见午后低热，伴有咳嗽、食欲减退、腹胀及淋巴结肿大等，黄疸少见。实验室检查，以总胆红素（TBiL）、碱性磷酸酶（ALP）及谷氨酰转肽酶（GGT）升高为主。

丙氨酸转氨酶（ALT）及天冬氨酸转氨酶（AST）相对较少有升高。

HIV/HBV 双重感染患者常出现恶心、乏力、腹胀等症状。实验室检查显示血清转氨酶水平轻至中度升高，白蛋白明显降低。

HAART 药物引起的肝损伤（drug-induced liver injury，DILI）临床表现缺乏特异性。轻微肝损伤仅在实验室检查时发现转氨酶升高，黄疸、乏力等急性肝炎症状见于病情较重者，类似急性肝衰竭症状则见于极少数特别危重的患者。DILI 的临床分型为肝细胞损害型、胆汁淤积型和混合型，其中以肝细胞损害型最多见。任何一型长期损害都可造成肝脏的纤维化、肝硬化、慢性肝炎，病情严重者甚至会出现肝衰竭。血 ALT、ALP、GGT 和 TBiL 等改变是目前判断是否有肝损伤和诊断 DILI 的主要实验室指标。TBiL、白蛋白、凝血功能、嗜酸性粒细胞值的改变也有助于诊断 DILI 及判断患者的预后。

【病理学表现】

HIV/MTB 双重感染最基本的病理改变是干酪样坏死的形成，经皮肝穿刺活检，可见上皮样肉芽肿及多核巨细胞形成，出现多个干酪样坏死灶，抗酸染色阳性。

HIV/HBV 双重感染患者送检组织内见小叶内肝细胞变性、坏死及凋亡，并可见磨玻璃样肝细胞，但由于免疫功能抑制，肝组织汇管区炎症病变较轻。研究发现 HIV/HBV 双重感染者肝脏的纤维化进展速度较单纯 HBV 感染者快[11]。

HAART 药物引起的 DILI 在肝细胞内可出现微泡型脂肪变性，形成上皮样肉芽肿。肝小叶 III 带可见库普弗细胞。门管区可见嗜酸性粒细胞和中性粒细胞浸润。中央静脉周围可见肝细胞融合性坏死。肝细胞及毛细胆管内胆汁淤积。小叶内炎症反应较轻。

【影像学表现】

HIV/MTB 双重感染影像表现无特异性，CT 多表现为多发或弥漫性低密度结节或粟粒样病灶，多无强化。结核性脓肿形成，可见脓肿壁呈环形强化。肝大可能是粟粒型肝结核唯一的影像学表现。

HIV/HBV 双重感染，CT 可见肝体积增大，肝实质密度减低，胆囊壁增厚、水肿，并可伴有腹水等（图 4-2-2）。

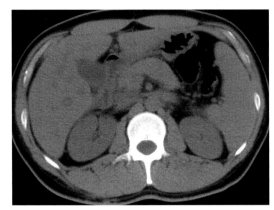

**图 4-2-2　肝 HIV/HBV 双重感染**
CT 平扫示肝实质密度减低，胆囊壁增厚且毛糙

HAART 药物引起的 DILI 缺乏特异性，主要表现为弥漫性或局限性脂肪肝、肝灌注不均匀、肝硬化等。增强扫描后，混合型出现动脉血流灌注不均匀比例高于其他型（图 4-2-3）。胆汁淤积型主要表现为胆囊壁增厚、水肿，胆汁淤积伴或不伴有胆道改变。

【诊断要点】

HIV/MTB 双重感染患者多有肺结核病史，CT 多表现为多发或弥漫性低密度结节或粟粒样病灶。

HAART 所致 DILI 患者有明确的用药史，并排除其他原因所致肝损伤，实验室检查肝功能指标异常。影像学检查主要表现为弥漫性或局灶性脂肪肝，肝灌注不均匀，肝硬化，胆汁淤积伴或不伴有胆道改变。

【鉴别诊断】

1. HIV/MTB 双重感染需与细菌性肝脓肿、肝真菌感染等相鉴别。

2. HAART 药物引起的 DILI 需与以下疾病相鉴别。

（1）脂肪肝：多数患者无自觉症状，实验室检查肝功能无异常或轻度异常。根据脂肪浸润程度的不同，肝内血管影表现为从模糊不清到相对高密度，增强扫描肝实质呈相对低密度，低于增强后的脾，低密度区内血管影显示完整。患者饮酒史及体重指数也有助于脂肪肝的诊断。

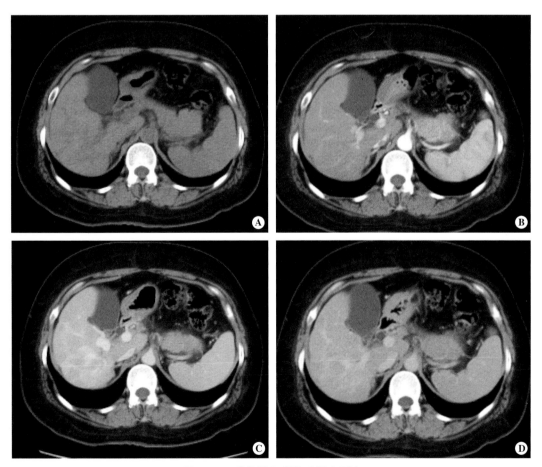

**图 4-2-3　药物性肝损伤（混合型）**
A. CT 平扫示肝右叶下段可见不规则低密度灶；B. 增强扫描，动脉期低密度灶轻度强化呈等密度；C. 静脉期，低病灶明显强化呈等密度或高密度；
D. 延迟期，病灶密度下降，以等密度为主

（2）酒精性肝炎：患者常伴有脂肪肝，表现为化学位移成像反相位较同相位减低，结合酗酒史可鉴别。

（3）胆囊炎：胆囊体积多增大，囊壁增厚且模糊，临床腹痛症状明显，Murphy 征阳性。DILI 者胆囊多缩小，无明显腹痛症状，Murphy 征阴性。

**【研究现状与进展】**

通过代谢组学技术不仅可以辅助 DILI 诊断，还可以对不同药物引起的 DILI 进行鉴别，对 DILI 的预后进行早期评估[12]。

（李 莉 任美吉 刘宜平 李宏军）

### 参 考 文 献

[1] 管生, 赵卫东, 周康荣, 等. 肝炎肝纤维化和早期肝硬化阶段肝脏 CT 灌注实验动物的初步研究. 中华放射学杂志, 2005, 39（8）: 877-881.

[2] Ronot M, Asselah T, Paradis V, et al. Liver fibrosis in chronic hepatitis C virus infection: differentiating minimal from intermediate fibrosis with perfusion CT. Radiology, 2010, 256（1）: 135-142.

[3] 龙莉玲, 黄仲奎, 丁可, 等. 多层螺旋 CT 肝脏灌注成像评价慢性肝纤维化、肝硬化的价值. 中华放射学杂志, 2012, 46（4）: 317-321.

[4] Onur MR, Poyraz AK, Bozdag PG, et al. Diffusion weighted MRI in chronic viral hepatitis: correlation between ADC values and histopathological scores. Insights Imaging, 2013, 4（3）: 339-345.

[5] Koinuma M, Ohashi I, Hanafusa K, et al. Apparent diffusion coefficient measurements with diffusion-weighted magnetic resonance imaging for evaluation of hepatic fibrosis. J Magn Reson Imaging, 2005, 22（1）: 80-85.

[6] 黄列彬, 龙晓生, 崔恩铭, 等. 肝脏 ADC 值在慢性肝炎肝纤维化诊断中的价值. 临床放射学杂志, 2015, 34（9）: 1422-1425.

[7] 黄岩花, 胡祥华, 周宁, 等. 磁共振 DWI 在慢性病毒性肝炎患者肝纤维化和炎症程度评价中的价值. 中华全科医学, 2016, 14（11）: 1918-1920.

[8] 许尚文, 陈自谦, 夏加林, 等. MR 扩散加权成像与超声弹性成像诊断乙型病毒性肝炎肝纤维化分级的对比研究. 中华放射学杂志, 2016, 50（7）: 517-521.

[9] 吴苾, 宋彬, 周翔平, 等. 慢性病毒性肝炎患者磁共振 [31]P 波谱与病理表现的关系. 中华肝脏病杂志, 2007, 15（5）: 338-341.

[10] 马静, 严福华, 朱乃懿, 等. 双能 CT 物质分离技术检测慢性肝炎患者肝脏铁沉积的应用研究. 实用放射学杂志, 2014, 30（9）: 1549-1552.

[11] Gitau SN, Vinayak S, Silaba M. High prevalence of liver fibrosis in patients with human immunodeficiency virus monoinfection and human immunodeficiency virus hepatitis-B co-infection as assessed by shear wave elastography: study at a teaching hospital in Kenya. J Clin Imaging Sci, 2016, 6: 22.

[12] 杨雪, 涂荣芳, 杨晋辉. 药物性肝损伤的研究进展. 临床肝胆病杂志, 2020, 36（3）: 509-511.

# 第三节 寄生虫及原虫感染

## 一、肝棘球蚴病

肝棘球蚴病（hepatic echinococcosis）是棘球绦虫的幼虫寄生于肝脏而发生的寄生虫病，分为细粒棘球蚴病和泡状棘球蚴病，前者多见，两者发病比例为 100∶1～100∶3。该病主要流行于农牧区，我国以新疆、青海、宁夏、内蒙古和西藏等地多见。

**【概述】**

棘球绦虫卵经消化道感染至人体后，在十二指肠内孵化成六钩蚴，六钩蚴脱壳而出后，借助小钩吸附于小肠黏膜，并可进入肠壁内的毛细血管，经肠系膜静脉进入门静脉系统，随门静脉循环到达肝脏后寄生。

本病起病隐匿，早期多数无症状，随着病灶的增大，可出现腹胀、肝区疼痛、恶心、呕吐等不适，包虫破入胆道或侵犯胆管可引起梗阻性黄疸。实验室检查血中嗜酸性粒细胞可增多；囊液抗原皮内试验（Casoni 试验）可为阳性；酶联免疫吸附试验检测血清 IgA、IgE 和 IgG 是较敏感的指标[1]。

**【病理学表现】**

细粒棘球蚴又称为包虫囊肿，为圆形或类圆形的包囊体，直径 1～10cm，囊壁由外囊及内囊构成。外囊是蚴虫在生长过程中由周围的宿主组织炎症反应形成的较厚的纤维性包膜，常发生钙化。内囊为虫体本身，由内囊壁和内容物组成，内囊壁又分两层：外层为角皮层，起到保护内层及吸收营养的作用；内层为生发层，不断分泌无色透明或微带黄色囊液，并向囊内长出许多原头节和生发囊，进一步发育可形成与母囊结构相同的子囊，使包虫囊肿呈多囊状外观。包虫囊肿在生长过程中，可因各种因素导致内囊从外囊上剥离，或合并感染，或合并破裂，形成各种继发性改变。

与细粒棘球蚴不同，泡状棘球蚴由无数小囊泡聚集而成实性肿块。小囊泡的角皮层发育不完整，生发层以外殖芽生方式向周围浸润，病灶与正常肝组织界限不清。病灶实质因小囊泡的囊液外漏继发炎症反应、纤维化和钙盐的沉积，病灶中心因营养障碍导致组织变性坏死或液化形成含胶冻状液体的囊腔。位于肝门部或累及肝门的病灶可推压、包绕和侵蚀胆管与血管，从而引起相应的胆系和血管并发症，当病灶侵犯入血管后可继发远隔部位脏器的血行播散灶[2]。

**【影像学表现】**

**1. 细粒棘球蚴病**

（1）X线：腹部平片可见细粒棘球蚴导致的肝脏轮廓增大，膈顶上移；有时可以显示环状或壳状钙化的包虫囊肿壁，或者泡球蚴病灶内的钙化。

（2）超声：分为5种类型。①单纯囊肿型：肝内圆形及类圆形无回声灶，后方回声增强，囊壁光滑且完整，仔细观察呈双层结构。②内囊塌陷型：卷曲或折叠的膜状回声，呈"水中百合花征"。③多子囊型：边界清楚的圆形或类圆形无回声病灶，壁厚，囊内可见大小不等的囊状结构，呈"蜂房状"或"车轮状"，为典型的"囊中囊样"改变（图4-3-1）。④坏死实变型：内部呈强弱混杂回声灶，表现为膜状回声堆积成层状，外围有清楚的包膜，与周围组织界限清晰（图4-3-2）。⑤钙化型：部分囊壁钙化表现为弧形强回声，后方伴宽大声影，钙化程度越重，后方声影越明显[3]。

（3）CT：基本表现为肝实质内单发或多发、大小不一、圆形或类圆形、呈水样密度的囊性病灶，CT值为0~10HU，增强扫描后病灶无强化；其境界清晰，边缘光滑，囊壁较薄，表现为菲薄的线状稍高密度带（图4-3-3）；子囊的出现使病灶呈现出"囊中囊征"、"玫瑰花瓣征"和"蜂窝征"等多房状的外观，子囊的密度总是低于母囊液的密度而使其区别于其他性质的囊肿性病变（图4-3-4）；若内囊完全剥离并漂浮在囊液中则呈现"飘带征"、"水蛇征"和"双环征"等特异性征象（图4-3-5）；病灶破入外囊壁的胆道中，引起胆道阻塞和扩张，形成包虫囊肿性胆道瘘，合并感染时囊壁可明显增厚并强化；位于肝顶部的病灶可与膈肌粘连或突破入胸腔，形成胆道-膈肌-支气管瘘，邻近肺野出现炎症或伴有胸腔积液；包虫变性和退变时从囊壁开始钙化，呈弧线状、蛋壳状，进一步累及囊内容物呈现絮状或整个病灶的钙化[4]（图4-3-6）。

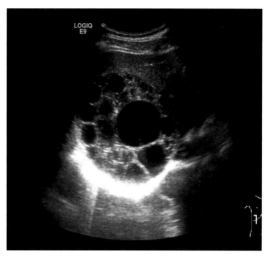

**图 4-3-1　多子囊型细粒棘球蚴病超声表现**

超声示肝实质内边界清楚的类圆形无回声病灶，壁厚，囊内可见大小不等的无回声小囊结构，呈现"囊中囊征"

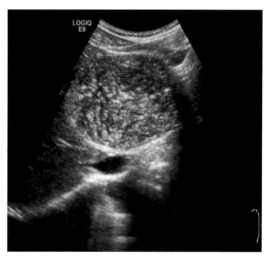

**图 4-3-2　坏死实变型细粒棘球蚴病**

超声示完整较厚高回声边壁，内部回声不均质改变，内可见坏死卷曲的囊皮回声

（4）MRI：基本表现为肝实质内单发或多发、圆形或类圆形、边缘光滑锐利的病灶，囊液在$T_1WI$上为低信号，$T_2WI$上为高信号，信号均匀；囊壁厚薄均匀一致，$T_2WI$上囊壁呈低信号是其特征性表现（图4-3-7）；母囊内含有多个子囊时表现为"玫瑰花瓣征"、"轮辐征"等；子囊信号在$T_1WI$上低于母囊信号，在$T_2WI$上高于母囊信号（图4-3-8）；当内囊皱缩或完全塌陷分离，内囊囊膜悬浮于囊液中时形成"飘带征"；病变破入胆道时MRCP可清晰显示病灶与胆道的关系；囊壁钙化在$T_1WI$和$T_2WI$上均为低信号，但MRI显示效果不如CT[2]。

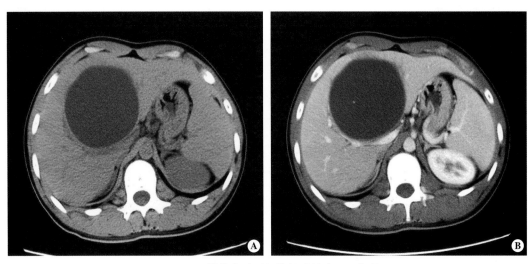

**图 4-3-3　单纯囊肿型细粒棘球蚴病 CT 表现**

A. CT 平扫，肝右叶类圆形低密度病灶，囊壁较薄，边缘清晰；B. CT 增强扫描，囊内及囊壁均未见明显强化

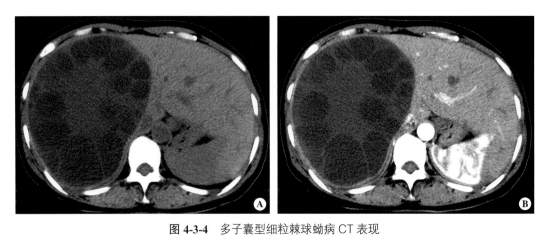

**图 4-3-4　多子囊型细粒棘球蚴病 CT 表现**

A. CT 平扫，肝右叶多子囊型细粒棘球蚴，母囊内可见多个大小不一、类圆形更低密度子囊结构，多靠近母囊边缘排列，呈 "囊中囊" 征象；

B. CT 增强扫描，病灶未见明显强化

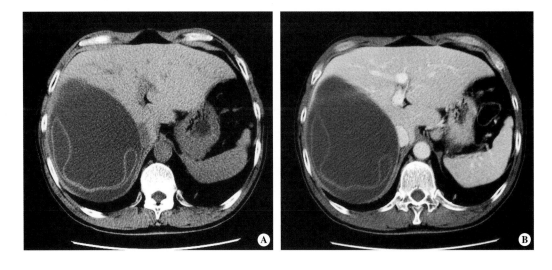

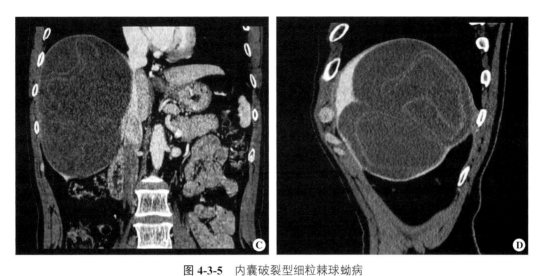

图 4-3-5 内囊破裂型细粒棘球蚴病

A.CT 平扫，肝右叶病灶内囊破裂，内囊壁漂浮于囊液中，形成典型的"飘带征"；B～D.CT 增强扫描（横断位、冠状面及矢状面），内囊壁显示更清晰，增强扫描无明显强化

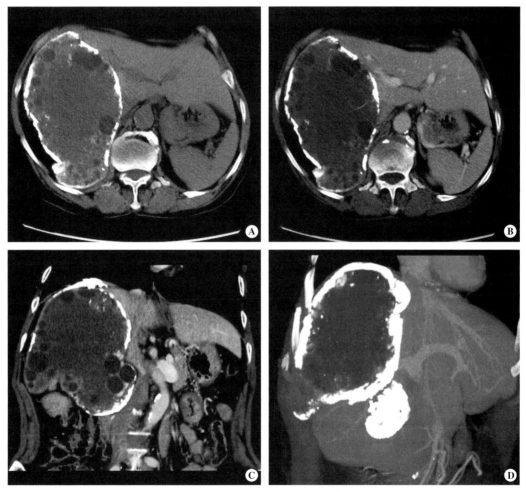

图 4-3-6 钙化型细粒棘球蚴病

A.CT 平扫肝右叶病灶囊壁呈蛋壳样钙化，囊内亦可见斑点状钙化；B、C.CT 增强扫描（横断位、冠状位），病灶未见明显强化；D.最大密度投影（MIP）图像，病变与血管的关系显示更清晰

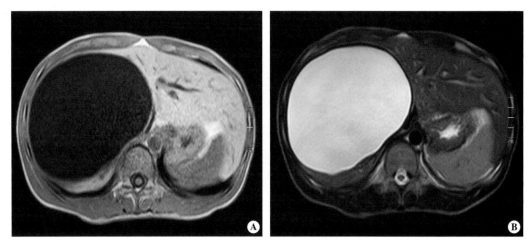

图 4-3-7　单纯囊肿型细粒棘球蚴病 MRI 表现

A、B. MRI T$_1$WI 和 T$_2$WI 脂肪抑制序列，肝右叶类圆形病灶，边缘清晰，T$_1$WI 低信号，T$_2$WI 高信号，囊壁在 T$_2$WI 上呈低信号

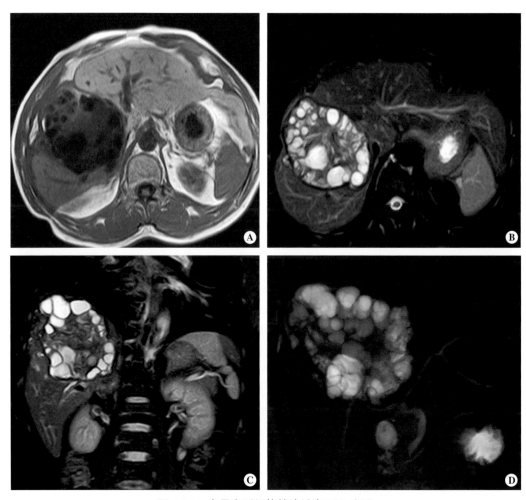

图 4-3-8　多子囊型细粒棘球蚴病 MRI 表现

A、B. MRI T$_1$WI、T$_2$WI 脂肪抑制序列，肝右叶多子囊型细粒棘球蚴，母囊内可见多个类圆形子囊结构，在 T$_1$WI 上子囊信号低于母囊，在 T$_2$WI 上子囊信号高于母囊，母子囊间和子囊间可见低信号的间隔，呈"玫瑰花瓣征"；C. T$_2$WI 冠状位；D. MRCP 显示病灶与邻近胆道的关系更加立体直观

**2. 泡状棘球蚴病**

（1）X线：腹部平片对本病的诊断价值有限，有时能显示泡状棘球蚴的点状、结节状钙化。对没有钙化的病灶很难做出正确诊断。

（2）超声：可有以下表现。①病灶形态不规则，病灶内部回声混杂，常以中高回声为主，有时高回声区内可见小的蜂窝状的低回声，为囊泡回声；②病灶内部的钙化常呈砂粒状、小圈状、点状、小结节；③病灶中央的液化坏死腔常不规则，内壁呈"虫蚀状"或"熔岩状"，合并胆瘘或感染时无回声区内透声极差；④病灶伴有明显的回声衰减，甚至伴有"瀑布状"声影；⑤病灶内部无明显血流信号，表现出"乏血供"的特点，周边可见短棒状或条状血流信号；⑥病灶无明显包膜，周边无低回声晕圈或周边回声增强等特征；⑦病灶常包裹侵犯肝内重要的管道结构，如门静脉、胆道系统或肝后段的下腔静脉；⑧超声造影表现为于动脉相早期至门静脉晚期病灶周围出现的环状边框样增强带，增强模式为快进增强而缓慢消退，病灶内各期相均未见任何形式的增强，病灶内部的回声明显低于周边正常肝组织的回声，此表现描述为"黑洞征"（图4-3-9）。

（3）CT：表现为肝实质内形态不规则的实性肿块，密度不均匀，呈低密度或混杂密度，边缘模糊不清；增强后病灶强化不明显，但因为有周围正常肝实质强化而境界变得清楚，显示其凸凹不平的边界；病灶内常有数量不一、散在或群簇状分布的"小囊泡"，即直径1cm以内的小囊状低密度区；病灶内常伴有钙化，呈小圈状、颗粒状或不定型钙化，其中小圈状钙化最具有特征性（图4-3-10）；小囊泡与散在于其中实质内的钙化同时并存时整个病灶显示地图样外观；较大的病灶中央常发生液化坏死，呈现"假囊肿"表现（图4-3-11）；位于肝门或累及肝门的病灶常累及血管和胆道，继发门静脉高压或胆道梗阻扩张，CT血管成像（CTA）及CT胆道成像（CTC）能清楚显示这些并发症的表现（图4-3-10）；由于病灶内大量纤维化及液化坏死，肝泡球蚴病灶所在的肝叶/段边缘显示收缩凹陷，而健叶/段常代偿性增大，有别于肝内其他实性肿瘤。

（4）MRI：表现为肝内无包膜的实质性占位，形态不规则，边界显示不清，内部信号不均匀，病灶在 $T_1WI$ 上为低信号，在 $T_2WI$ 上多呈以低信号为主的混杂信号，而小囊泡、囊泡巢在 $T_2WI$ 上呈稍高信号（图4-3-12）；DWI可见泡状棘球蚴病向外周增殖而形成稍高信号的"浸润带"或"晕带征"，典型的钙化灶在 $T_1WI$ 和 $T_2WI$ 上均为低信号；病变内部可发生液化坏死，呈现"熔岩征"，液化区在 $T_1WI$ 上为近似于水的低信号，在 $T_2WI$ 上为近似于水的高信号（图4-3-13）；增强扫描后病灶多无明显强化，但因邻近正常肝实质的强化而显示出病灶边缘。

MRCP可清楚显示泡状棘球蚴病灶内无数密集的小囊泡，还可显示病灶是否侵蚀破坏胆管、引起胆管梗阻及邻近胆管受压移位等情况（图4-3-13）。MRA可显示病变与血管的关系，是否累及门静脉、下腔静脉和肝动脉等。

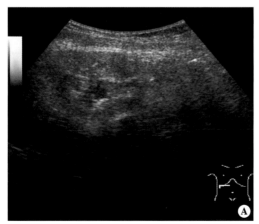
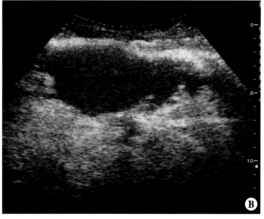

**图4-3-9 泡状棘球蚴病超声造影**

A、B.超声造影显示肝内病变边缘呈边框状增强，内部未见增强，呈"黑洞征"

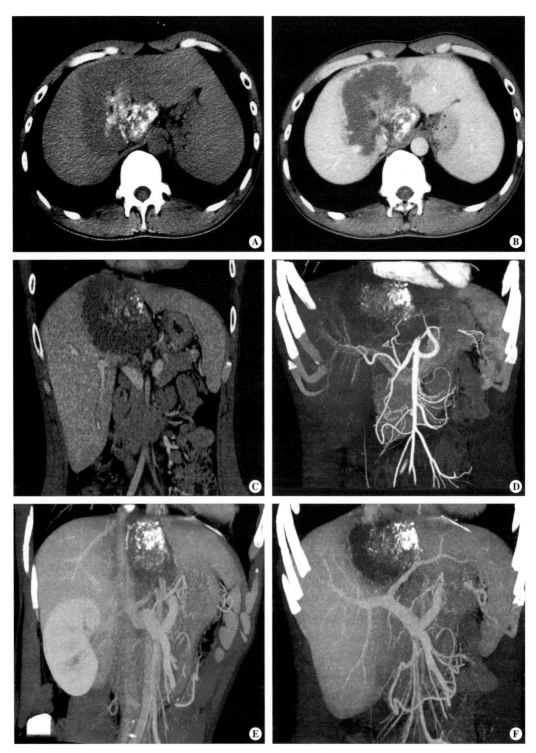

**图 4-3-10　实体型泡状棘球蚴病**

A. CT 平扫示实性肿块，边界不清，病灶内可见小囊泡影，并可见多发钙化；B、C. CT 增强扫描（横断位及冠状面），病灶未见明显强化，境界逐渐清晰，病灶边缘不规则；D ～ F. MIP 图像，病灶与血管的关系显示更清晰，部分层面显示下腔静脉及门静脉左支局部受侵

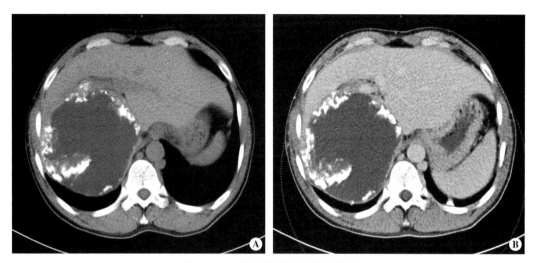

**图 4-3-11　假囊肿型泡状棘球蚴病**

A. CT 平扫示肝右叶泡球蚴病变内液化，周围可见不规则钙化；B. CT 增强扫描，病变无明显强化

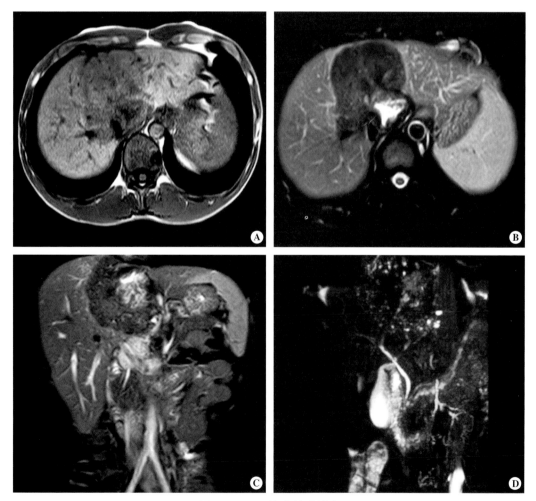

**图 4-3-12　肝泡状棘球蚴病**

A、B. MRI $T_1WI$、$T_2WI$ 脂肪抑制序列，$T_1WI$ 稍低信号，$T_2WI$ 低信号，病灶内可见小斑片状 $T_1WI$ 低信号、$T_2WI$ 高信号的液化坏死区；

C、D. 冠状位 $T_2WI$ 脂肪抑制序列及 MRCP，病灶内多发小囊泡影，与胆道结构关系显示更清晰

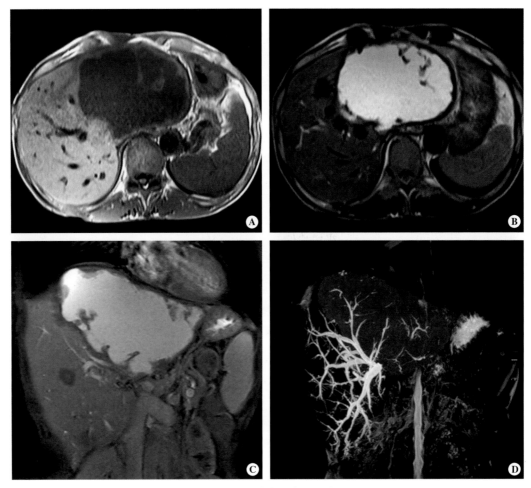

**图 4-3-13　泡状棘球蚴病"熔岩征"**

A、B. MRI T₁WI 和 T₂WI 示肝左叶泡状棘球蚴病变内部液化坏死区表现为"熔岩征"或"地图征"，肝实质内可见多发转移灶；C. T₂WI 冠状位；
D. MRCP 病变与胆道关系显示更清晰，肝左叶肝内胆管破坏

【诊断要点】

**1. 肝细粒棘球蚴病**　境界清楚、边缘光滑的囊肿，而囊壁的显示或钙化、子囊的存在和内囊剥离征象均具有特异性，只要有一项特异性征象就可以确定该病的诊断。

**2. 肝泡状棘球蚴病**　不均质的实性肿块，而增强扫描不强化、小囊泡征象、钙化、中心液化坏死、边缘收缩凹陷和健叶代偿性肥大这些征象中任意两种以上的征象合并存在时，则可以确定诊断。

【鉴别诊断】

当肝细粒棘球蚴病出现子囊、内外囊剥离征象及钙化这些特征性表现之一时，即可确定诊断。单囊性细粒棘球蚴病需与肝单纯性囊肿鉴别，感染时难与肝脓肿鉴别。

肝泡状棘球蚴病需与乏血型肝癌等鉴别，病灶增强后无明显强化、小囊泡的显示、特征性小圈状钙化、中心液化坏死等泡球蚴的特征，有助于与乏血型肝癌的鉴别诊断。

【研究现状与进展】

传统影像学检查能显示肝棘球蚴病典型的影像特征，从而利于做出正确诊断，CTA、MRCP 等技术有助于指导临床精准手术。随着影像技术的飞速发展，影像学已经不仅仅满足于对形态学改变的显示，特别是近几年来发展起来的分子影像学，可运用影像学手段在组织细胞水平反映活体状态下分子变化，并对其生物学行为进行定性和定量研究[5, 6]。国外运用较多的是 PET/CT，如 Reuter 在其研究中利用 PET/CT 显示泡状棘球蚴病代谢活力的变化，此手段用于随访包虫病化疗的效果。研究表明，当病灶液化区边缘保持放射性核素稀疏时病灶就相对稳定，而随着病灶液化区边缘由放射性核素稀疏变为浓聚时病灶进展增大，说明在病灶边缘的"增殖浸润带"是决定病灶发

展的重要因素。基于我国的现实国情，PET/CT 设备昂贵，数量有限，检查费用高，尚不能在临床常规使用。而超声造影、CT/MR 灌注、磁共振扩散成像、磁共振波谱技术、能谱 CT 成像等陆续应用于临床研究，也能在一定程度上反映泡状棘球蚴病组织的分子影像学特点，为疾病的发展、治疗和转归提供可靠依据[6, 7]。

## 二、阿米巴肝脓肿

阿米巴肝脓肿是溶组织内阿米巴滋养体从肠道病变处经血流进入肝脏，使肝组织发生坏死而形成，通常是阿米巴结肠炎的并发症，但也可无阿米巴结肠炎而单独存在。

【概述】

阿米巴肝脓肿继发于阿米巴病。阿米巴原虫经门静脉进入肝脏，产生溶组织酶，可导致肝组织坏死液化而形成脓肿。患者多以长期不规则发热起病，体温可达 39℃以上，以弛张热型多见，常伴右上腹或右下胸部疼痛，肝脏进行性肿大，压痛显著为主要临床表现，且易导致胸部并发症。回盲部和升结肠为阿米巴结肠炎的好发部位，该处原虫可随肠系膜上静脉回到肝右叶，故肝右叶脓肿者占绝大部分。

【病理学表现】

溶组织内阿米巴具有致病性，是引起阿米巴肝脓肿的病原体。溶组织内阿米巴有滋养体及包囊两期，以往人们将滋养体分为小滋养体与大滋养体，前者寄生于肠腔中，称为肠腔共栖型滋养体；在某种因素影响下，其侵入肠壁，吞噬红细胞转变为大滋养体，称为组织型滋养体，是阿米巴肝脓肿的致病形态。

【影像学表现】

**1. 超声** 单发或多发的低回声或无回声肿块，脓肿壁表现强回声，厚薄不等，外壁光滑，内壁不平整。脓肿周围显示的由亮渐暗的环状回声的水肿、脓腔的无回声、脓肿壁的强回声和周围的低回声形成了所谓"环中环征"。

**2. CT** 平扫脓腔为圆形或类圆形低密度区，脓肿壁呈密度稍高于脓腔但低于正常肝实质的环形带。增强扫描脓肿壁明显的环形强化，脓腔及周围的水肿带无强化，形成环靶征，由内向外依

次是含有炎性组织、纤维肉芽组织及水肿环，脓肿壁由两层构成，外层（中环）为纤维肉芽组织，增强时明显强化，内环炎性坏死组织，其强化程度不及肉芽组织[8]。

**3. MRI** 平扫脓腔呈长 $T_1$ 长 $T_2$ 信号改变。脓肿壁的信号稍高于脓腔但低于正常肝组织。脓肿周围的水肿呈 $T_1WI$ 略低信号、$T_2WI$ 稍高信号，称为"晕环征"。MRI 增强脓肿呈环形强化（厚薄均匀），脓腔无强化，DWI 显示脓腔呈高信号[8]。

【诊断要点】

1. 常继发于阿米巴痢疾，临床上出现上腹部或右下胸部疼痛，肝进行性肿大、压痛显著等，血清学阿米巴性抗体检测阳性，粪便中常可找到阿米巴滋养体。

2. 肝内 CT 显示单发或多发低密度灶，MRI 呈 $T_1WI$ 低信号、$T_2WI$ 高信号；超声为低回声，增强扫描脓肿壁及分隔可见强化，典型病例增强扫描病灶呈环状强化。

3. 穿刺活检，脓液呈巧克力色或棕褐色，脓液中检测到溶组织内阿米巴滋养体即可确诊。

【鉴别诊断】

肝脓肿早期尚未明显液化坏死时，需要与肝细胞肝癌、肝转移瘤相鉴别。CT 或 MRI 的多期增强扫描所显示的病变的强化特点可资鉴别。

## 三、肝片吸虫病

肝片吸虫属于片形科的一种大型吸虫，尾蚴感染人体后穿过肠壁经腹腔侵入肝脏，也可经肠系膜静脉或淋巴管进入胆道。

【概述】

肝片吸虫的成虫常寄生于终宿主，而后在肝内胆管产卵，后经胆道入肠，随粪便排出体外，虫卵在适宜温度的水中孵化出毛蚴，毛蚴进入中间宿主淡水螺内，发育后形成尾蚴逸出，附在水生植物或其他物体表面结囊，人食入囊蚴后致病，囊蚴在小肠内脱囊，逸出后尾蚴穿过肠壁进入腹腔，进而钻进肝脏。

【病理学表现】

肝片吸虫主要造成肝、胆损害，临床表现分为急、慢性期。急性期可表现为肝大、右上腹疼痛、高热、腹泻、腹胀及嗜酸性粒细胞水平增高；

慢性期以胆管炎和胆管增生为主要表现，出现低蛋白血症、贫血和高免疫球蛋白等症状。确诊主要靠粪便或十二指肠引流液沉淀检查发现片形吸虫虫卵。

【影像学表现】

CT 平扫示肝大，肝实质内多发密集的类圆形、结节状、管道及分支状低密度区。MRI 上 $T_1WI$ 低信号，$T_2WI$ 高信号，无明显强化，以肝周边部所见为著（图 4-3-14）；当童虫长时间停留在肝脏某处时，可导致肝脓肿形成，这主要是童虫旁肝组织的坏死、液化及炎性浸润所致，增强扫描，脓肿的主体强化不明显，仅会出现边缘轻中度强化[9, 10]。

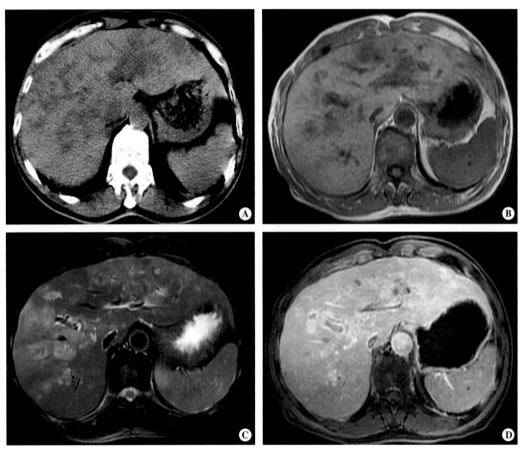

图 4-3-14 肝片吸虫病

A. CT 平扫示肝大，肝实质内多发结节状、管道及分支状低密度区；B、C. MRI $T_1WI$ 低信号、$T_2WI$ 高信号；D. 增强扫描，脓肿的主体强化不明显，边缘轻中度强化（图片由昆明医科大学第一附属医院 何波提供）

【诊断要点】

1. 患者来自肝片吸虫流行区，临床见肝大、高热、消瘦伴胃肠道症状等，实验室检查嗜酸性粒细胞升高[11]。

2. CT、MRI 的特征性表现为肝大，肝包膜下呈簇状、管道状或隧道样改变，实质多发微脓肿，"环靶征"多不明显。

3. 粪便中找到肝片吸虫虫卵或患者血清免疫学肝片吸虫抗体阳性可确诊。

【鉴别诊断】

1. 肝脓肿 肝片吸虫所致肝脓肿需要与细菌性肝脓肿、阿米巴肝脓肿、胆源性肝脓肿等相鉴别，前者脓肿体积一般较小，边缘强化不明显，一般无典型的"环靶征"，另外还可以见到分支状、条片状低密度坏死灶。

2. 肝内转移瘤 肝实质内多发结节状病灶，较大者转移灶可发生坏死，类似脓肿环形强化，可出现典型的"牛眼征"，同时要结合原发肿瘤病史。

3. 肝内其他寄生虫感染 其他寄生虫侵入肝的途径不尽相同，肝片吸虫囊蚴首先是直接侵入肝实质，之后才移行到胆管，所以早期肝损伤范围及程度较其他寄生虫严重[11]。

# 四、血吸虫病

血吸虫病（schistosomiasis）是由血吸虫寄生于人体所致的疾病。能寄生于人体的血吸虫有6种，我国流行的是日本血吸虫病（schistosomiasis japonica），系日本血吸虫寄生于门静脉系统所引起的疾病。因皮肤接触含尾蚴的疫水而感染虫卵导致肝脏与结肠的肉芽肿病变。

【概述】

在我国，血吸虫病以南方地区，特别是长江流域多见。急性血吸虫病虽然已经少见，但慢性肝血吸虫病（chronic hepatic schistosomiasis）仍时有发现，主要为日本血吸虫虫卵沉积于肝脏，引起以肝硬化为主要改变的晚期血吸虫病。

临床表现为腹水、脾大、肝损害和门静脉高压。粪便可检出虫卵或孵化出尾蚴。血吸虫主要寄生在肠系膜静脉和门静脉内，虫卵沿门静脉循环进入肝脏的门静脉小分支，沉着在汇管区[9]形成大量的虫卵结节、纤维组织增生，因血循环障碍导致肝细胞萎缩，肝表面有大小不等结节、凹凸不平，形成肝硬化。

【病理学表现】

肝表面可见散在的浅沟纹分隔肝表面，形成大小不等的突起小结节。增生的纤维组织沿着门静脉分支呈树枝状分布。门静脉分支血管壁增厚、钙化，并有血栓形成。由于门静脉血管壁增厚，门静脉细支发生窦前阻塞，引起门静脉高压，致使腹壁、食管、胃底静脉曲张，易破裂引起上消化道出血。肝包膜也出现明显纤维化[12]。

【影像学表现】

**1. X线** 食管钡剂检查可显示食管静脉曲张。

**2. 超声** ①肝病期肝体积增大，肝硬化期肝体积缩小；各叶/段比例失调，表面不光整，呈波浪状或锯齿状。②肝内回声增强，分布不均匀，常可见沿门静脉分布的强回声光带，呈"树枝样"改变，此为血吸虫肝病的特征性声像图改变，直接反映了肝纤维增生的分布和程度；开始时该光带回声纤细，病程进展时光带回声强而粗大。③肝门区和肝内门静脉管壁增厚并回声增强，肝静脉变细、模糊，甚至不显示。④伴有门静脉高

压者，门静脉和脾静脉增宽，脾大，甚至出现腹水。

**3. CT** 肝内、外异常改变，主要表现：①肝硬化的相应表现，脾大，腹水；②特征性肝内汇管区钙化，典型者呈"龟甲纹"或"地图状"；③血吸虫感染途径中的钙化，包括肠壁及肠系膜增厚钙化，门静脉系钙化包括沿着脾静脉、门静脉、肠系膜上静脉的血管壁呈线状（一侧壁）、双轨状（双侧壁）、环状（血管轴位）钙化（图4-3-15）；④如合并肝癌则有相应的异常结节灶[13]。

**4. MRI** 可显示肝脏形态及体积的改变，以及门静脉高压和腹水征象，但对肝内钙化显示效果不佳，效果不如CT。

【诊断要点】

1. 有血吸虫疫水接触史是诊断的必要条件。

2. 晚期肝血吸虫病除肝硬化的一般征象外，肝包膜钙化、肝实质内地图状钙化、肝内汇管区低密度灶及中心血管影、实质内间隔状强化及门静脉系统和结肠壁的钙化都有很强的特征性，有助于本病的诊断。

【鉴别诊断】

晚期血吸虫病需要与以下疾病相鉴别。

**1. 肝炎后肝硬化** 肝体积多缩小，尾状叶相对增大较常见，肝边缘呈较均匀的局限性隆起，肝包膜下及肝实质无钙化。而血吸虫性肝硬化肝左叶增大较常见，肝边缘呈不均匀局限性隆起，肝包膜下及肝实质内多形性钙化。

**2. 原发性肝癌** 两者均可表现为结节样低密度灶。增强扫描肝血吸虫病表现为静脉期边缘强化，延迟无明显强化，不同于原发性肝癌"速升速降"，不均匀强化；结合肝血吸虫病其他表现，如肝内钙化、血吸虫肝硬化及汇管区低密度灶与中心血管影等特点，有助于鉴别。对血吸虫性肝硬化合并肝癌病例的诊断应值得注意。

【研究现状与进展】

CT诊断血吸虫性肝硬化的主要依据是典型的钙化，因此诊断早期血吸虫性肝硬化较困难。超声是诊断肝血吸虫病的一种简单、安全和价廉的成像技术，但其结果易受操作者技术和患者状况的影响。MRI在评估肝血吸虫病时，虽然在显示钙化上不如CT，但在显示肝的早期纤维化方面优于CT。应用MR功能成像和增强扫描有助于评估肝纤维化程度，随访及监测病情发展。

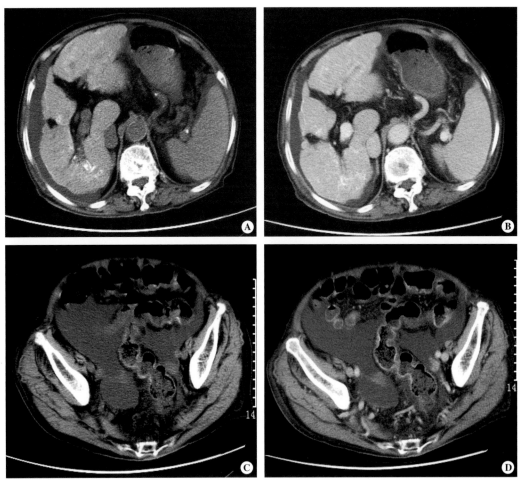

**图 4-3-15　慢性血吸虫肝病**

A、B. 上腹部 CT 平扫及增强扫描，肝硬化，腹水，肝内散在钙化；C、D. 盆腔 CT 平扫及增强扫描显示肠壁增厚，局部可见钙化影（图片由广西医科大学第一附属医院 龙莉玲提供）

## 五、华支睾吸虫病

华支睾吸虫病（clonorchiasis sinensis）俗称肝吸虫病，是由华支睾吸虫（Clonorchis sinensis）寄生在人体肝内胆管引起的寄生虫病。

【概述】

普通感染者常见不同程度的乏力、食欲缺乏、腹部不适、肝区隐痛、腹痛、腹泻，较重感染者还可伴有头晕、失眠、疲乏、精神萎靡、心悸、记忆力减退等神经衰弱症状，个别患者因大量成虫堵塞胆总管而出现梗阻性黄疸，甚至发生胆绞痛，严重感染者常可呈急性起病，潜伏期短，患者突发寒战及高热达 39℃ 以上，呈弛张热。数周后急性症状消失而进入慢性期，表现为疲乏、消化不良等。

华支睾吸虫主要寄生在肝内中小胆管，但也可在胆总管、胆囊、胰管，甚至十二指肠或胃内发现。虫体机械性阻塞胆道、吸食局部胆管的上皮细胞和血液，从而导致局部胆管损害和黏膜脱落，继发胆管炎症和细菌感染。

【病理学表现】

早期或轻度感染可无明显病理变化，感染较重时胆管可发生囊状或圆柱状扩张，管壁增厚，周围有纤维组织增生。严重感染时，管腔内充满华支睾吸虫和淤积的胆汁[14]。病变以肝左叶较明显，可能与左叶胆管较平直，幼虫易于侵入有关。

【影像学表现】

**1. 超声**　①肝脏型：肝实质点状回声增粗、增强，有短棒状、索状或网状回声。②胆管型：肝内胆管轻度扩张，以部分节段扩张常见，同时伴有管壁增厚，回声增强；肝外胆管内可见层叠排列的"双线征"回声。③胆囊型：胆囊壁毛糙，囊内常见漂浮斑点、"小等号"样光带及沉淀物回声。④混合型：同时有以上2种或3种类型表现[14]。

**2. CT**　扩张胆管内见点状虫体软组织密度影是其特征性影像（图4-3-16）。依据肝内胆管扩张形态分为3种类型，包括肝边缘型、肝门型和混合型。

（1）肝边缘型：肝内末梢小胆管小囊状扩张具有特征性，有簇集分布倾向，以肝右后叶为主。囊状扩张直径一般小于2cm，与扩张小胆管相通呈逗点征。

（2）肝门型：由于长期慢性反复感染，胆管壁张力减低，胆汁淤滞，加上成虫数量多，寄生于较大的胆管，导致肝内胆管扩张，以肝门侧胆管扩张为主。

（3）混合型：肝内胆管扩张兼有肝边缘型及肝门型胆管扩张的特点，胆管扩张多为广泛弥漫，表明患者反复感染，病程长，病变程度较重。此型并发症较多，如并发胆道炎、胆石症及胰腺炎等[15]。

**3. MRI**　MRCP特征为肝内胆管扩张及肝包膜下肝实质内的末梢胆管小囊状扩张，MRCP能清晰显示胆汁，进而映衬胆管扩张或狭窄（图4-3-16）。

**【诊断要点】**

超声发现胆囊内出现絮状漂浮物和围绕扩张的小胆管不伴声影的小光团或光斑即可诊断本病；CT发现肝内胆管呈囊状及杵状扩张，特别是肝边缘部明显，胆总管无明显扩张，诊断相对容易；MRCP能立体显示肝内外胆管树的影像改变特征，较CT更为敏感。

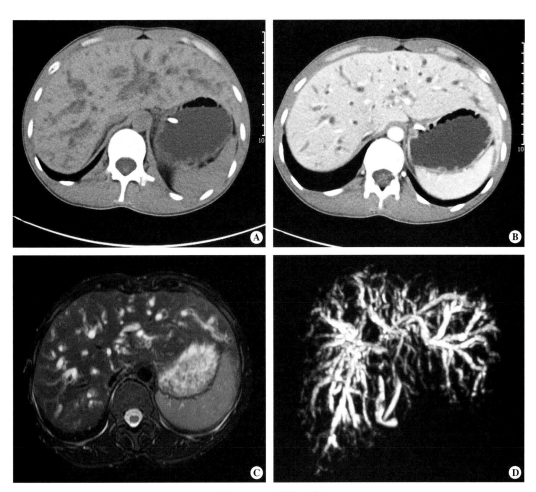

**图4-3-16　肝吸虫病**

A、B. CT平扫及增强扫描示肝内胆管扩张，部分扩张胆管内可见点状虫体软组织密度影；C、D. MRI T$_2$WI脂肪抑制序列及MRCP示肝内胆管扩张情况（图片由广西医科大学第一附属医院 龙莉玲提供）

**【鉴别诊断】**

鉴别诊断包括与各种导致梗阻性黄疸的疾病相鉴别，扩张胆管的分布特点、胆管内有无异常虫体影像及有无结石／肿块等可资鉴别。

**【研究现状与进展】**

目前有研究尝试利用超声弹性成像技术评估无临床症状的肝吸虫病患者的肝硬度，并探讨可能影响肝硬度的因素，以期为肝吸虫病患者提供一种无创、经济、简便、快速而准确的评估肝损伤的方法。

CT 对肝吸虫病一系列的并发症能进行准确的诊断与评价，如肝内胆管扩张、肝内胆管结石、胆管炎、肝脓肿及胆囊炎、胆囊结石等，然而常规 CT 往往忽视了肝吸虫病所造成的肝体积的改变。能谱 CT 可利用相关三维软件对肝每一段的体积进行自动测量以弥补其不足，并能揭示本病肝实质病理变化。

MRI 通过 ADC 值在定量研究胆管周围肝实质纤维化方面取得了较大成功，其中低 $b$ 值 IVIM 双指数模型 DW-MRI 更能反映组织的微血管灌注状态，揭示肝吸虫成虫对胆管的长期机械与化学刺激所导致的微循环灌注变化。

# 六、内脏利什曼病

内脏利什曼病是由杜氏利什曼原虫寄生于人体巨噬细胞内所致的慢性地方性传染病，由双翅目昆虫白蛉叮咬人体而传播，属丙类法定传染病。

**【概述】**

利什曼原虫主要寄生于被感染者的脾脏、肝脏、骨髓和淋巴结等部位，可引起肝脾大，脾脏呈进行性肿大，长期不规则发热，典型的热型是双峰热型，全身淋巴结轻度肿大，晚期可出现贫血及营养不良[8]。

**【病理学表现】**

本病的主要病理学变化是肝脏增大，库普弗细胞增生，胞质内充满大量利杜体；脾脏增大，髓索中有大量吞噬细胞及网织细胞增生，吞噬细胞内有大量利杜体；淋巴结呈轻中度肿大，皮髓质和窦道内巨噬细胞增生，内含利杜体[16]。

**【影像学表现】**

**1. 超声** 主要表现为肝脾大，部分患者可以出现巨脾。

**2. CT** CT 表现无特异性，常表现为肝大、脾大，部分患者可以出现脾梗死，肝脓肿样改变。

**【诊断要点】**

1. 流行区居住或逗留史，是否为白蛉活动季节。

2. 临床表现为缓慢起病，反复长期不规则热，进行性脾大、肝大、贫血、消瘦等。

3. 实验室检查可见全血细胞减少，血清特异性抗原抗体检测阳性有助于诊断；骨髓、肝脾或淋巴结穿刺涂片找到利杜体，或穿刺物培养找到前鞭毛体可确诊[8]。

4. 影像学表现为肝脾大，肝实质内显示大片"蜂窝状"低密度影，边界尚清，内部密度不均匀，增强扫描往往强化不明显；脾内显示近似脾梗死的表现，有助于本病的诊断。

**【鉴别诊断】**

急性期需与结核病、伤寒、疟疾、急性血吸虫病、阿米巴肝脓肿相鉴别；亚急性期和慢性期需与布鲁氏菌病、恶性组织细胞病、慢性血吸虫病及慢性疟疾等相鉴别。

（张铁亮 张 源 刘文亚）

## 参 考 文 献

[1] Wen H，Vuitton L，Tuxun T，et al. Echinococcosis: advances in the 21st century. Clin Microbiol Rev，2019，32（2）：e00075-8.

[2] 温浩. 包虫病学. 北京：人民卫生出版社，2015.

[3] WHO Informal Working Group. International classification of ultrasound images in cystic echinococcosis for application in clinical and field epidemiological settings. Acta Trop，2003，85（2）：253-261.

[4] Hosch W，Stojkovic M，Jänisch T，et al. The role of calcification for staging cystic echinococcosis（CE）. Eur Radiol，2007，17（10）：2538-2545.

[5] Stojkovic M，Rosenberger K，Kauczor HU，et al. Diagnosing and staging of cystic echinococcosis: how do CT and MRI perform in comparison to ultrasound? PLoS Negl Trop Dis，2012，6（10）：e1880.

[6] Abudureheman Y，Wang J，Liu W. Comparison of intravoxel incoherent motion diffusion-weighted magnetic resonance（MR）imaging to T1 mapping in characterization of hepatic alveolar echinococcosis. Med Sci Monit，2017，23：6019-6025.

[7] Jiang，Y，Li J，Wang J，et al.，Assessment of vascularity in hepatic alveolar echinococcosis: comparison of quantified dual-energy CT with histopathologic parameters. PLoS One，2016，11（2）：e0149440.

[8] 李宏军. 实用传染病影像学. 北京：人民卫生出版社，2014.

[9] 范东，李鹏，孙华，等. 肝片吸虫感染所致肝脓肿的 CT 表现. 中华放射学杂志，2006，40（2）：191-194.

[10] 姜建强，李谦，陈忠清，等. 肝片形吸虫感染一例. 中华传染病杂志，2014，32（2）：123.

[11] 张国丽,苏慧勇,周俊,等.片形吸虫病11例临床分析.传染病信息,2012,25(4):242-246.

[12] Leder K,Weller P.Epidemiology,pathogenesis and clinical features of schistosomiasis.UpToDate,2009,24:1-9.

[13] Weber-Donat G,Donat N,Margery J.Acute pulmonary schistosomiasis:computed tomography(CT)findings.Am J Trop Med Hyg,2010,82(3):364.

[14] 张聪,刘千琪,田洁,等.华支睾吸虫病的多模态超声诊断及病理学机制研究进展.中华医学超声杂志,2018,15(11):804-807.

[15] 徐世昌,温志波.华支睾吸虫病合并胆管癌的影像学分析.中国寄生虫学与寄生虫病杂志,2016,34(3):239-244.

[16] 赵荣荣,李敏,邓永东,等.内脏利什曼病患者46例流行病学及临床特征分析.中华传染病杂志,2018,36(6):366-369.

# 第四节　真 菌 感 染

## 一、真菌性肝脓肿

### 【概述】

真菌性肝脓肿(fungal hepatic abscess)常发生于血液系统恶性肿瘤化学治疗(化疗)后免疫功能低下者,多由白色念珠菌感染所致。可能为病原微生物穿过胃肠管道的黏膜层从而累及肝脏和真菌败血症导致肝脏受累。

常见的临床表现为抗生素治疗无效的发热、右上腹痛及压痛,腹泻少见。实验室检查多无明显异常,白细胞总数明显减少。

### 【病理学表现】

肝实质的病灶表现为粟粒样大小、灰黄白色及实质性结节。根据其病变的性状,可将本病分为急性期和慢性期。急性期大致可分为3型:凝固坏死型、脓肿形成型和中间型,而慢性期主要表现为肉芽组织形成。白血病合并深部脏器的假丝酵母菌病多同时侵犯肝、脾等多个脏器,病变范围比较大,呈弥漫分布的粟粒状大小,直径约1cm的微小脓肿。

### 【影像学表现】

**1.CT**　肝内多发或弥漫分布斑片状、小圆形低密度灶,边缘欠清,大小不一,直径为0.5~2cm,反映了真菌为沿血行播散形成的小脓肿的病理特点。脓肿壁多较厚,病灶中心的密度高于水,CT值为10~30HU,考虑为病灶小且内部为浓稠坏死液及真菌丝所致。增强扫描,病灶无强化或病灶边缘轻度环形强化而病灶内无明显强化,某些病灶周围出现动脉期一过性高灌注亦可能为感染病灶周围肝实质充血和门脉血供减少所致。

杨旭峰等[1]将肝脏真菌感染的增强CT表现分为5种类型:Ⅰ型,平扫低密度,动脉期也为低密度,门脉期和延迟期为等密度;Ⅱ型,环征,增强后动脉期多数病灶内无明显强化而外周环形强化;Ⅲ型,靶征,某些病灶出现动脉期病灶中心强化,周围是低密度环,外周为环状强化带,门脉期周围低密度环出现不均匀的强化,外周强化带消退密度等于肝组织;Ⅳ型,牛眼征,动脉期和门脉期中央低密度,其中心处见点状高密度影,而周边为强化环;Ⅴ型,多结节融合呈花瓣状肿块,有3个或以上上述表现的病灶聚拢在一起。

Metser等[2]研究表明,真菌性肝脓肿的CT多期增强扫描,动脉期病灶的显示率为100%,而门脉期病灶的显示率为69%。CT动态扫描有助于对肝脏真菌感染灶的发现,尤其是动脉期。根据文献报道,CT比超声更易发现微小肝脓肿[3]。

**2.MRI**　对急性期及小病灶较敏感,T$_1$WI表现为肝内弥漫性斑点状或小圆形低信号病灶,边缘欠清,T$_2$WI呈等信号或高信号,边缘清楚。T$_2$WI上信号的不同可能反映了病灶的不同时期,急性期病灶多表现为高信号的微小脓肿,T$_1$WI低信号,T$_2$WI高信号,而慢性期病灶呈T$_1$WI低信号,T$_2$WI等或稍高信号[4]。增强MRI表现同CT表现,病灶边缘可见轻度强化。病灶周缘环形黑环是肝霉菌感染较为有特征性的MRI表现,主要是小脓肿外周被淋巴、巨噬细胞或巨细胞包裹并纤维化,而外周聚集的巨噬细胞在含铁血黄素沉积的病理情况下又聚集了铁,从而形成外周的黑环。

### 【诊断要点】

肝内弥漫性多发性微小脓肿为真菌性肝脓肿的影像学特征表现,若同时合并脾、肾的多发性病变,大量免疫抑制剂的应用史,抗生素治疗无效的发热,右上腹痛及压痛,多可诊断。

### 【鉴别诊断】

**1.淋巴瘤肝浸润**　CT平扫与真菌性肝脓肿相似,但增强扫描病灶一般呈均匀强化,无动脉期环形强化或外周灌注异常,且多伴有腹膜后淋巴结肿大。

**2. 白血病肝浸润** 肝内粟粒状低密度病灶，分布更为均匀，部分可类似脂肪肝样改变。增强扫描病灶明显强化，一般无环形强化。多伴有肝脾大、后腹膜淋巴结的肿大及全身多脏器侵犯。

**3. 肝转移瘤** 肝内散在多发病灶，典型病灶呈"牛眼征"，但其中央低密度是肿瘤坏死组织所致。增强扫描动脉期和门脉期均无强化。肝内或其他部位可见原发病灶。

**4. 肝结核** 较少见，且多为结节状，CT平扫病变为低密度，中心可见沙粒样钙化，$T_2WI$病灶呈等信号，结合临床及病史比较容易鉴别。

**5. 肝内多发性小囊肿** 多为先天性，CT平扫表现为边缘清楚的低密度灶，MRI呈长$T_1$长$T_2$信号，增强扫描囊肿边缘无环形强化。

**【研究现状与进展】**
见第四章第一节细菌性肝脓肿。

# 二、HIV/AIDS 相关真菌感染

由于肝脏具有强大的单核巨噬细胞系统和再生修复能力，一般情况下不容易发生感染性病变，但 AIDS 患者机体免疫力低下或丧失，病原体容易通过脉管或胆道系统侵入肝脏引起感染。例如，结核分枝杆菌、非结核分枝杆菌、新型隐球菌和马尔尼菲篮状菌等均可引起肝脏感染。

**【概述】**
马尔尼菲青霉菌（Penicillium marneffei）是1956年Capponi从越南竹鼠肝脏中首次分离出的深部致病真菌，可以引起人类局限性或播散性深部真菌病，即马尔尼菲青霉菌病（penicilliosis marneffei，PSM）。2011年Samson等[5]根据分子生物学特性将马尔尼菲青霉菌从青霉属独立出来，更名为马尔尼菲篮状菌（Talaromyces marneffei），PSM 也相应更名为马尔尼菲篮状菌病（talaromycosis marneffei，TSM）。TSM 主要见于免疫功能缺陷或低下的人群，其感染具有地域性特征，主要分布于泰国、越南等东南亚国家以及我国南方地区[6-8]。TSM 已成为 AIDS 的"指征性"疾病。马尔尼菲篮状菌是篮状菌属中唯一的温度依赖性双相真菌，在25℃时呈菌丝相，双轮生，少部分单轮生；而在37℃培养时呈酵母相，酵母相为主要致病相。马尔尼菲篮状菌感染人类常侵犯单核

吞噬细胞系统，形成肉芽肿性、化脓性、无反应性及坏死性病变。AIDS 患者由于 T 淋巴细胞免疫缺陷，极易发生播散性 TSM，$CD4^+$ T 淋巴细胞计数低于50μl时多见。播散性 TSM 可侵犯多个系统，临床表现以发热、皮疹、腹胀、肝脾大和淋巴结肿大常见，缺乏特异性。部分可合并肝功能不全，包括血清 AST、ALT、ALP 和 TBiL 水平轻度至中度升高。

隐球菌病是由新型隐球菌（Cryptococcus neoformans）感染所引起的一种深部真菌感染性疾病，肺部常是患者感染首发部位，播散性感染可累及人体多种组织。新型隐球菌主要存在于阴暗潮湿的土壤或鸽粪中，也可寄生于健康人体内，属于机会性致病菌，在人体免疫功能低下时可致病。临床表现主要有发热、腹痛、腋窝淋巴结肿大、肝脾大等非特异性症状和体征。

非结核分枝杆菌（nontuberculous mycobacteria，NTM）是指除结核分枝杆菌复合体和麻风分枝杆菌外的分枝杆菌。NTM 为条件致病菌，广泛存在于自然环境中，是人类 NTM 感染的主要来源，免疫力低下者为易感人群。NTM 感染主要由鸟-细胞内分枝杆菌复合体（MAC）所致，可通过呼吸道及胃肠道感染，胃肠道感染为 AIDS 患者的主要感染途径。临床表现主要有发热、咳嗽、腹胀、腹痛、腹泻、贫血、体重减轻、淋巴结肿大、肝脾大等。

**【影像学表现】**

**1. 肠系膜及腹膜后淋巴结肿大** 肠系膜、肝门区、肝十二指肠韧带区及腹主动脉旁多发软组织密度结节，肠系膜淋巴结肿大呈"三明治征"，即肠系膜前部及背部淋巴结肿大，中央见肠系膜血管。增强扫描淋巴结呈环形强化，中心未见明显强化（图4-4-1）。经有效的抗真菌治疗后复查，肿大淋巴结明显缩小、好转。TSM 扫描冠状位可见肠系膜区肿大淋巴结密集排列并紧贴肠系膜血管边缘分布，淋巴结之间界限清晰，呈"多房样"改变[9]。播散性 TSM 常发生全身淋巴结肿大，浅表淋巴结和纵隔淋巴结肿大较为常见，腹腔淋巴结肿大只是全身淋巴结肿大表现的一部分，但发生率高。NTM 感染时腹部淋巴结肿大的发生率及肿大程度相对低，且肿大淋巴结一般为均匀软组织密度，中央坏死及液化少见。

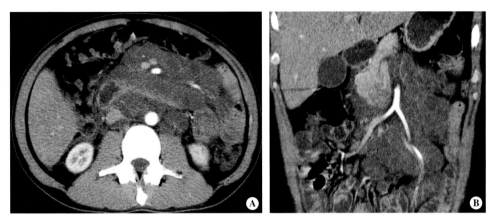

**图 4-4-1　播散性马尔尼菲篮状菌病**

A、B. CT 增强扫描，肠系膜淋巴结"三明治征"

**2. 肝脾实质病灶**　MAC 肝脾局灶病变少见。CN 感染肝脾实质内可见结节或肿块，增强扫描呈环形强化。马尔尼菲篮状菌感染肝脾实质内可见局灶性或弥漫性低密度结节，增强扫描显示肝脾实质弥漫分布小片状轻度强化区，呈"镂空状"或"板索状"改变（图 4-4-2）。"镂空状"改变以增强扫描门脉期显示最清楚，其特点为低密度灶较广泛、边界不清，肝脾外形轮廓无隆突，考虑本征象与肝脾实质弥漫溶解性坏死相关，而相对正常密度区及强化区为残存肝脾实质。

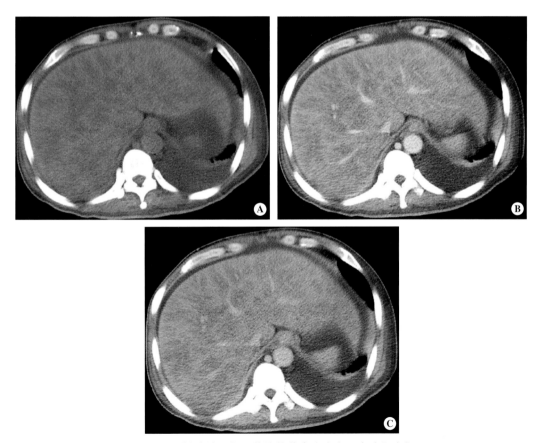

**图 4-4-2　播散性马尔尼菲篮状菌病（腹水、胸腔积液）**

A. CT 平扫示肝内弥漫分布大小不一的低密度灶，肝脾周围、胸腔内可见液体密度影；B、C. 增强扫描，静脉期和延迟期示肝实质不均匀强化，呈"板索状"改变

**3. 肝脾大**　肝脾弥漫性肿大，可表现为肝大或脾大，也可表现为肝脾大。

**4. 消化道表现**　马尔尼菲篮状菌感染可见肠壁增厚，以十二指肠及空肠肠壁增厚多见，主要表现为肠壁的弥漫性增厚，密度降低，严重时可伴有上消化道梗阻。

**5. 其他器官受累**　腹水较为常见。马尔尼菲篮状菌感染时还可伴有胸腔积液、心包积液等。马尔尼菲篮状菌的肾内播散表现为肾包膜下孤立性病变，增强扫描肾实质内可见持续无强化的片状低密度灶，皮髓质均可受累[9]。

**【诊断要点】**

腹部 CT 表现为肝脾实质病变、腹部淋巴结肿大及腹腔其他多种脏器受累，其中肠系膜淋巴结肿大（"三明治征"）合并肝脾大是常见的腹部 CT 表现。确诊主要依靠病原学检查，同时根据其临床症状，需排除中枢神经系统、呼吸系统等播散性感染。

**【鉴别诊断】**

**1. 弥漫浸润型和粟粒结节型脾淋巴瘤**　①脾大，密度均匀或减低，增强表现为均匀或不均匀强化的小结节；②脾淋巴瘤多为继发性，可见脾外淋巴瘤；③确诊靠病理结果，甚至借助于免疫组化或电镜检查结果。

**2. 腹腔淋巴瘤**　①淋巴瘤多数呈均匀强化，即使有坏死病灶，但其周边常同时存在均匀强化的肿大淋巴结；②腹主动脉及腹腔干周围、肠系膜及肠系膜根部为好发部位；③淋巴瘤可见"血管包埋征"。

**3. 脾结核**　①脾内多发低密度结节，边界不清，增强扫描无明显强化；②多伴有肺结核。

**4. 腹腔结核**　①腹腔多个淋巴结同时受累，最常发生于肠系膜和胰腺周围分布的淋巴结；②淋巴结中央低密度，周围环形强化，部分环形强化的淋巴结互相融合形成"多房样"肿块；③多有其他部位的结核浸润。

**【研究现状与进展】**

CT 小肠造影能够同时观察肠腔、肠壁、肠外淋巴结、肠系膜、肠系膜血管及毗邻结构等，对于 AIDS 合并腹腔感染的诊断具有诊断价值。

李凌华等[10]研究发现检测血清马尔尼菲篮状菌 Mp1p 抗原，可用于早期快速诊断 TSM，有助于早期诊断。

（李　莉　郭应林　孔丽丽　李宏军　卢亦波）

**参 考 文 献**

[1] 杨旭峰，郭欢仪，周丽莎，等. 白血病肝脏真菌感染的 CT 表现. 中山大学学报（医学科学版），2014，35（5）：786-790.

[2] Metser U, H aider MA, Dill-Macky M, et al. Fungal liver infection in immunocompromised patients：depiction with multiphasic contrast-enhanced helical CT. Radiology, 2005, 235（1）：97-105.

[3] Moore NJ, Leef JL, Pang Y. Systemic candidiasis. RadioGraphics, 2003, 23（5）：1287-1290.

[4] Balci NC, Sirvanci M. MR imaging of infective liver lesions. Magn Reson Imaging Clin N Am, 2002, 10（1）：121-135.

[5] Samson RA, Yilmaz N, Houbraken J, et al. Phylogeny and nomenclature of the genus *Talaromyces* and taxa accommodated in *Penicillium* subgenus *Biverticillium*. Stud Mycol, 2011, 70（1）：159-183.

[6] Nimmanee P, Woo PC, Kummasook A, et al. Characterization of *sakA* gene from pathogenic dimorphic fungus *Penicillium marneffei*. Int J Med Microbiol, 2015, 305（1）：65-74.

[7] Son VT, Khue PM, Strobel M. Penicilliosis and AIDS in Haiphong, Vietnam：evolution and predictive factors of death. Med Mal Infect, 2014, 44（11/12）：495-501.

[8] Hu YX, Zhang JM, Li XQ, et al. *Penicillium marneffei* infection：an emerging disease in mainland China. Mycopathologia, 2013, 175（1/2）：57-67.

[9] 谢浩锋，郑晓林，黄翔，等. 艾滋病合并马尔尼菲蓝状菌病的腹部 CT 及 MRI 征象分析. 影像诊断与介入放射学，2017，26（4）：282-286.

[10] 李凌华，肖赛银，何艳，等. 血清 Mp1p 抗原检测对艾滋病合并马尔尼菲蓝状菌病的诊断价值. 中华传染病杂志，2017，35（3）：157-160.

# 第五章　胆　　道

## 第一节　细菌感染

### 一、急性胆囊炎

【概述】

胆囊炎是一种常见病，发病率高，按照临床表现和临床经过可分为急性胆囊炎和慢性胆囊炎两种。胆系胆汁淤积、结石、胆道蛔虫等均可成为诱发因素。急性胆囊炎多是结石嵌顿于胆囊颈部或胆囊管，由胆囊管梗阻或细菌感染而致。病理上主要分为急性单纯性胆囊炎、急性化脓性胆囊炎和急性坏疽性胆囊炎。

细菌经血源性或淋巴源性通路或随蛔虫逆行于胆道而进入胆囊，在机体抵抗力低的情况下，细菌在胆囊内停留、繁殖，发生急性胆囊炎。最常见的致病菌为革兰氏阴性杆菌，如大肠埃希菌、肠球菌、铜绿假单胞菌等。产气性细菌感染可引起气肿性急性胆囊炎，病情危急凶险，死亡率高。

急性胆囊炎的临床表现主要是急性右上腹痛，可向右肩胛区放射，常在饱餐、进食油腻食物后或在夜间发作，多伴高热、寒战、恶心、呕吐，可有轻度黄疸。既往常有胆绞痛发作史。体征可见右上腹不同程度的肌紧张、压痛及反跳痛，墨菲征表现为阳性。

【病理学表现】

急性胆囊炎的主要病理类型如下。①急性单纯性胆囊炎：病理表现为胆囊黏膜的炎症、水肿、充血及炎症细胞浸润。②急性化脓性胆囊炎：病理结果可见炎症波及胆囊壁全层，胆囊壁水肿、增厚，浆膜面纤维素渗出，囊腔内充满脓液。③急性坏疽性胆囊炎：病理结果可见胆囊壁的缺血、坏死及出血，囊腔内充满脓液，并可发生穿孔。此外，产气荚膜杆菌和魏氏杆菌混合感染的急性胆囊炎，胆囊

内及其周围可见气体产生，称为气肿性胆囊炎。

【影像学表现】

**1. X线**　X线平片多数表现为阴性。腹部立位X线平片可协助排除胃肠道穿孔、肠梗阻等并发急腹症。如果显示胆囊区阳性结石，则间接提示急性胆囊炎的可能。

**2. 超声**　急性胆囊炎主要依靠B超诊断，简便易行且准确性高。主要表现：①胆囊体积增大，胆囊壁轮廓线模糊，外壁线回声不规则；②胆囊壁弥漫性增厚，增厚的胆囊壁呈增强回声带，中间同时出现间断或连续的弱回声带，称为胆囊壁的双层回声（double-layer echo）或双边征（图5-1-1），为浆膜下水肿、出血和炎症细胞浸润的表现；③胆囊腔内出现弥漫性的低回声、点状回声及雾状回声等则提示胆囊积脓；④胆囊窝显示为无回声带，提示胆囊周围存在液体潴留、积脓或合并胆囊穿孔；⑤合并结石时胆囊腔内可见强回声光团伴声影；⑥胆囊壁出现条纹状排列以及壁的高回声和低回声线状区交替存在，则提示病变进展为坏疽性胆囊炎。

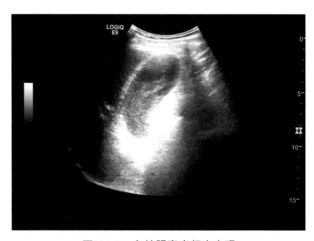

**图5-1-1　急性胆囊炎超声表现**

超声示胆囊体积增大，胆囊壁弥漫性增厚，增厚的胆囊壁呈增强回声带，中间可见弱回声带，呈双边征；胆囊腔内见低回声、点状及雾状回声

**3. CT** 一般不作为急性胆囊炎的常规检查方法。在 B 超诊断有困难、对化脓性胆囊炎或坏疽性胆囊炎需要了解炎症的波及程度，以及诊断气肿性胆囊炎等情况下，CT 检查具有很大价值。

急性胆囊炎的 CT 表现：①胆囊体积增大，直径可超过 5cm，此为最常见的征象。②胆囊壁弥漫性、向心性增厚，超过 3mm，此为诊断胆囊炎的重要依据。增强扫描可见增厚的胆囊壁呈明显强化，且持续时间长（图 5-1-2）。③胆囊周围可见一圈低密度包绕，此为胆囊周围组织水肿所致。④出血、坏死性胆囊炎，胆囊内胆汁的 CT 值升高。⑤胆囊内或胆囊周围脓肿形成时，可见到气体征象。⑥多并发胆囊结石，结石嵌顿于胆囊管或胆囊颈部可引起胆囊积水。⑦有时可见胆囊窝积液的征象。⑧坏疽性胆囊炎：胆囊壁内局灶性气体，增强扫描无胆囊壁局灶性或弥漫性强化，管腔内见膜状结构，胆囊周围脓肿形成。⑨气肿性胆囊炎：胆囊壁内可见气泡或线状气体，此外在胆囊腔、胆道内及胆囊周围也可有气体显示。

**4. MRI** 急性单纯性胆囊炎 MRI 可见以下征象：①胆囊体积增大，在不同类型的胆囊炎时，胆汁所含的胆固醇、脂肪酸和铁的浓度不同，胆汁也可显示为高、中、低等不同 $T_1WI$ 及 $T_2WI$ 信号。②胆囊壁增厚（图 5-1-3）。③胆囊壁水肿。急性胆囊炎时增厚的胆囊壁因水肿可表现为 $T_1WI$ 低信号、$T_2WI$ 高信号，而黏膜层则显示为光滑的线样低信号。增强扫描，显著增厚的胆囊可显示为 3 层结构：内层的黏膜层和外层的浆膜层因充血而显著强化，中间的水肿区则强化不明显，呈相对低信号。④ MRCP 或 $T_2WI$ 可显示嵌顿在胆囊颈或胆囊管内的低信号结石。⑤胆囊周围积液（图 5-1-3 A 和 B）。⑥可伴肝周积液。⑦部分患者在增强扫描时胆囊窝周围肝实质在动脉期也可呈片状炎性强化。

当胆囊内出现积脓时，脓液 $T_2WI$ 呈低信号，与胆泥相似，可与高信号的胆汁形成液 - 液平面。DWI 和 ADC 图提示扩散受限，此时应诊断为急性化脓性胆囊炎。

坏疽性胆囊炎是急性胆囊炎进展而形成的一种严重形式。MR 扫描可见胆囊壁不规则或不对称性增厚，增强扫描局部发炎坏死的胆囊壁不强化或强化程度减低[1, 2]，这是坏疽性胆囊炎的特征性表现。

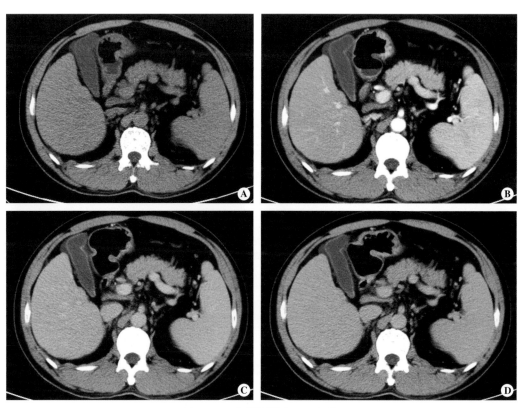

**图 5-1-2 急性胆囊炎 CT 表现**

A. CT 平扫示胆囊体积增大，胆囊壁增厚，胆囊周围积液；B ～ D. CT 三期增强扫描示增厚的胆囊壁明显持续强化

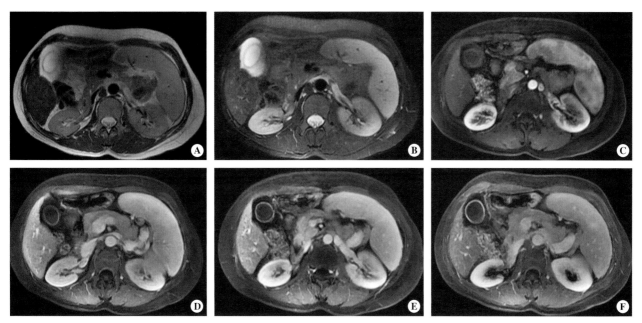

**图 5-1-3** 急性胆囊炎 MRI 表现

A、B. MRI T$_2$WI 及 FS-T$_2$WI 示胆囊壁增厚，胆囊周围积液；C ～ F. MR 增强扫描示增厚的胆囊壁呈延迟性强化

气肿性胆囊炎则是在急性胆囊炎的胆囊壁发生缺血或坏死的基础上，合并产气菌的感染而形成。MRI 在显示类似于坏疽性胆囊炎信号特征的基础上，如果发现胆囊腔内或壁内存在各序列信号缺失的气体信号，则可明确诊断。在 MRI 和 MRCP 上胆系积气可表现为胆囊腔上部或肝外胆管上部多发的漂浮状气泡样信号缺失。

**【诊断要点】**

1. 急性右上腹痛，墨菲征阳性。

2. 胆囊壁增厚，增强扫描增厚的胆囊壁呈延迟性强化。

3. 胆囊体积可增大。

4. 胆囊周围积液。

5. 可合并胆囊结石。

6. 坏疽性胆囊炎增强扫描发炎坏死区胆囊壁不强化或强化程度减低。

7. 气肿性胆囊炎可合并囊腔内或壁内积气。

**【鉴别诊断】**

**1. 肝病性胆囊改变**　慢性肝炎、肝硬化等肝实质性疾病也可出现胆囊增大、胆囊壁增厚水肿、胆囊周围积液等异常改变。肝病性胆囊改变的胆囊壁增厚程度一般不重，临床没有急慢性胆囊炎的症状及体征，实验室检查可有低蛋白血症、肝功能异常等。胆囊轮廓基本清晰，如果不合并既往的胆囊炎，其与周围组织结构多无粘连。肝病

患者胆囊周围局限性积液一般呈环形包绕胆囊，不具有流动性。而胆囊炎所发生的积液常分布在一侧，但极少呈环形包绕胆囊，具有流动性。

**2. 嗜酸性胆囊炎**（EC）　是一种罕见疾病，以大量嗜酸性粒细胞透壁浸润胆囊壁黏膜及肌层为特点，其中 90% 以上为嗜酸性细胞。常伴有纤维化、坏死。该病发病率极低，发病机制尚不明确，目前大多数学者认为该疾病属于变态免疫反应性炎症。EC 的临床表现与典型急性胆囊炎相似，以右上腹痛为主，可伴肩背部放射痛、发热、恶心、呕吐、食欲缺乏及黄疸等症状，常被误诊为急性胆囊炎。其影像表现具有一定的特征性，表现为局限性的胆囊壁增厚或胆囊肿块，或弥漫性胆囊壁增厚。MRI 检查病变区 T$_2$WI 呈低信号，DWI 显示扩散受限，CT 及 MRI 增强扫描呈渐进性强化。

**【研究现状与进展】**

**1. MSCT 后处理技术**　MSCT 的多种后处理技术如多平面重建（MPR）技术、最大密度投影（MIP）技术等能够清晰直观地显示胆囊动脉的狭窄、闭塞等情况。MPR 技术可以从多方位不同角度显示胆囊结石并发胆囊炎时结石的嵌顿情况、胆囊壁的不同切面等，提高对胆囊疾病，尤其是坏疽性胆囊炎的诊断，对胆囊穿孔、胆囊周围脓肿及周围炎的显示率高，对诊断有重要意义。

**2. 双能量 CT（DECT）** DECT 与传统 CT 的区别在于它可以应用一个球管交替发射或是用两个球管同时发射两种不同能量的射线，采集到的原始图像分为高、低千伏 2 组数据。经过 DECT 后处理软件可以得到虚拟平扫图像、虚拟单能量图像、碘图、最佳单能量及混合能量图等不同的图像组合。此外，DECT 还能够描绘不同物质的特征性能谱曲线，可用于胆囊结石的成分分析。对于胆囊病变来说，DECT 扫描目前最主要的优势在于可以重建对比噪声比更高的图像，对于较小的病变如胆囊穿孔等有更高的检出率[4]。

## 二、慢性胆囊炎

### 【概述】

慢性胆囊炎的病因可以是胆囊结石、细菌及其他各种病原体（如寄生虫、病毒等）的感染、胆囊的排空障碍、胆囊缺血及代谢等因素，或由急性胆囊炎迁延而来。其中，胆囊结石是慢性胆囊炎最主要的病因，慢性胆囊结石合并胆囊炎占所有慢性胆囊炎的 90%～95%。

慢性胆囊炎的临床表现差异较大，最常见的表现为右上腹痛，以及反复发作性急性胆囊炎。此外，还可伴有右上腹不适、胆源性消化不良（如嗳气、饭后饱胀、腹胀、恶心等）等症状，多在进食油腻食物或高蛋白饮食后症状加重，也可无明显的临床症状。发病的危险因素[1]包括饮食油腻、肥胖、糖尿病、脂肪肝、高血脂、高血压、缺乏运动、不吃早餐、胆囊结石家族史等。

慢性胆囊炎可合并多种并发症，如急性发作、并发胆源性胰腺炎、胆源性肠梗阻、胆囊癌及 Mirrizzi 综合征等，可出现相应的临床表现及症状体征[5]。

### 【病理学表现】

慢性胆囊炎的病理学表现主要是胆囊黏膜的萎缩与破坏；胆囊壁纤维组织增生、囊壁增厚，可与周围组织粘连，并可见钙化；胆囊的浓缩及收缩功能受损；胆囊可以萎缩变小，也可以因积水而肿大；可见胆囊结石。

### 【影像学表现】

**1. 超声** 常规腹部超声检查是诊断慢性胆囊炎（尤其在合并胆囊结石的情况下）最常用及最有价值的一项检查方法。主要表现：①胆囊壁增厚（壁厚≥3mm）、毛糙，胆囊体积缩小，回声增强，胆囊轮廓回声模糊，提示胆囊与周围组织发生粘连。②囊腔内出现团块状、乳头状、长条状的低回声团，不伴声影。可能是胆汁排出不畅，形成陈旧且稠厚的胆汁潴留所致。有时可以表现为看不到无回声的胆囊腔，只见到萎缩的胆囊呈一带状强回声，后方伴声影，胆囊后壁显示不清。③如果同时有胆囊结石存在，则可出现囊壁-结石-声影三合征，此征象可用于与胆囊息肉的鉴别。④胆囊功能声像图测定显示胆囊的收缩功能减弱。

**2. X 线** 慢性胆囊炎行 X 线检查的主要作用在于发现是否同时存在胆囊的阳性结石，少数情况下可见胆囊壁的钙化。X 线平片示右上腹可见环形的或石榴籽样的高密度影。

**3. CT** ①胆囊壁增厚，是慢性胆囊炎的主要表现之一，大多厚度≥3mm，个别甚至可＞15mm。通常增厚的胆囊壁薄厚较均匀，也可以不均匀。对比增强扫描增厚的胆囊壁呈均匀强化。在判断胆囊壁是否有增厚时，需要考虑到胆囊壁的厚度与胆囊的充盈扩张程度关系密切。一般认为在充盈扩张良好的胆囊，胆囊壁的厚度≥3mm 才有诊断意义。②胆囊壁钙化，是慢性胆囊炎的特征性表现，但此征象较为少见。③胆囊体积可缩小或扩大，缩小多见。④常见合并胆囊结石，75%～95% 的慢性胆囊炎可以合并胆囊结石（图 5-1-4），但 CT 不能显示 X 线阴性结石，相比超声而言，CT 对胆囊结石的诊断不具优势。

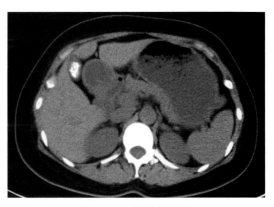

**图 5-1-4 慢性胆囊炎**
CT 平扫示胆囊体积缩小，胆囊壁增厚，胆囊腔内可见高密度结石影

**4. MRI** 慢性胆囊炎的 MRI 表现大体与 CT 相似。在评估胆囊壁纤维化、胆囊壁缺血、胆囊周围组织水肿及胆囊周围脂肪堆积等方面 MRI 要

优于 CT 检查。MRCP 可以发现腹部超声与 CT 检查不易检出的胆囊和胆总管较小的结石以及 X 线阴性结石。

**【诊断要点】**

1. 胆囊壁增厚，可有钙化。

2. 多合并胆囊结石。

3. 多有急性胆囊炎反复发作病史。

**【鉴别诊断】**

**1. 胆囊癌**　胆囊癌患者胆囊壁增厚一般较显著，多超过 5mm，且不规则、僵硬，胆囊可发生变形。胆囊癌进展较易侵犯胆道及邻近的肝实质，并可发生淋巴结及远隔转移。

**2. 胆囊息肉**　慢性胆囊炎合并结石时应与胆囊息肉相鉴别，超声为最有价值的检查方法。胆囊息肉超声较有特点的表现为在变换体位时与胆囊壁相连且不随体位的移动而移动的固定的强回声团，后方不伴声影。

**3. 黄色肉芽肿性胆囊炎**　该病临床较为少见，临床症状不典型，容易误诊为胆囊癌，但检测 CA19-9 多不升高，偶见 CA19-9 升高的情况。该病也需与慢性胆囊炎相鉴别。其典型 CT 及 MRI 表现为胆囊壁弥漫性增厚，增厚的胆囊壁内可见单发或多发的低密度或长 $T_1$ 长 $T_2$ 信号结节，结节可部分融合，呈低密度带或长 $T_1$ 长 $T_2$ 信号带。增强扫描病变区强化不明显。胆囊的内壁光滑。在软组织分辨率高的情况下增强扫描大部分病例中能够见到完整的黏膜线[3,6]。

**【研究现状与进展】**

双能量 CT（DECT）的多能谱后处理技术可以提供以多种定量分析和多参数成像方法作为基础的综合性诊断模式。单能量图像结合能谱曲线可以很好地显示 X 线阴性结石并分析结石成分，明显优于传统 CT[7,8]。

## 三、黄色肉芽肿性胆囊炎

**【概述】**

黄色肉芽肿性胆囊炎（xanthogranulomatous cholecystitis，XGC）是在 20 世纪 70 年代才逐渐被认识的一种少见的、良性的、具有一定破坏性的胆囊壁慢性炎症。

其病因尚不明确，一般认为是胆道梗阻及胆道炎症的反复刺激等原因，导致罗 - 阿窦破裂，胆汁由黏膜面的溃疡或破裂的罗 - 阿窦渗入胆囊壁并产生明显的炎症反应。同时，机体对渗入胆囊壁的胆汁发生过敏反应，引起组织细胞增生并形成大量的巨噬细胞及泡沫细胞。随着炎症机化、纤维组织增生，胆囊壁内形成特有的黄色肉芽肿性结节，并可随病变进展累及邻近组织器官。

黄色肉芽肿性胆囊炎的临床表现缺乏特异性，与普通胆囊炎相似。其主要临床表现为右上腹痛、梗阻性黄疸、发热（胆管炎三联征）、胆囊炎急性发作、右上腹包块等。黄色肉芽肿性胆囊炎多可合并胆囊结石，占该病患者的 92% ～ 100%[9]。部分患者可伴有 CA19-9 升高。

**【病理学表现】**

肉眼观，胆囊壁多显示为不规则增厚，切面可见淡黄色或黄褐色的斑点或结节。镜下可见胆囊壁内较多淋巴细胞及浆细胞浸润，并可见重度增生纤维化及泡沫细胞，同时伴有富含脂质及胆固醇的黄色肉芽肿结节。

**【影像学表现】**

**1. 超声**　XGC 具有特征性的声像图征象，即胆囊内壁连续、壁内低回声结节，以及病灶内丰富的血流信号；注射超声对比剂后，胆囊壁内病灶的灌注模式为"同进同退"型；超声造影病变可有小灶样无增强区[10]。但当胆囊内伴有结石或胆泥，病变同时伴有周围脏器的侵犯时，常规声像图很难与胆囊的恶性病变相鉴别。

**2. CT**　①胆囊壁局限性增厚，并可见低密度结节。增强扫描动脉期呈环形增强，静脉期缓慢充填。弥漫性增厚的患者增强扫描动脉期表现为典型的"夹心饼干征"，门脉期可见病变内无强化的低密度结节。多结节病例可以表现为分隔或栅栏状改变。②胆囊的黏膜线一般是完整或部分完整的。③团块样增生的患者胆囊腔可明显变窄，但一般不会发生闭塞。④很少见到腹膜后及腹盆腔明显肿大的淋巴结[11]。

**3. MRI**　XGC 的 MRI 表现有一定特征性[12]。①胆囊壁广泛增厚：增厚的胆囊壁呈延迟性强化，强化曲线为缓升缓降型。DWI 序列示增厚的胆囊壁呈稍高信号，但信号强度一般低于胆囊癌患者的明显高信号。②增厚的胆囊壁信号不均匀：增厚的胆囊壁内多伴有小圆形长 $T_1$ 长 $T_2$ 信号，分布规律不定，增强扫描动脉期强化不明显，与明显强化的内外层胆囊壁形成强烈对比，呈现"夹心饼干征"。同一患者胆囊壁内病灶信号有时不一致，$T_2WI$ 可呈稍高信号或明显的高信号，可能是由于病灶进展程度时间不同，新病灶多为炎症或坏死成分，表现为明显的高信号，而老病灶主要为纤维组织及少量泡沫细胞浸润，显示为稍高信号，从而使 MRI 信号有一定差异。新形成的肉芽肿周围还可以见到线状强化；如果肉芽肿数目较多且排列紧密，则增厚的胆囊壁可表现为分隔或栅栏状，也可见多个小病灶融合。③黏膜线完整：在 MRI 上黏膜线是指黏膜层和薄层肌层。XGC 病变主要位于肌层，一般不侵犯黏膜层，因而黏膜层受到肉芽肿的推挤，向内形成和胆囊腔的分界，在软组织分辨率较高的 MRI 图像上可见。④可伴胆囊、胆总管结石：$T_2WI$ 或 MRCP 可见腔内低信号充盈缺损区。⑤周围结构浸润：长期慢性炎症的反复刺激，引起周围组织粘连等炎性改变。⑥严重者可伴胆囊穿孔、肝脓肿、胆囊癌等并发症。

**【诊断要点】**

1. 胆囊壁广泛增厚，信号不均，增强扫描呈"夹心饼干征"。

2. 黏膜线连续。

3. 多伴有胆囊或胆总管结石。

4. 腹膜后及腹盆腔一般无明显肿大淋巴结。

**【鉴别诊断】**

**1. 胆囊癌**　与 XGC 的主要鉴别点：①胆囊癌一般为胆囊壁不均匀增厚，结节状增厚最常见；而 XGC 一般为胆囊壁均匀增厚。②胆囊癌起源于上皮组织，破坏黏膜，增强扫描明显强化，并可见黏膜中断；而 XGC 一般不累及黏膜层，黏膜线连续且内壁光滑。③胆囊癌容易并发肝内及淋巴结转移；而 XGC 一般不出现淋巴结转移。④胆囊癌患者的胆管梗阻征象更常见，且容易直接侵犯肝实质。

**2. 胆囊腺肌症**　XGC 还需与弥漫型胆囊腺肌症相鉴别。弥漫型胆囊腺肌症的胆囊壁虽呈弥漫性增厚，但欠均匀，且通常胆囊腔较小。增强扫描黏膜层和黏膜下肌层明显强化，且强化范围随时间逐渐扩大，与 XGC 典型的"夹心饼干征"不同。胆囊腺肌症罗-阿窦与胆囊腔相通，而 XGC 的黏膜线多完整。

**【研究现状与进展】**

近年来人们对于黄色肉芽肿性胆囊炎的认识逐渐深入，其影像学表现也得到了深入分析。CT 和 MRI 具有相对较高的空间分辨力及软组织分辨力，能够较清晰地显示胆囊黏膜线及病变内软组织组成，黄色肉芽肿性胆囊炎的 CT 及 MRI 的影像学特征分析逐步完善，对该病的诊断及治疗起到了重要作用[9, 11, 12]。然而仍有很多不典型的病变，如病变内无明显的低密度结节、部分黏膜线不完整等，均容易造成影像及临床误诊，仍需大样本资料的进一步分析。

## 四、胆囊结核

**【概述】**

结核病是一种常见病，易累及呼吸、骨骼、泌尿、消化和中枢神经等系统。但是胆系结核的发病率极低，临床上容易误诊。而胆囊内的高碱性环境及胆汁酸对结核分枝杆菌的生长具有抑制作用，因而胆囊结核更为罕见[13]。胆囊结核的发病原因主要是机体抵抗力降低，或胆囊管因结石等原因堵塞后进入胆囊的胆汁减少或缺失，导致结核分枝杆菌感染。

理论上胆囊结核的感染途径有 4 种：①原发综合征早期血行播散；②原发阶段早期血行播散灶因机体抵抗力下降再度活动；③后期血行播散；④邻近病灶直接感染。

胆囊结核常因缺乏典型的临床症状而难于诊断或发生误诊。结核抗体、结核菌素试验（PPD 试验）对肺外结核的诊断有所帮助。

**【病理学表现】**

胆囊结核发病初期的病理表现为胆囊黏膜的充血、水肿，逐步形成结核结节，而后发生结核性溃疡、肉芽肿和纤维化。病变严重时侵及肌层，发生广泛的纤维组织增生甚至瘢痕形成。

**【影像学表现】**

**1. 超声**　胆囊结核的早期超声图像多无明显特殊所见，也可表现为胆囊壁增厚、毛糙，与胆囊炎难以鉴别。在胆囊壁发生结核性溃疡、纤维组织增生以后，可以表现为胆囊壁不均匀增厚或囊内新生物、回声增强、内膜不光整。出现肉芽肿时可表现为胆囊壁肿块，此时需与胆囊癌相鉴别；发生钙化时可有弧形光带。胆囊腔内伴胆泥或组织碎屑时可见漂浮的点状回声[14]。

**2. CT**　胆囊结核 CT 可表现为 3 种类型：①囊壁增厚型，胆囊壁均匀或非均匀增厚，周围可伴环形水肿带；②小结节型，囊壁结节或呈息肉样突入囊腔；③肿块型，囊壁增厚呈肿块样，内可见点状钙化灶及多发低密度区。病变区多为均匀或稍低密度，存在粘连倾向。增强扫描病变区均匀强化，若伴有干酪样坏死，则可表现为不均匀强化。一般可在淋巴引流区域发现特征性的环形强化的结核性淋巴结肿大。

**3. MRI**　胆囊结核可表现为胆囊区的卵圆形异常信号，病灶中央见稍短 $T_1$、长 $T_2$ 的干酪坏死样信号，周围环绕带状短 $T_1$ 短 $T_2$ 的纤维组织增生信号，其外层见半环状稍短 $T_1$ 长 $T_2$ 信号。

**【诊断要点】**

1. 胆囊壁增厚、强化，病变内伴钙化。

2. 超声、CT 发现胆囊结石依附于胆囊壁，但与临床症状不符时应考虑结核钙化的可能。

**【鉴别诊断】**

**1. 胆囊癌**　为恶性肿瘤，病变区胆囊壁不规则增厚、僵硬，胆囊体积多变小，形态失常。病变易累及邻近胆管或肝总管，致肝内胆管梗阻、扩张；并易侵及邻近脏器，发生远隔转移。

**2. 慢性胆囊炎**　好发于中年女性。胆囊壁显示为弥漫性的规则增厚，内壁光整、柔软，黏膜线连续、完整，胆囊大小形态多正常或缩小，少有胆道梗阻的并发症，即使存在梗阻，也多为低位梗阻，且和邻近脏器分界清晰，没有邻近侵犯或转移征象。

**3. 黄色肉芽肿性胆囊炎**　发生位置一般在胆囊壁的肌层，肉芽肿组织将薄层胆囊肌层及黏膜层一起推向胆囊腔，因而患者胆囊黏膜层一般表现完整[15]。影像学特征为胆囊壁内的低密度结节和较完整的胆囊壁黏膜线。

**【研究现状与进展】**

胆囊结核发病率低，误诊率高，报道多为个案分析。

# 五、急性胆管炎

**【概述】**

急性胆管炎是由细菌感染引起的胆道系统的急性炎症。多在胆道梗阻的基础上发生胆汁淤积，继发细菌感染所致。胆道梗阻的原因最常见的是胆管结石，其次是胆道蛔虫、胆管狭窄、肿瘤及胰腺病变等。梗阻部位多位于胆总管下端。

急性胆管炎临床起病急骤，症状为右上腹剧痛、高热，多伴有黄疸，即查科（Charcot）三联征。病情如继续进展，可出现低血压，以及烦躁、意识模糊、昏睡甚至昏迷等神经精神症状，即 Reynold 五联征。最常见的致病菌为大肠埃希菌（31%），其次为肺炎克雷伯菌（17%）、粪肠球菌（17%）和链球菌（17%）。

如果胆道梗阻不能及时解除，感染未被及时控制，急性胆管炎可进展为急性梗阻性化脓性胆管炎（acute obstructive suppurative cholangitis，AOSC），该病病情凶险，可导致多器官功能障碍，是良性胆管性疾病患者的主要死亡原因。其独立危险因素包括年龄大于 70 岁、吸烟及嵌顿性胆系结石等。

**【病理学表现】**

急性胆管炎的病理改变可由其性质、程度、部位和病变数量的演变而发生改变。典型的病理改变是胆管的梗阻和胆管内急性、亚急性或慢性化脓性炎症改变。临床表现为胆总管扩张，管腔内脓性胆汁，管壁炎性增厚。病情进展，可见肝细胞大片坏死，肝内可形成多发性脓肿甚至引起胆道出血。大量细菌和毒素经肝静脉进入体循环则可引起全身的化脓性感染和多脏器损害。左肝管更易发生胆汁引流不畅、结石不易排出的情况，也更易加重感染。由于感染可致肝实质萎缩，所以胆管炎发生时肝左叶更易发生萎缩。

**【影像学表现】**

**1. 超声**　早期或轻症型急性胆管炎超声特异性不佳，进展为化脓性胆管炎时超声直接征象可表现为胆管明显增粗、管壁增厚、回声增强或模糊；管腔内可见密集细小的点状回声或沉积物弱回声；肝内胆管扩张；可同时发生胆囊扩张。

**2. X 线**　在胆管炎中的诊断意义不大，胆管造影可在伴有结石的情况下显示胆道结石，敏感性较高。

经内镜逆行胆胰管造影（ERCP）：将十二指肠镜送入十二指肠降段，在内镜可视条件下找到十二指肠乳头，将造影导管插入十二指肠乳头，逆行注入对比剂，行 X 线摄片以显示胆胰管。这一方法对胆系疾病有较高的敏感性及特异性，是许多胆胰疾病诊断的"金标准"。但由于其为侵入性操作，很少单纯用于诊断，更多情况下应用于诊断与微创治疗相结合。在诊断疾病的同时通过取石、引流脓性胆汁等方法降低胆管内压，起到微创治疗的作用。胆道结石在 ERCP 图像上可显示为圆形、椭圆形、条形及不规则形等多种形态的充盈缺损（图 5-1-5A）。结石有时可随患者体位变动而上下移动，充盈缺损区上方胆管可扩张。如在 ERCP 术中胆管流出脓性胆汁（图 5-1-5B），则可确诊化脓性胆管炎。

**3. CT** ①胆管扩张，呈不对称性或间歇性分布；左肝管较容易发生胆汁引流不畅，结石不易排出的情况，因而更易感染，可致肝实质萎缩。肝内胆管的扩张也常呈不对称性分布或局限性分布，肝左叶更为明显，扩张的胆管可聚集分布。AOSC 时肝内外胆管均明显扩张。②胆管梗阻的位置多位于胆总管下段（图 5-1-6）。胆汁引流不畅致使管内压不断升高，最终导致脓性胆汁淤积。脓性胆汁的 CT 值（20 ～ 50HU）高于一般胆汁。③胆管壁弥漫性均匀增厚，增强可见明显强化（图 5-1-7）。胆管壁的强化程度高于肝实质常提示病变处于急性期。胆管壁水肿及胆汁环绕表现为扩张胆管周围的低密度区。④反复的炎性阻塞性破坏可引起肝实质体积缩小或局限性的肝段萎缩，以左半肝多见。少数患者还可以发生脂肪浸润，CT 表现为平扫肝实质密度减低。如增强扫描出现肝实质局限性或节段性不明显强化，则提示 AOSC 进展。⑤胆管内可见积气表现，也好发生于左半肝。可与胆肠吻合术史、Oddi 括约肌功能不全或产气杆菌感染等有关。⑥肝内脓肿也是本病常见的表现之一。胆管感染过程中胆管周围可有炎症细胞积聚，肝窦内聚集大量中性多核细胞，形成小脓肿。可以单发或多发。⑦常伴有胆管内结石，肝左外叶最为常见。在我国，很多急性胆管炎患者都伴有肝内胆管结石，同时伴有或不伴有肝外胆管结石，说明急性胆管炎的发生与胆管结石互为因果，密切相关。⑧化脓性胆管炎常可见肝内出现异常灌注。⑨可伴有门静脉血栓形成、胆汁性腹膜炎等并发症[16-18]。

**4. MRI** 对软组织分辨率较高，能够评估胆管壁及周围组织受累程度。急性胆管炎 MRI 可表现为胆管扩张、胆管壁增厚，呈长 $T_1$ 长 $T_2$ 信号，增强扫描可见明显强化。进展为化脓性胆管炎或病变累及肝脏发生肝脓肿时，脓液在 DWI 序列呈高信号，结合 ADC 图提示扩散受限，可为较具特征性的表现。增强扫描脓液不强化，肝脓肿周围纤维肉芽组织增生可见环形强化，其余强化特征与 CT 相似。

**【诊断要点】**

1. 胆管扩张，胆管壁弥漫性增厚、强化。

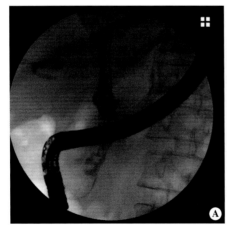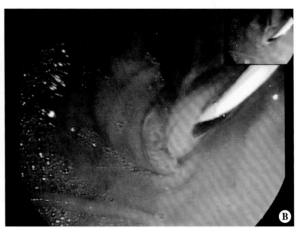

**图 5-1-5 胆总管结石合并胆管炎**

A. ERCP，胆总管内可见充盈缺损及絮状脓液；B. 术中内镜，可见脓性胆汁流出，可诊断为胆总管结石伴感染

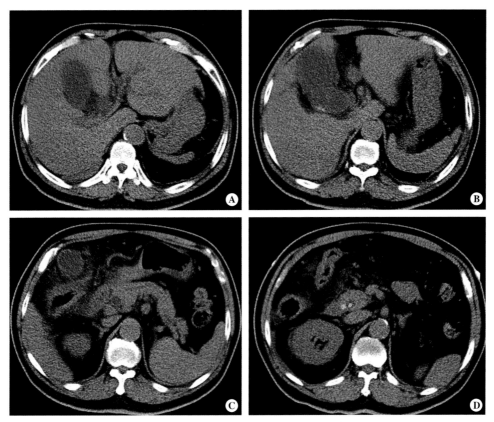

**图 5-1-6　急性胆管炎（1）**

A. CT 示肝内胆管扩张；B. 胆囊体积增大、壁厚，提示合并急性胆囊炎，胆囊内见高密度结石；C. 胆总管扩张、管壁增厚，腹腔内脂肪密度增高，
提示周围有渗出性炎性改变；D. 胆总管末端可见高密度结石

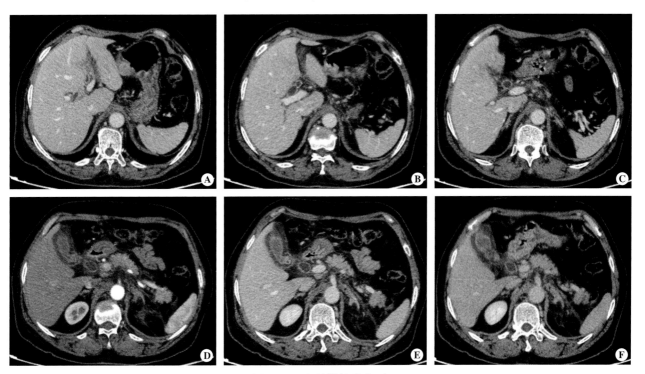

**图 5-1-7　急性胆管炎（2）**

A～C. CT 增强扫描门脉期图像由上而下层面，显示肝内、外胆管扩张，胆管壁弥漫性增厚，扩张胆管周围可见液性低密度区；D～F. 同层增强扫
描动脉期、门脉期及静脉期图像，显示胆总管壁增厚，明显强化，强化程度较肝实质显著，同时示合并胆囊炎

2. 进展为化脓性胆管炎时胆管内可有脓液，CT 值高于胆汁，DWI 和 ADC 图扩散受限。

3. 急性胆管炎临床起病急骤，可见 Charcot 三联征。病情进展可出现 Reynold 五联征。

4. 多伴有胆系结石或其他引起胆道梗阻的情况。

【鉴别诊断】

胆管癌患者胆管壁多呈结节状或软组织肿块样改变，上游胆管显著扩张。MRCP 可见病变区域胆管截断。临床表现为无症状性黄疸较为多见，一般不伴有典型的 Charcot 三联征及 Reynold 五联征。

【研究现状与进展】

**1. 磁共振胰胆管成像（MRCP）**　MRCP 采用重 $T_2$ 加权成像，胆道内相对静止的液体呈明显高信号，而背景组织（包括流动的血液）信号被抑制，从而获取近似各向同性的肝内外胆管的薄层冠状位图像，经三维后处理 - 最大密度投影重组，可以三维立体的方式显示胆道系统空间结构和形态，从而评估胆管内容物及肝内小胆管分支。MRCP 是诊断胆系结石及胆管炎性病变的理想方法[19]。胆系结石在 MRCP 上呈低信号，在高信号胆汁的衬托下，结石极易辨认。MRCP 甚至可以显示 3～4 级胆管内的结石，对外科手术方案的制订具有很大价值。不同类型的胆管炎及胆管癌在 MRCP 上有着不同特征的表现，对于辅助胆系疾病诊断也颇有意义。

**2. MSCT 后处理技术**　MSCT 扫描时间短，空间分辨率高，可以重建各向同性的薄层图像用于三维后处理重组。对于体内有起搏器或金属植入物、不能耐受长时间扫描、不能很好配合呼吸或有幽闭恐惧症的患者来说，MSCT 扫描不失为简便易行的替代检查方法。其中，最小密度投影技术（MinIP）可以将相对低密度的胆管扩张程度三维直观显示，同时还能显示梗阻的位置。曲面重组（CPR）不仅可以显示管腔的扩张程度、狭窄位置，还能显示梗阻原因及胆管壁增厚情况等，对于胆系梗阻性病变的定位及定性诊断有重要价值[20]。

## 六、慢性胆管炎

【概述】

慢性胆管炎多由急性胆管炎迁延遗留发展而来。在急性胆管炎经非手术治疗后，急性炎症虽然得到控制，但病因未得到彻底去除，胆道感染反复发作，即可发展为慢性胆管炎。长时间、反复发作的胆道感染会引起肝的纤维组织增生、肝纤维化及肝内炎性肿块、脓肿等[21]。临床可无明显症状，也可表现为中上腹部不适、腹胀等。急性发作时与急性胆管炎的临床症状相似。

【病理学表现】

慢性胆管炎的病理学表现主要为胆总管的明显扩张，远端胆管壁增厚，胆管内纤维瘢痕组织增生及胆管狭窄。

【影像学表现】

**1. 超声**　慢性胆管炎的超声表现缺乏特异性，可见到以下征象：①胆道扩张，慢性胆管炎合并结石或胆管癌时可发生胆道扩张，肝总管及胆总管管径＞8mm 可视为扩张；②管壁增厚或边缘欠规整；③可伴胆管结石。

**2. X 线**　在慢性胆管炎的诊断中意义不大，胆管造影可显示胆道结石情况。

**3. CT**　①肝内外胆管明显扩张，内有多发结石，是慢性胆管炎最常见和最主要的 CT 表现。结石的密度可以表现为等密度到高密度，结石的形态也可多种多样。慢性胆管炎一般表现为肝内较大的胆管扩张，而分支胆管不扩张或扩张不明显。②肝外胆管壁可见广泛性的不规则增厚，壁厚可达 2～3mm。

**4. MRI**　慢性胆管炎 MRCP 可显示为胆总管及肝管较大范围的不规则扩张，间以节段性狭窄（图 5-1-8）。合并结石时，MRCP 可以显示结石的位置；未合并胆系结石时，管腔内无阻塞性改变。

【诊断要点】

1. 扩张胆管内多伴结石。

2. 一般表现为肝内较大的胆管扩张，小胆管扩张不明显或不扩张。

3. 多有急性胆管炎病史。

【鉴别诊断】

慢性胆管炎需要与胆管癌相鉴别。胆管癌 MRCP 可见病变部位胆管截断，影像学可见胆管壁明显增厚，多＞5mm，可呈结节样或软组织肿块。病变远端胆管显著扩张，而慢性胆管炎小胆管扩张不明显。

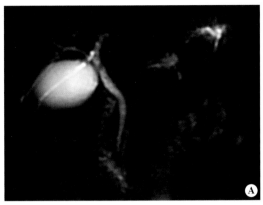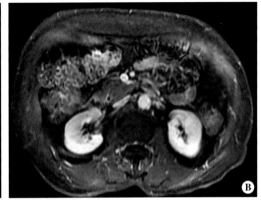

图 5-1-8　慢性胆管炎

A. MRCP 显示胆系胆管略不规则扩张，以胆总管为著，肝内胆管轻度扩张，间以节段性狭窄；B. MRI 增强扫描静脉期，胆总管壁弥漫性环形增厚并强化

【研究现状与进展】

**1. MRCP** 可以较清晰显示 3 ～ 4 级胆管的轻度扩张[19]，对于胆系胆管扩张性病变有较高的分辨率，可以显示小胆管内的结石，以及较小的结石或 X 线阴性结石，对胆系疾病的诊断及治疗有重要意义。

**2. MSCT 后处理技术** MSCT 能在短时间内采集分辨率较高的图像，经 MinIP 及 CPR 技术后处理，获取直观清晰的胆管壁、胆道解剖及胆道系统图像，对于胆管扩张的定位及定性有十分重要的价值。同时，CPR 还可直观显示病灶组织与扩张胆管的关系，并清晰显示病变周围解剖结构，为临床治疗提供指导价值[20, 22]。

# 七、胆管结核

【概述】

胆系结核的发病率极低，临床上极容易被误诊为肿瘤性病变。胆系结核多发生于结核流行地区或免疫力低下者，有文献显示胆系结核更容易影响年轻人[23]。

胆管结核的感染途径包括经动脉途径、经门静脉途径、经淋巴途径，以及周围器官组织的直接蔓延，甚至有经胃肠道逆行感染的可能[24]。因而胆管结核常常伴发肝结核及肠结核。肝外胆管结核可与周围组织粘连形成不规则肿块，甚至形成胆道外瘘。

胆系结核常因缺乏典型临床症状而难于诊断。

胆管结核的临床表现主要是梗阻性黄疸的症状体征，有时可有腹痛、低热、厌食、盗汗及体重减轻等非典型的结核症状。结核抗体、PPD 试验对肺外结核的诊断有帮助。在临床怀疑胆管结核时，应当行抗酸杆菌检测或使用各种方式获取病理诊断。

【病理学表现】

胆管结核大体标本可表现为胆管壁的增厚、溃疡或狭窄。组织病理学主要为干酪样坏死、结核性肉芽肿及非特异性炎症反应、结核性小脓肿等结核性病理改变。

【影像学表现】

**1. 超声** 肝内胆管可有轻度扩张，肝外胆管明显扩张。胆管壁的钙化有提示意义。

**2. X 线** 经内镜逆行胆胰管造影（ERCP）结果有重要参考意义，可见胆道管腔狭长、细小。胆管壁有纵行的条索状结核钙化影。

**3. CT** 可表现为胆管壁的增厚、密度减低。平扫胆管壁伴线样钙化对于胆管结核的诊断有提示意义。增强扫描周边可见强化带，胆系胆管扩张。CT 诊断的特异性较差。在肝十二指肠韧带、胰头周围等处发现肿大的钙化或环状强化的淋巴结等具有特征性结核性淋巴结肿大时，如有胆系梗阻，应排除胆管结核的可能。

**4. MRI** 可表现为病变区域 $T_1WI$、$T_2WI$ 低信号。MRCP 示胆管扩张往往不如肿瘤明显。

【诊断要点】

1. 胆管壁增厚、管腔狭窄。

2. 增厚的管壁伴线样钙化可有一定提示意义。

3. 年轻患者胆管狭窄，但无结石，且肝十二指肠韧带、胰头周围有特征性结核性淋巴结肿大，应考虑结核的可能[25]。

【鉴别诊断】

与胆系结核较易发生于年轻人不同，胆管癌多发生于老年人。一般以梗阻性黄疸为首发临床表现。影像学检查显示病变部位胆管壁增厚，呈实质性占位，病变上游胆管显著扩张。

【研究现状与进展】

胆系结核发病率低，误诊率高，报道多为个案分析。

（于德新　李海鸥　姚　媛）

## 参考文献

[1] Chang WC, Sun Y, Wu EH, et al. CT findings for detecting the presence of gangrenous ischemia in cholecystitis. Am J Roentgenol, 2016, 207（2）: 302-309.

[2] 李洪，张海兵，周柱玉，等. 螺旋CT图像后处理技术诊断坏疽性胆囊炎的应用价值. 医学影像学杂志，2016，26（9）: 1645-1648.

[3] Wasnik AP, Davenport MS, Kaza RK, et al. Diagnostic accuracy of MDCT in differentiating gallbladder cancer from acute and xanthogranulomatous cholecystitis. Clin Imaging, 2018, 50: 223-228.

[4] 卞光利，刘国红，杨陆军. 宝石能谱CT对胆囊炎伴早期微小穿孔的诊断价值. 实用医学影像杂志，2017，18（2）: 114-116.

[5] 中华消化杂志编辑委员会，中国慢性胆囊炎、胆囊结石内科诊疗共识意见（2018年）. 中华消化杂志，2019，39（2）: 73-79.

[6] 赵森，余忠强，夏瑞明. 黄色肉芽肿性胆囊炎影像学特征及误诊原因分析. 医学影像学杂志，2018，28（12）: 2125-2127.

[7] Li H, He D, Lao Q, et al. Clinical value of spectral CT in diagnosis of negative gallstones and common bile duct stones. Abdom Imaging, 2015, 40（6）: 1587-1594.

[8] Chen AL, Liu AL, Wang S, et al. Detection of gallbladder stones by dual-energy spectral computed tomography imaging. World J Gastroenterol, 2015, 21（34）: 9993-9998.

[9] 邱智泉，于勇，罗祥基，等. 胆囊癌与黄色肉芽肿性胆囊炎的鉴别诊断及手术治疗策略. 中华肝胆外科杂志，2017，23（5）: 336-338.

[10] 袁海霞，关佩珊，林乐武，等. 常规超声联合超声造影对黄色肉芽肿性胆囊炎的诊断价值. 中华超声影像学杂志，2019，28（1）: 60-65.

[11] 宁尚峰，廖玲. 黄色肉芽肿性胆囊炎的CT表现. 中国医学影像学杂志，2008，16（4）: 299-300.

[12] 张晓华，陈雀芦，吴侃，等. 黄色肉芽肿性胆囊炎的MRI特点分析. 肝胆胰外科杂志，2019，31（2）: 87-90.

[13] Krishnamurthy G, Singh H, Rajendran J, et al. Gallbladder tuberculosis camouflaging as gallbladder cancer-case series and review focussing on treatment. Ther Adv Infectious Dis, 2016, 3（6）: 152-157.

[14] 宋戈萍，崔玉敏，高兴琳. 胆囊结核的超声表现. 中国超声医学杂志，2001，17（5）: 387.

[15] 张小博，李艳会，马鹏飞，等. 胆囊结核的CT、MRI表现特点分析.

[16] 中国CT和MRI杂志，2018，16（8）: 104-106.

[17] 杨军克. 化脓性胆管炎的CT诊断. 医学影像学杂志，2005，15（5）: 379-381.

[17] Patel NB, Oto A, Thomas S. Multidetector CT of emergent biliary pathologic conditions. RadioGraphics, 2013, 33（7）: 1867-1888.

[18] 唐伟，雷燕，刘芳利，等. MRI鉴别化脓性和非化脓性胆管炎的临床价值. 中国CT和MRI杂志，2018，16（2）: 7-10.

[19] Katabathina VS, Dasyam AK, Dasyam N, et al. Adult bile duct strictures: role of MR imaging and MR cholangiopancreatography in characterization. RadioGraphics, 2014, 34（3）: 565-586.

[20] 梁萍，方华盛，陈更瑞. MSCT的MinIP+CPR技术在胆道梗阻中的应用价值. 中国临床医学影像杂志，2012，23（4）: 256-259.

[21] 曾永毅，黄新辉. 肝胆管结石合并胆道感染的诊断及处理. 中国实用外科杂志，2016，36（3）: 295-298.

[22] 周占文. 多层螺旋CT曲面重建技术在临床胆总管扩张诊断中的使用价值分析. 肝胆外科杂志，2016，24（4）: 282-284，297.

[23] Xia F, Poon RTP, Wang SG, et al. Tuberculosis of pancreas and peripancreatic lymph nodes in immunocompetent patients: experience from China. World J Gastroenterol, 2003, 9: 1361-1364.

[24] 李建水，张肇达，唐勇. 1例肝门胆管结核及临床分析. 消化外科，2005，4（4）: 249，264.

[25] 沈振斌，刘厚宝，王炳生，等. 胆胰部位结核6例分析. 中华肝胆外科杂志，2009，15（9）: 673-675.

# 第二节　寄生虫病

## 一、胆道蛔虫病

【概述】

蛔虫曾是最常见的引起胃肠道寄生性感染的寄生虫之一，但目前胆道蛔虫已少见报道。摄入人体的蛔虫卵在十二指肠孵化后产出的幼虫钻入小肠壁，经血液循环移行至心和肺，再由肺部沿支气管上行至口咽部被吞下回到小肠发育为成虫。蛔虫的成虫长15～50cm，直径3～6mm，一般寄生于小肠中下段，可以在空肠内生活1～2年而无任何临床症状。当蛔虫的寄生环境发生变化，如高热、恶心、呕吐、腹泻和妊娠等时，蛔虫活动性增强，可上行钻入胆道内。绝大多数的蛔虫停留在肝外胆管，极少数会进入肝内胆管或胆囊。

蛔虫经十二指肠乳头进入胆道的过程中会发生机械性刺激，可引起Oddi括约肌收缩或痉挛，从而产生剧痛。腹痛常为突然发生，典型者表现为阵发性剑突下剧烈的"钻顶"样绞痛，并向右肩、腰背部或下腹部放射。疼痛发作后间歇期可表现如正常人，可伴有恶心、呕吐等。体检时腹部体征不明显，与腹痛的剧烈程度不相称，仅有剑突下或偏右的局限性轻度压痛点，没有明显腹肌紧张。如果虫体完全进入胆管甚至胆囊，疼痛反而减轻，但炎症现象体征进一步发展，表现为明显的固定点压痛，并可有肌紧张、反跳痛，伴有发热、寒战或黄疸。虫体可在胆道内导致机械性梗阻，使胆管内压力增高、排空不畅、胆汁淤积，引起胆绞痛、胆囊炎甚至穿孔及坏疽[1]、化脓性胆管炎、胰腺炎、肝脓肿甚至败血症等严重并发症。这些因素的反复刺激甚至可导致胆管癌的发生。蛔虫死后其崩解的组织碎片和虫卵可诱发钙盐沉积，促进胆道结石的形成，加重对机体组织的损伤。

**【影像学表现】**

**1. 超声**　典型胆道蛔虫病（biliary ascariasis，BA）的超声表现为不伴声影的管状回声，可见相对低回声的中心和相对高回声的平行双线状壁。实时声像图显示活体蛔虫的蠕动是确诊依据[2]。B超检查简单易行、经济实惠、可实时成像，为首选的影像学检查方法。但是，由于肠气的干扰可能会影响胆总管中下段的显示。

**2. X 线**　肠道钡剂造影可显示十二指肠乳头处条索状的充盈缺损。

ERCP 可清晰显示胆道内的条状充盈缺损区（图 5-2-1）。透视下有时可见到活体蛔虫的蠕动为确诊依据。ERCP 的优点是在需要时可直接取出蛔虫，兼备诊断和治疗的双重作用。但 ERCP 为侵入性的有创检查，应用时需权衡利弊。

**3. CT**　①肝内胆管扩张，管径可大于 8mm。②沿扩张的胆管内见长条状的平行双线状影，CT值 15～20HU。③胆管内见蜷曲状虫体可资确诊。④偶发蛔虫沿胆囊管进入胆囊，表现为胆囊内的长条状软组织密度影，边缘光滑，中心见沿纵轴走向的略低密度影，为蛔虫原体腔。增强扫描虫体和原体腔均不强化，但有时相比平扫图像虫体形状可发生改变，提示为蛔虫活体。⑤蛔虫死亡后可诱发胆管内结石，有时可见到蛔虫残体形状的胆系结石（图 5-2-2）。⑥极少数状态下，可伴发胆囊穿孔及坏疽。

**4. MRI**　胆道蛔虫在 $T_1WI$ 上表现为条状稍高信号，在 $T_2WI$ 上表现为条状低信号（图 5-2-3）；而活体蛔虫肠道内吞入的液体则表现为低信号中央见线状稍高信号，在分辨率好的图像上能够见到所谓的"三线征"，在横断位（截面）图像上表现为"眼镜征"[2-4]。蛔虫进入胆道前如寄生在肠道内，则可引起肠道改变，影像学表现为肠道积气。

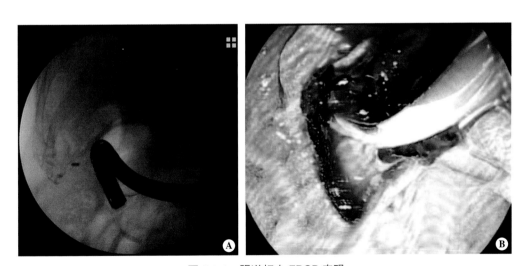

**图 5-2-1**　胆道蛔虫 ERCP 表现

A. ERCP，胆总管上段条状充盈缺损；B. 术中内镜，可见取石气囊取出蛔虫

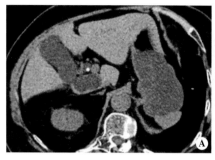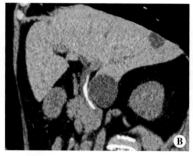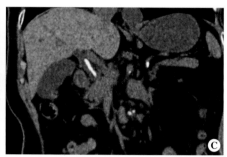

**图 5-2-2  胆道蛔虫 CT 表现**

A～C.CT 平扫横断位（A）、斜矢状面（B）和斜冠状面（C），胆总管略扩张，其内见蛔虫残体形成的条状高密度结石

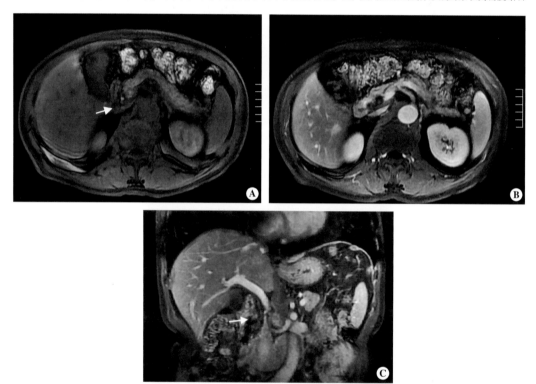

**图 5-2-3  胆道蛔虫 MRI 表现**

A. MRI 平扫（FS-T₁WI），胆总管内点状短 T₁ 信号（箭头）；B. 增强扫描，胆总管内点状短 T₁ 信号强化不明显；C. 增强扫描冠状位图像，胆总管内纵行分布的条状稍高信号（箭头）

【诊断要点】

1. 扩张的胆管内见到蛔虫假体或活体。

2. CT 不同时相、ERCP 或超声见到活体蛔虫蠕动可确诊。

3. MRI 可见胆总管内条状 $T_1$WI 高信号，在分辨率好的图像上可显示"三线征"或"眼镜征"。

【鉴别诊断】

**1. 胆系结石、胆道内沉积物、积气**　胆系结石在 $T_1$WI、$T_2$WI 及 MRCP 上均表现为低信号，呈圆形或椭圆形。胆道沉积物多不定形，很少为条状，$T_1$WI 及 $T_2$WI 多为稍低信号。胆道内气体在 CT 上为极低密度，MRI 上显示 $T_1$WI、$T_2$WI 均为极低的信号缺失区。

**2. 肿瘤**　胆管癌、胆囊癌显示管壁或囊壁不规则增厚，呈结节状或乳头状，为软组织密度 / 信号。MRI 上病变区 $T_1$WI 为稍低信号，$T_2$WI 为稍高信号，DWI 呈高信号，CT 及 MRI 增强扫描可见强化。

【研究现状与进展】

MRCP 利用水成像原理成像。由于胆汁、胰液的流动速度较为缓慢，$T_2$ 弛豫时间较长，故在重 $T_2$WI 上呈高信号，实性脏器和快速流动的血液则呈极低信号或无信号，黑色低信号的周围软组织衬托出高信号的胆道系统，对比更为强烈。故

MRCP 不需对比剂，在生理自然状态下就可无创地直接显示胰胆管的形态和结构，是无创、无辐射地显示胆管及胆囊内蛔虫的可靠检查方法。同时 MRCP 层厚较薄，可行三维重组，立体直观地显示病变。胆道蛔虫在 MRCP 图像上表现为高信号的胆系内条状低信号充盈缺损区。MRCP 可清晰显示蛔虫的位置，以及是否上行到肝内胆管。

## 二、胆道梨形鞭毛虫

### 【概述】

梨形鞭毛虫或称为蓝氏贾第鞭毛虫，主要寄生于人和一些哺乳动物等宿主的十二指肠。自 1919 年 Lyon 在十二指肠引流液中发现蓝氏贾第鞭毛虫后，临床才开始关注研究梨形鞭毛虫在人体的感染及治疗等情况。1923 年出现第一例梨形鞭毛虫致胆囊炎的报道。本病以粪 - 口途径、水源性传播为主要传播途径，多见于儿童和旅游者，主要发生以腹泻为主的急性感染，因而又称为"旅行者腹泻"。在我国梨形鞭毛虫虽然是人体常见的寄生虫，但引起胆系感染的报道少见。

梨形鞭毛虫主要寄生在十二指肠及空肠，寄生于胆囊或胆管者罕见。其临床症状多样，依据寄生部位的不同而不同。大量虫体寄生于胆管或胆囊内时，可引起胆系感染，其临床表现与一般胆道感染相似，患者可有右上腹痛、食欲缺乏等症状。此外，患者还可因为感染引起胆管痉挛而发生剧烈绞痛。多数患者肝脏可有轻度肿大及轻压痛，可能与原虫从十二指肠迁回胆道时带入肠内细菌，引发上行性细菌感染，致肝细胞及间质产生炎症有关。患者肝功能多正常，少数患者可发生轻度黄疸，个别患者可由长期反复严重感染或兼有虫体带入杂菌发生混合感染而导致肝硬化。部分患者可以原虫为核心产生胆系结石。

### 【影像学表现】

本病影像学表现无特异性，与胆囊胆道炎症表现类似[5, 6]。

### 【诊断要点】

1. 检测到滋养体方可确诊。
2. 胆汁中找滋养体诊断率较高。

### 【研究现状与进展】

目前国内已多年未见梨形鞭毛虫引起胆道感染的报道。

## 三、胆道包虫病

### 【概述】

包虫病或棘球蚴病是机体感染棘球属绦虫的幼虫所引起的寄生虫病，主要靶器官为肝脏和肺。寄生于人体的棘球蚴主要是细粒棘球蚴和泡状棘球蚴，以细粒棘球蚴更为常见。包虫病为牧区常见的多发病。临床上胆道包虫病可以分为原发和继发两种类型。单独原发于胆道的包虫病较为少见。继发性的胆道包虫病相对多见，一般是肝囊型包虫病破入胆道所致，是肝包虫病的最常见并发症，发生率可为 5% ~ 15%，本节主要介绍继发性的胆道包虫病。其发病过程主要是肝棘球蚴在肝内的囊性扩张性生长过程中压迫肝组织及其内的血管和胆管，在压力的作用下部分胆管可破入包虫囊内，形成胆管瘘，继发感染导致严重后果[7]。囊内容物也可以通过瘘口进入胆道，从而引起胆道的梗阻和感染症状。临床症状多为上腹痛、黄疸、发热、寒战等胆道的急、慢性梗阻和感染症状，甚至可表现为查科五联征[8]。如果不及时处理，可能进展为急性梗阻性化脓性胆管炎，甚至危及患者生命。

### 【病理学表现】

包虫的外囊常包裹胆管，受包裹的胆管受压、扭曲、萎缩和变性，进而引发胆汁淤积和渗漏。在外力的作用下，破溃开口于囊壁上，即形成胆管包虫囊瘘。包虫子囊可通过增粗的胆管进入肝外胆道，引起胆道的梗阻和感染。

泡状棘球蚴成虫主要寄生于狐、狼等野生食肉动物体内，其次为猫和狗，其中间宿主主要为鼠，人并非适宜的中间宿主。六钩蚴先出现囊泡，再于囊泡周围形成生发层和角质层，生发层外生出芽形成泡球蚴。泡球蚴由许多小囊泡组成，形似葡萄或肺泡样组织。

泡状棘球蚴病变及危害均较细粒棘球蚴病严重。其囊泡外无纤维包膜，与周围组织分界不清。外生性子囊可像癌组织一样向周围浸润、扩散，甚至侵犯血管和淋巴管，造成向脑、肺、心脏等播散[9]。

### 【影像学表现】

**1. 超声**　病变区域胆管明显扩张，其内探及膜状、絮状及团块状回声，并可探及小囊样回声或小团块样及小逗号状回声。其周围胆管壁可光滑。累及胆囊者则可见胆囊内卷曲或条带状回声、不规则弱回声，并可见胆汁淤积。胆道包虫病如继发自肝包虫病，则可在肝脏内看到破裂的包虫囊。破裂的包虫囊显示张力降低，呈椭圆形，壁厚，囊内的点片状碎囊皮强回声可延伸至破入的胆管内。

**2. X 线** X 线检查只在怀疑包虫囊肿破入胆道的病例中寻找病源脏器时有参考意义。对于胆道包虫病来说，X 线检查没有特异性。ERCP 可以在术前进行胆道引流以控制急性期感染及减黄（黄疸），术后对近期及远期并发症进行治疗，是一种不错的辅助治疗方法。但有文献报道，不建议行术前诊断性 ERCP，以防促使胆瘘形成[9]。

**3. CT** 原发性胆道包虫病的 CT 表现特异性差。但一般来说，胆道包虫病多可合并不同程度的胆道梗阻，CT 上可表现为肝内、外胆管扩张，呈树枝状低密度。胆总管内可显示串珠状的低密度影。胆道内密度不仅可降低，也可增高。如为继发性胆道包虫病，则肝内破裂的包虫囊肿在 CT 上多表现为内囊分离，呈双层囊壁"双边征"；如内囊完全分离，则可见"水上浮莲征"或"飘带征"。同时，薄层重组图像可以显示肝内囊性病变与胆管关系密切，局部胆管可显示中断或不清，远端胆管扩张，甚至可见到肝内包虫病变与胆管相通。显示交通性破口可确诊。此外，有研究显示部分肝包虫破入胆道时，可见到包虫囊肿中出现脂肪密度，疑为胆瘘发生后，胆固醇结晶进入病灶所致，但是否为胆道包虫病的特征性表现仍有争议[7]。

**4. MRI** MRCP 可显示 CT 显示不清的细小瘘口。

**【诊断要点】**

1. 包虫病流行区（牧区）生活史。
2. 血清免疫试验阳性。
3. 扩张的胆总管内信号、密度或回声不均，呈膜状、絮状或囊样。
4. 肝包虫病患者伴胆管扩张时应考虑胆道包虫病的可能。看到肝内包虫囊肿与胆道相通的瘘口可确诊继发性胆道包虫病。

**【鉴别诊断】**

**1. 胆道蛔虫病** 蛔虫病在胆道内显示虫体的双线征，多呈弧形或蜷曲状，超声检查如为活虫则可见蠕动征象，是诊断性特征。包虫病在胆道内显示为多层次囊性病变，继发性者囊性病变可与胆道相通。

**2. 化脓性胆管炎** 胆道包虫病也可继发化脓性胆管炎，但其脓液内回声、密度或信号往往不均匀，且可见肝包虫囊肿与胆道相通。在原发性胆道包虫病肝内无病灶时，与化脓性胆管炎有时难于鉴别。

**3. 其他原因导致胆系扩张的情况** 肿瘤致胆管扩张可见胆管壁局限性增厚（胆管癌）、肝门区肿块或淋巴结压迫胆管致胆管扩张，与本病较易鉴别。原发性硬化性胆管炎或其他胆管慢性炎致近端胆管扩张时，需仔细观察扩张的胆管内回声、密度或信号。原发性胆道包虫病往往不均匀，有时可见胆管内的包虫囊或囊壁碎片，再结合病史和血清学检测，也可做出诊断。

**【研究现状与进展】**

**1. 高分辨率 CT 多方位重组** 高分辨率 CT 的空间分辨力较高，重建层厚薄，甚至可达到各方位同性，经多方位、多平面，甚至曲面胆道重组后，可以更清晰更直观地显示胆道及胆道与周围组织的关系，可以多方向观察病变，提高 CT 的诊断价值，能够为临床提供有效的细节以辅助治疗。

**2. MRCP** 与 ERCP 相比，MRCP 为无创性检查，减少了因检查引致胆瘘的风险。且 MRCP 能显示细小胆管，同时也能对较小的胆瘘进行显示。缺点是检查时间长，患者不耐受长时间静止状态或发生呼吸运动伪影的概率较大。

（于德新 李海鸥 韦 平 刘 波）

## 参 考 文 献

[1] Sharma A, Jariwala P, Kaur N. Biliary ascariasis presenting with gangrenous perforation of the gall bladder: report of a case and brief review of literature. Tropical Doctor, 2018, 48（3）: 242-245.

[2] 文宝红，程敬亮，张会霞，等. 胆道蛔虫病的 MRI 及 MRCP 表现. 实用放射学杂志，2012, 28（4）: 554-556.

[3] Ng KK, Wong HF, Kong MS, et al. Biliary ascariasis: CT, MR cholangiopancreatography, and navigator endoscopic appearance—report of a case of acute biliary obstruction. Abdominal Imaging, 1999, 24（5）: 470-472.

[4] Ding ZX, Yuan JH, Chong V, et al. 3T MR cholangiopancreatography appearances of biliary ascariasis. Clinical Radiology, 2011, 66（3）: 275-277.

[5] 罗尧都. 表现胆道炎症为主的7例蓝氏贾第鞭毛虫病临床分析. 广州医药, 1996, 27 (3): 41-42.

[6] 蒋崇南, 陈振依, 韦宗平. 蓝氏贾第鞭毛虫病27例临床分析. 临床消化病杂志, 1989, (3): 118-120.

[7] Pedrosa I, Saíz A, Arrazola J, et al. Hydatid disease: radiologic and pathologic features and complications. RadioGraphics, 2000, 20 (3): 795-817.

[8] 吕生芳, 李纪忠. 胆总管细粒棘球蚴病11例. 中国寄生虫学与寄生虫病杂志, 2000, 18 (3): 185.

[9] 岳平, 孟文勃, 白冰, 等. 内镜逆行胰胆管造影术在肝包虫病胆道并发症治疗中的应用. 中国内镜杂志, 2017, 23 (11): 1-4.

# 第三节　免疫相关胆管炎

## 一、原发性硬化性胆管炎

### 【概述】

原发性硬化性胆管炎 (primary sclerosing cholangitis, PSC) 好发于40岁左右男性, 男女之比约为2：1。临床起病缓慢、病程长, 以慢性进行性黄疸为主要表现, 可表现为皮肤瘙痒、高胆红素血症、谷氨酰胺转移酶及碱性磷酸酶升高。患者一般无上腹部绞痛史, 当合并肝硬化、门脉高压等并发症时可有相应表现。87%的PSC可伴发溃疡性结肠炎, 13%可伴发克罗恩病。部分患者可合并自身免疫性疾病, 如风湿性关节炎、甲状腺炎、自身溶血性贫血、组织细胞病等。

PSC病因不明, 通常认为与免疫、遗传和感染因素相关, 但目前尚无定论。PSC是一种罕见的慢性胆管阻塞性疾病, 它是以肝内外胆管的慢性进行性炎症及纤维化, 最终导致以胆管多段狭窄与扩张交替为特征的病变。80%的病变累及包括胆囊在内的整个胆系, 20%仅局限于肝外胆道。受累的胆管壁增厚、管腔狭窄, 外径变化不大, 内径明显缩小或闭塞。后期可发生胆汁性肝硬化或门静脉高压, 9%～15%合并胆管癌。

临床诊断标准如下: ①淤胆性生化表现, 血清ALP大于2倍正常上限, 持续6个月以上。②炎性肠病病史。③典型胆管造影异常, 肝内和（或）肝外胆管狭窄及串珠样扩张。④肝组织学符合PSC纤维化、缺失性胆管损伤、胆管周围纤维化、胆管减少、胆汁性肝硬化。⑤核周型抗中性粒细胞胞浆抗体 (pANCA) 阳性（非特异性）。

### 【病理学表现】

PSC是以肝内外胆管的慢性纤维化狭窄和闭塞为特征的疾病。肝内外胆管的炎症导致胆管壁黏膜下层和浆膜层纤维样变性增生, 引起胆管慢性纤维性狭窄和闭塞, 最终发展为胆汁性肝硬化和门静脉高压。PSC典型的病理学表现为洋葱皮样的胆管周围纤维化, 伴有内衬上皮的变性和萎缩, 胆管可消失, 被纤维瘢痕组织所代替。PSC在病理上可分为4期。①门管区期: 门管区水肿、炎症, 胆管增生, 但不累及界板。②门管区周围期: 门管区周围纤维化、炎症, 有或无胆管增生, 可有碎屑样坏死。③纤维间隔期: 纤维间隔形成, 桥样坏死。④肝硬化期: 胆汁性肝硬化[1]。

### 【影像学表现】

**1. 超声**　是诊断肝胆疾病最常用和最便捷的方法。80%的PSC患者可有以下超声改变[2]: 肝体积可正常或增大, 光点粗、密集。肝包膜回声断续。肝内2～3级与门静脉伴行的胆管壁增厚, 回声增强, 管腔纤细或显示不清。门静脉分支管壁可增厚, 回声亦增强, 呈炎性改变。胆管的生理弯曲消失, 走行僵直, 管壁厚3～5mm, 回声偏强, 内壁表面不光整、粗糙。部分管腔粗细不均, 呈节段性狭窄, 但其诊断缺乏特异性。

**2. X线**　胆管造影是诊断胆汁淤积性疾病的"金标准", 一般可确诊PSC[1]。其典型表现为多灶性的肝内外胆管节段性狭窄、串珠样扩张、胆管分支数目减少、肝外胆管憩室样突出。肝内胆管狭窄和闭塞导致胆管分支数目减少, 则可表现为"枯枝征"（图5-3-1）。病变可同时累及肝内外胆管, 也可仅累及肝内或肝外胆管。如果为变异型的小胆管PSC, 其累及的胆管内径太小, 胆管造影可显示为正常, 此时只能依靠肝活检进行确诊。ERCP的优势在于可以同时进行诊断与治疗, 可以在胆管造影的同时行导管扩张和支架植入术, 并可进行毛刷细胞学检查或活组织检查, 提供进一步的诊断信息。然而, 3%～8%的患者可能会发生手术并发症。

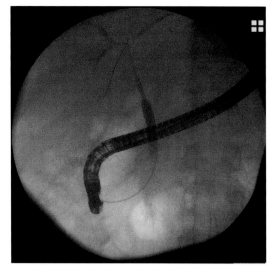

**图 5-3-1 原发性硬化性胆管炎 X 线表现**
胆管多发节段性狭窄，狭窄间胆管扩张；肝内胆管分支减少，呈"枯枝征"

**3. CT** ①病变广泛者，肝内胆管扩张呈不连续性散在分布，可见较长一段胆管（≥4cm）无次级分支，如修剪过的树枝，称为"剪枝征"。

在连续的 CT 扫描层面中，如可见某段扩张的胆管不与其他胆管相连，则高度提示 PSC（图 5-3-2）。②病变局限于肝外胆管者，可见典型的低位梗阻表现，狭窄处胆管壁增厚（3～4mm，一般不超过 5mm）、密度增高，增强扫描可见明显强化。病变区管腔局灶性或弥漫性狭窄，狭窄段以上胆管扩张。该型 PSC 表现不典型，易与其他低位梗阻性病变相混淆。③晚期可合并肝硬化、门静脉高压的表现，还可见肝内胆管钙化。

**4. MRI** ① MRCP 特征性表现为渐进性胆管周围纤维化造成的肝内外胆管多发性狭窄，狭窄段胆管之间可见胆管扩张，形成特征性的胆管"串珠样"表现，亦可见肝内胆管分支减少，呈"剪枝样"改变（图 5-3-3）。②常见病变侵犯全部肝外胆管，狭窄段长短不一。③胆管壁增厚，但厚度一般不超过 5mm，增强后胆管壁强化（图 5-3-4）。④合并肝硬化时，肝内可见再生结节。MRCP 也是 PSC 随访的较好选择。

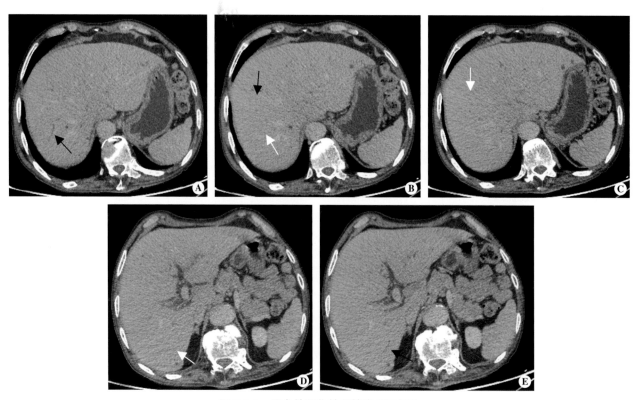

**图 5-3-2 原发性硬化性胆管炎 CT 表现**
A～E. CT 增强扫描静脉期，肝内不连续散在分布的胆管扩张，扩张的胆管（黑箭头）呈节段性分布，其近端胆管狭窄，在 CT 图像上管腔显示不清（白箭头）

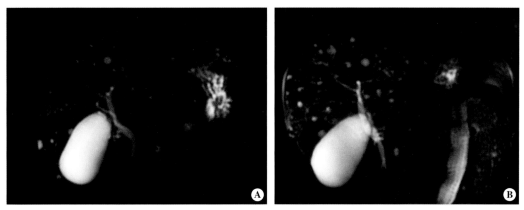

**图 5-3-3　原发性硬化性胆管炎**

A、B. MRCP 不同角度旋转的重组图像，肝内胆管分支稀疏，呈"剪枝样"；管腔狭窄与扩张交替出现，局部呈"串珠样"改变

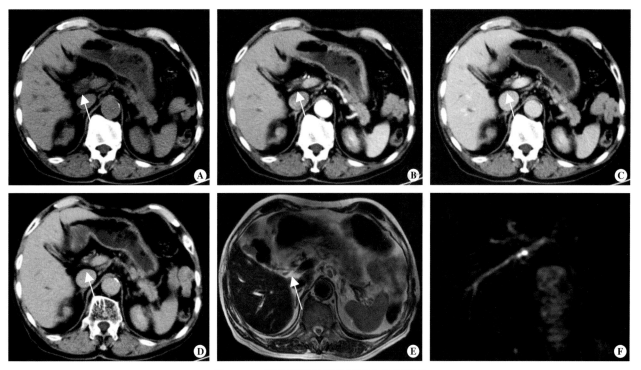

**图 5-3-4　肝外胆管的原发性硬化性胆管炎**

A～D. CT 平扫及三期增强扫描图像；E. MRI T₂WI 示胆总管壁增厚，增强扫描可见增厚的胆管壁强化（白箭头）；F. MRCP 重组图像，肝外胆管狭窄与扩张交替，呈串珠样改变，肝内则表现为肝门区胆管梗阻征象，肝内胆管扩张

**【诊断要点】**

1. 胆管粗细不均，狭窄与扩张并存、交替，表现为"串珠样"、"剪枝征"、跳跃性扩张等影像学征象。

2. 胆管壁增厚、强化，厚度一般不超过 5mm。

3. 可合并肝硬化。

**【鉴别诊断】**

**1. 胆管癌**　病变的上游胆管扩张较明显，呈"软藤征"。病变部位胆管壁不均匀或结节样增厚，厚度常大于 5mm，有时可见肿块。最具特征性的改变是胆总管突然截断，形态不规则。而 PSC 受累的胆管壁边缘光滑，管腔显示为逐渐、匀称的狭窄，多灶性病变和沙漏样胆管变细，相对于胆总管癌来说 PSC 更常见[3]。

**2. 胆总管 IgG4 相关性硬化性胆管炎**　临床表现与慢性胆管炎相似，但其发病机制可能与自身免疫相关。血清学检查可表现为血清 IgG4 明显升高。病理学检查病变区域胆管壁可见 IgG4 阳性浆细胞密集浸润，同时病变区黏膜下可见较为明显的炎症反应。本病常合并其他脏器受累，如 IgG4

相关性自身免疫性胰腺炎等，单纯胆管受累少见。其典型的影像学改变主要包括胆管壁的局限性或多发增厚及相应胆管腔的狭窄[4]。

**【研究现状与进展】**

相对于 ERCP 来说，MRCP 是无创性检查，对患者的身体负担更小，没有并发症。MRCP 可以对大部分 PSC 患者做出准确诊断，敏感性也较高。但对于诊断早期 PSC，以及鉴别 PSC 和肝硬化、胆管癌、Caroli 病和继发性硬化性胆管炎，MRCP 空间分辨力仍稍显不足，有其局限性。对于疑有 PSC 的患者来说，MRCP 结果阳性可以避免 ERCP 侵入性检查，但对于 MRCP 阴性的患者，ERCP 检查仍不可避免[5]。

# 二、自身免疫性胆管炎

**【概述】**

自身免疫性胆管炎（autoimmune cholangitis, AIC）是一种病因不明的慢性肝内胆汁淤积性疾病，具有独特的临床生化及组织学特点。回顾性分析认为它无法归于传统的自身免疫性肝炎、原发性胆汁性肝硬化或原发性硬化性胆管炎，AIC 通常被认为是自身免疫性肝病的一个组成部分，或自身免疫性肝病发展的一个阶段，又被认为是变异的原发性胆汁性胆管炎（primary biliary cholangitis，PBC），变异的自身免疫性肝炎（AIH）、PBC 与 AIH 杂合体的一种[6]。目前对其病种归属仍存在争议。

AIC 发病以老年女性为主，临床可表现为轻度乏力、食欲缺乏等，伴或不伴有瘙痒、黄疸，无典型的肝硬化表现。肝外表现可合并干燥综合征、系统性红斑狼疮、溃疡性结肠炎等。生物化学检查可见碱性磷酸酶（ALP）、γ-谷氨酰转肽酶（γ-GGT）较正常水平升高 2 倍左右，ALT/AST 轻度升高，伴或不伴有轻度胆红素升高；免疫球蛋白 IgM/IgG 一般可轻度升高。2000 年，Czaja 等[7]提出了 AIC 的诊断标准：①抗核抗体（ANA）和（或）平滑肌抗体（SMA）阳性和（或）高丙种球蛋白血症；②有胆汁淤积和肝细胞损伤的生化和（或）组织学特点；③免疫荧光法检测线粒体抗体（AMA）为阴性；④需除外慢性病毒感染、代谢性肝病或中毒性肝病。2008 年国内有文献对其进行了修正，

认为血清自身抗体检测 AMA 可部分为阳性，推测与地理、人种相关[8]。

**【病理学表现】**

组织学检查可见胆管缺失或损伤伴有汇管区的炎症和坏死，胆管周围可见上皮样细胞肉芽肿、细小胆管增生，但未见典型的界面炎、肝细胞内大量的淋巴细胞和浆细胞浸润。免疫学以 ANA 阳性为主，AMA 或 SMA 部分阳性[8]。

**【影像学表现】**

自身免疫性胆管炎的影像学表现特征性不明显，根据病理学推断，应表现为汇管区的炎性病变及远端小胆管扩张，但目前影像学表现相关报道少见，缺乏系统性循证医学证据。

**【研究现状与进展】**

目前对于自身免疫性胆管炎的概念仍存在争议，钱建丹等[9]通过文献回顾发现 AIC 的确切病理机制尚不清楚，目前也无足够的证据证明 AIC 与 PBC 为两种不同的疾病。但是，其总体对熊去氧胆酸（UDCA）治疗应答不佳，联合免疫抑制剂也仅能部分缓解，因而还是认为 AIC 有可能是一组独立的疾病。其病理学机制、影像学及治疗仍需深入研究。

# 三、IgG4 相关性硬化性胆管炎

**【概述】**

IgG4 相关性硬化性胆管炎（IgG4-related sclerosing cholangitis，IgG4-SC）是一种病因不明的硬化性胆管炎。此概念于 2009 年被提出，近年才逐渐被国际医学界广泛认识。其特征表现为血清 IgG4 水平升高，胆管周围纤维组织中大量 IgG4 阳性的浆细胞浸润及闭塞性脉管炎。目前认为 IgG4-SC 是继发性硬化性胆管炎的一种。

IgG4-SC 多发生于中老年男性，男女比例（3～4）：1，多在 50 岁后发病。临床上多以上腹部不适伴梗阻性黄疸就诊，可伴体重下降、非特异性腹痛，少有严重腹痛，可伴有脂肪泻、体重减轻、新发糖尿病等。IgG4-SC 主要累及肝外胆管，尤其是胰腺段胆管，偶尔可累及肝内胆管，有时与肝门部胆管癌难以区分。常合并自身免疫性胰腺炎，很少发生没有合并胰腺病变的情况，也可伴发其他 IgG4 相关性疾病，如 IgG4 相关对称性泪腺炎

和 IgG4 相关腹膜后纤维化等。但其与炎性肠病一般不相关联。如累及其他器官，可有相应表现（如唾液腺肿大等）。血清 IgG4 水平升高（135mg/dl 或更高）是 IgG4-SC 的诊断标准之一，但其特异性不高。该病对激素的治疗反应良好，但容易复发。早期的诊断和治疗可显著改善预后。

2012 年建立 IgG4-SC 临床诊断标准[10, 11]，主要如下：①胆管成像示弥漫或节段性肝内和（或）肝外胆管狭窄、胆管壁增厚。②血液学检查示血清 IgG4 浓度至少为 135mg/dl。③自身免疫性胰腺炎、IgG4 相关性泪腺炎或 IgG4 相关腹膜后纤维化。④组织病理学检查显示：A. 显著淋巴细胞和浆细胞浸润及纤维化；B. IgG4 阳性浆细胞浸润，IgG4 阳性的浆细胞 ≥ 10 个 /HPF；C. 轮辐状纤维化；D. 闭塞性静脉炎。※ 类固醇治疗的有效性（对于不符合上述诊断标准，但又经过特殊检查，如胆道内镜活检和超声内镜引导下细针穿刺病理学检查，排除胰腺或胆管等恶性肿瘤后，使用类固醇治疗有效果）。※※ 不包括 PSC、胰腺或胆管癌等疾病，在难以鉴别其是否为恶性肿瘤的情况下，患者一定不能轻易使用类固醇治疗，而是应转至更专业的医疗机构进行治疗。

满足以下条件可明确诊断：① + ③；① + ② + ④ A，B；④ A，B，C；④ A，B，D。满足以下条件可怀疑诊断：① + ② + 选项 ※。在 ① + ② + 选项 ※※ 的情况下，应考虑其他诊断。

【病理学表现】

IgG4 相关性硬化性胆管炎的主要病理学表现：①明显的淋巴细胞和浆细胞浸润，可形成生发中心。②免疫组化可见 IgG4 阳性浆细胞 > 10 个 /HPF 或 IgG4 阳性细胞 /IgG 阳性细胞 > 40%。③席纹状（轮辐状）纤维化，指梭形的成纤维细胞或肌纤维母细胞由中心向周围呈放射状分布（像轮辐一样），该特征在穿刺样本等局限的活组织检查中较难见到。④闭塞性静脉炎，指静脉的管腔被密集浸润的淋巴浆细胞闭塞。淋巴细胞、浆细胞在静脉管壁及管腔均可见。静脉透壁性炎症浸润伴部分闭塞也是 IgG4 相关疾病的病理学表现，但不伴有炎症浸润的静脉管腔闭塞不是 IgG4 相关疾病的特征[12, 13]。

尽管 IgG4-SC 在胆管周围有密集的炎症反应，但在病理学上胆管上皮一般不受损。一般来说，淋巴细胞和浆细胞占明显优势，但也可出现嗜酸性粒细胞较多的情况。IgG4 阳性浆细胞浸润是该病特征性的组织学表现之一，但仅可见于 25% 的肝活检组织[12]。

【影像学表现】

**1. 超声**　可显示病变区域胆管狭窄及管壁增厚，增厚管壁多为环形，内壁和外壁光滑。非狭窄段胆管壁也可增厚，多可大于 0.8 ～ 1cm。

**2. X 线**　IgG4-SC 的典型胆管造影可显示为弥漫性或节段性的胆管狭窄，狭窄段上游胆管可扩张。狭窄段一般较长，可大于 10mm。根据胆管狭窄的位置及表现，可将 IgG4-SC 分为 4 个类型[10]：Ⅰ 型，远端胆管狭窄，即胆管狭窄仅位于胆总管的下段，此型最为常见；Ⅱ 型，弥漫性肝内、外胆管和胆总管末端狭窄，Ⅱa 型伴狭窄前扩张，Ⅱb 型不伴狭窄前扩张；Ⅲ 型：肝门部胆管和胆总管下段狭窄；Ⅵ 型：仅肝门部胆管狭窄。

**3. CT**　胆管壁局灶性或弥漫性增厚，管腔可狭窄也可不狭窄，少有完全闭塞；管壁的增厚与管腔的狭窄相对独立[14]；增强扫描病变区增厚的管壁呈延迟性强化。

**4. MRI**　MRCP 可显示肝内和（或）肝外胆管扩张、节段性胆管狭窄；较长的狭窄段（> 10mm）胆管上游扩张是 IgG4-SC 的特征性表现。而 MRI 及增强扫描则可显示局灶性或弥漫性增厚的胆管壁呈稍长 $T_2$ 信号，强化方式与 CT 相似。

IgG4-SC 常合并胰腺病灶，即自身免疫性胰腺炎（AIP），CT 可表现为 CT 值降低，MRI 表现为 $T_1WI$ 低信号，$T_2WI$ 高 - 稍高信号，延迟强化，胰周有特征性长 $T_1$ 短 $T_2$ 低信号环。AIP 可分为局灶型、多灶型、弥漫型，其中以弥漫型最为常见，可表现为"腊肠样"外观。

【诊断要点】

1. 弥漫性或节段性胆管狭窄、胆管壁环形均匀增厚，延迟性强化。

2. 血清 IgG4 水平明显升高。

3. 合并自身免疫性胰腺炎或有其他脏器受累。

【鉴别诊断】

**1. 原发性硬化性胆管炎（PSC）**　典型的 IgG4-SC 胆管造影、MRCP 或 CT 重组图像可见节段性的胆管狭窄，胆管壁一般为环形均匀增厚，一般只累及肝外胆管。而 PSC 更常表现为树枝状、串珠样改变，在肝内及肝外胆管广泛分布。

**2. 胆管癌** 胆管癌患者病变区胆管壁多呈偏心性不均匀增厚，常伴结节或肿块形成，若有周围肝实质、血管等组织侵犯证据即可鉴别；胆管癌增强扫描特征为动脉期边缘性中等程度强化，逐渐向中心填充，无典型的延迟强化特征。此外，胆管癌近端胆管壁无明显增厚，而 IgG4-SC 非狭窄段胆管壁仍可增厚，厚度可达 0.8 ~ 1.0cm 及以上。

**3. 胰腺癌** Ⅰ 型及 Ⅲ 型 IgG4-SC 需与胰腺癌相鉴别。胰腺癌一般伴有明显的胰管梗阻及上游胰管扩张，与 IgG4-SC 的胰管往往不连续显示、不出现上游胰管全长显著扩张可资鉴别。

【研究现状与进展】

IgG4-SC 是近十年才被逐渐被认识的疾病，目前仅有典型表现可被认识，误诊时有发生。目前对该病的影像学认识也不完全，国内外文献少有大样本影像学特征分析，多为个案或小样本分析。目前亟须进一步大样本多中心合作研究，进一步取得循证学病例及分析结果，为进一步优化诊断标准及临床治疗方案提供依据。

（于德新 李海鸥 韦 平 刘 波）

## 参 考 文 献

[1] Yimam KK, Bowlus CL. Diagnosis and classification of primary sclerosing cholangitis. Autoimmun Rev, 2014, 13（4/5）: 445-450.

[2] 张帆. 原发性硬化性胆管炎的临床及影像诊断. 罕少疾病杂志, 2004, 11（2）: 23-24.

[3] 杜德坤, 欧志强, 邓志国. 硬化性胆管炎与胆总管癌的影像鉴别诊断. 医学影像学杂志, 2013, 23（12）: 1959-1961.

[4] 陈挺, 李盛, 茹立. 胆总管 IgG4 相关性硬化性胆管炎临床及影像学观察并文献复习. 医学影像学杂志, 2019, 29（1）: 83-86.

[5] Weber C, Kuhlencordt R, Grotelueschen R, et al. Magnetic resonance cholangiopancreatography in the diagnosis of primary sclerosing cholangitis. Endoscopy, 2008, 40（9）: 739-745.

[6] 马安林, 王泰龄. 自身免疫性胆管炎. 中华肝脏病杂志, 2004, 12（11）: 703-704.

[7] Czaja AJ, Carpenter HA, Santrach PJ, et al. Autoimmune cholangitis within the spectrum of autoimmune liver disease. Hepatology, 2000, 31（6）: 1231-1238.

[8] 马安林, 侯俊珍, 徐蒙, 等. 自身免疫性胆管炎与原发性胆汁性肝硬化的临床病理比较. 中国肝脏病杂志（电子版）, 2008, 1（2）: 25-29.

[9] 钱建丹, 王贵强. 自身免疫性胆管炎——抗线粒体抗体阴性原发性胆汁性胆管炎还是独立的疾病？中华肝脏病杂志, 2019, 27（5）: 393-396.

[10] Ohara H, Okazaki K, Tsubouchi H, et al. Clinical diagnositic criteria of IgG4-realted sclerosing cholangitis 2012. J Hepatobiliary Pancreat Sci, 2012, 19（5）: 536-542.

[11] 张侠, 张学彦, 金世柱. IgG4 相关硬化性胆管炎的研究进展. 胃肠病学和肝病学杂志, 2013, 22（3）: 291-294.

[12] 苗琪, 马雄. 临床病理学在自身免疫性肝病诊治中的重要性. 临床肝胆病杂志, 2014, 30（5）: 385-389.

[13] 杨永峰. 免疫球蛋白 G4 相关肝胆疾病的组织病理学特征和病理学诊断. 中华肝脏病杂志, 2018, 26（6）: 404-406.

[14] 李新宇, 朱继业, 黄磊, 等. 局限性 IgG4 相关胆胰疾病的临床分析. 中华普通外科杂志, 2017, 32（2）: 149-152.

# 第四节　嗜酸性胆囊炎

【概述】

嗜酸性胆囊炎（eosinophilic cholecystitis, EC）是一种以大量嗜酸性粒细胞浸润胆囊黏膜及肌层为特征的慢性透壁性的炎症，伴有纤维化、坏死。其病因尚不明确。目前多认为该病为一种变态免疫反应性炎症，可能与哮喘、过敏、自身免疫性疾病、寄生虫及胆道感染、嗜酸性粒细胞综合征、嗜酸细胞性胃肠炎及胆囊结石等因素相关。

嗜酸性胆囊炎于 1949 年首次被报道，为胆囊的少见病，占胆囊炎性病变的 0.25% ~ 6.4%。发病年龄以 25 ~ 64 岁多见，女性为主。其临床症状与急性胆囊炎相似，以右上腹痛为主，可伴墨菲征，并可见肩背部放射痛、恶心、呕吐、发热、食欲下降及黄疸等症状。但其治疗方式却与急性胆囊炎大有不同。EC 需激素或手术治疗，一般的抗感染、抑酸等治疗对其症状改善不显著。实验室检查 EC 可见外周血嗜酸细胞计数增高[1]，这是其具有一定特征性的实验室指标。

【病理学表现】

EC 根据嗜酸性粒细胞浸润的部位不同，临床上分 3 型：黏膜型、肌层型及浆膜型[2]。组织病理学可见胆囊壁黏膜、黏膜下层及肌层大量嗜酸性粒细胞及少量中性粒细胞、淋巴细胞、浆细胞及肥大细胞浸润，不同程度慢性炎症反应及黏膜下水肿。可伴有肌层组织内的局灶性变性、坏死及纤维组织增生[3]。

【影像学表现】

**1. 超声** 表现不明确。

**2. CT** 嗜酸性胆囊炎病变区胆囊壁可表现为

局限性或弥漫性增厚，甚至呈肿块样增厚。平扫病变一般呈等或低密度，增强扫描呈渐进性强化。

**3. MRI**　病变区胆囊壁 $T_1WI$ 呈等或低信号，FS-$T_2WI$ 或 $T_2WI$ 呈稍低信号，可见扩散受限[3]。强化方式与 CT 相似。

【诊断要点】

1. 胆囊壁局限性或弥漫性增厚。

2. 病变区 $T_2WI$ 呈稍低信号，扩散受限，增强扫描呈渐进性强化。

3. 外周血嗜酸细胞计数可增高。

【鉴别诊断】

**1. 急性胆囊炎**　与 EC 均可以右上腹痛、墨菲征阳性为临床特征性表现；前者在常规的抗感染及抑酸治疗后症状可基本控制，而后者经上述治疗症状一般无明显减轻，需经过激素或手术治疗。急性胆囊炎可表现为长 $T_1$ 稍长 $T_2$ 信号，DWI 一般无扩散受限，增强扫描早期明显强化；相邻肝实质可见反应性强化，与 EC 表现不同。此外，EC 的外周血嗜酸细胞计数增高，而急性胆囊炎无增高。

**2. 胆囊癌**　病变区多厚薄不均，并可侵及邻近组织器官；MRI 表现为稍长 $T_1$ 稍长 $T_2$ 信号，可在增强扫描早期明显强化，延迟期密度及信号减低，与 EC 的短 $T_2$ 信号及渐进性强化特点不同。但当胆囊癌表现不典型时，影像学鉴别诊断较为困难，需依靠病理诊断。

【研究现状与进展】

嗜酸性胆囊炎为少见病，国内外报道较少，多为个案报道，或作为嗜酸性粒细胞增多性疾病的亚类进行描述。其影像学表现有一定的特征性，但诊出率较低，仍需进行大样本研究。

（于德新　李海鸥　姚　媛　刘　波）

**参 考 文 献**

[1] 刘香，曹广亚，欧阳雪.嗜酸细胞性胆囊炎1例.临床与实验病理学杂志，2014，30（2）：229-230.

[2] 季瑞芬，刘映霞，胡文娟，等.1例罕见嗜酸性粒细胞性胃肠炎并胆囊炎老年患者的护理.中华现代护理杂志，2008，14（8）：1015.

[3] 王凌，李职跃.嗜酸性胆囊炎的临床病理和CT及MRI分析.实用放射学杂志，2018，34（9）：1393-1396，1442.

# 第六章　胰　　腺

## 第一节　急性胰腺炎

### 【概述】

急性胰腺炎（acute pancreatitis，AP）是指多种病因引起的胰酶提前激活，继以胰腺局部炎症反应为主要特征的疾病，病情严重者可发生全身炎症反应综合征，甚至出现器官功能障碍。急性胰腺炎是临床常见的急腹症之一，病因多为胆系疾病、酗酒、暴饮暴食等[1]。本病多见于成人，女性多见。主要症状多为急性发作的持续性上腹部剧烈疼痛，向背部放射，常伴有腹胀及恶心、呕吐。临床体征轻者仅表现为轻压痛，重者可出现腹膜刺激征、腹水，偶见腰肋部皮下瘀斑征（Grey-Turner征）和脐周皮下瘀斑征（Cullen征）。腹部因液体积聚或假性囊肿形成可触及肿块。可以并发一个或多个脏器功能障碍，也可伴有严重的代谢功能紊乱。实验室检查，血、尿淀粉酶及胰蛋白酶升高。临床上符合以下3项特征中的2项，即可诊断为AP：①与AP相符合的腹痛；②血清淀粉酶和（或）脂肪酶活性至少高于正常上限值3倍；③腹部影像学检查符合AP影像学改变[2]。

### 【病理学表现】

根据修订版Atlanta分类，急性胰腺炎分为间质水肿性胰腺炎（interstitial edematous pancreatitis，IEP）和坏死性胰腺炎（necrotizing pancreatitis）。前者占80%～90%，表现为胰腺肿胀、周围炎性渗出，伴或不伴急性胰周液体积聚（acute peripancreatic fluid collection，APFC）。APFC以小网膜囊及肾旁前间隙多见，若超过4周积液不吸收并形成完整包膜则成为假性囊肿。坏死性胰腺炎表现为胰腺组织内或胰周组织坏死，4周内急性坏死性积聚（acute necrotic collection，ANC），4周以上不吸收并形成完整包膜时，则成为包裹性坏死（walled-off necrosis，WON）（胰内、胰周及复合坏死）。ANC及WON密度不均匀，内可见坏死组织碎屑及脂肪坏死结节，合并感染时病灶内可见气体[3]。

2012年修订的新Atlanta分类标准将急性胰腺炎分为轻症急性胰腺炎（mild acute pancreatitis，MAP）、中重症急性胰腺炎（moderate severe acute pancreatitis，MSAP）和重症急性胰腺炎（severe acute pancreatitis，SAP）3类。轻症急性胰腺炎占AP的多数，不伴有器官衰竭及局部或全身并发症，通常在1～2周恢复，病死率极低。中重症急性胰腺炎伴有一过性（≤48h）的器官功能障碍，早期病死率低，后期如坏死组织合并感染，则病死率增高。重症急性胰腺炎占AP的5%～10%，伴有持续（＞48h）的器官衰竭，早期病死率高，如后期合并感染则病死率更高[4, 5]。

### 【影像学表现】

**1. 超声**　①间质水肿性胰腺炎：胰腺呈弥漫性增大，形态规则，边缘清晰，内部回声减弱，呈低回声，出现较轻的积液；随病情好转上述改变可迅速消失。②坏死性胰腺炎：胰腺体积增大严重，胰腺形态不规则，边缘模糊，呈低回声、强回声或混合回声，积液较为严重[6]。

**2. CT**　①间质水肿性胰腺炎：胰腺局部或弥漫性增大，边缘局部欠清晰，平扫时密度均匀或不均匀，胰腺周围脂肪层模糊，胰周少量积液，肾前筋膜增厚（其增厚的部位与病变部位有关）（图6-1-1A）。增强后胰腺实质均匀强化，无液化坏死区。通常无并发症，10%～20%的病例可无CT阳性表现。APFC表现为胰周无壁均匀的液性密度影；假性囊肿表现为局限性囊状低密度区，囊壁有强化，囊内没有坏死物。②坏死性胰腺炎：胰腺体积明显增大，边缘模糊。胰腺密度改变表现为胰腺整体密度不均匀，水肿的CT值低于正常

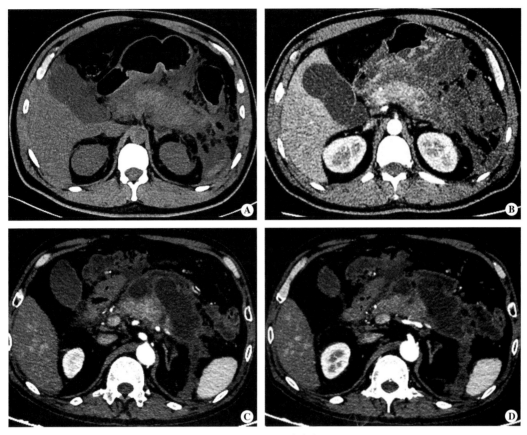

图 6-1-1　急性胰腺炎

A. 间质水肿性胰腺炎，CT 平扫示胰腺体积增大，边缘模糊，胰腺周围可见液性渗出；B. 坏死性胰腺炎，增强 CT 示胰腺内可见多发无强化的低密度坏
死区，周围可见大量渗出影；C、D. 急性坏死性胰腺炎合并 WON，增强 CT 示胰腺周围可见多发包裹性积液，囊壁可见强化，内可见气体密度影

胰腺（40 ~ 50HU），坏死区域的 CT 值低，而出血区域的 CT 值高于正常胰腺，达 50 ~ 70HU，增强后不强化（图 6-1-1B）。ANC 的表现类似 APFC，发病 4 周内的坏死性胰腺炎，其内含有坏死物，可见胰周和胰腺内液体聚集，同时伴有实性成分和脂滴等；WON 表现为增厚的囊壁明显强化（图 6-1-1C），其内如出现气体，则提示为感染性 WON（图 6-1-1D）。

**3. MRI** ①间质水肿性胰腺炎：胰腺体积增大，$T_1WI$ 呈低信号，$T_2WI$ 呈高信号，且信号明显不均匀，胰腺边缘模糊；$T_2WI$ 脂肪抑制序列胰周可见条状或片状异常高信号影（图 6-1-2）。动态增强扫描可见胰腺实质不均匀强化。②坏死性胰腺炎：胰腺体积明显增大，$T_1WI$ 呈低信号，$T_2WI$ 呈明显不均匀高信号，$T_2WI$ 脂肪抑制序列可明确胰渗出液的范围；出血和血性液体在 $T_1WI$ 和 $T_2WI$ 上均表现为较高信号。动态增强扫描可见胰腺不均匀强化，坏死区域无强化，表现为明显的

低信号区。MRI 对判断胰腺炎的并发症 APFC、假性囊肿、ANC 和 WON 的能力优于 CT[7, 8]。

【诊断要点】

1. 胰腺体积增大，边缘模糊。

2. 胰腺密度不均，可见出血、坏死。

3. 胰周脂肪层不清楚。

4. 常合并 APFC、ANC、胰腺假性囊肿、WON 和胰腺脓肿。

【鉴别诊断】

急性胰腺炎需要与胰腺癌相鉴别。胰腺癌肿瘤体积较小时胰腺轮廓无明显改变，肿瘤体积较大时可见胰腺轮廓改变，局灶性凸起或不规则肿物；胰腺癌可引起肝内胆管、胰管、胆总管扩张，从而出现"双管征"；胰腺癌侵犯周围脂肪组织时，导致胰周脂肪层消失；增强可见胰腺内肿瘤呈低密度灶；侵犯门静脉或腔静脉时，可见脉管癌栓。胰腺癌常较早地转移至血管旁、腹膜后及网膜后淋巴结。

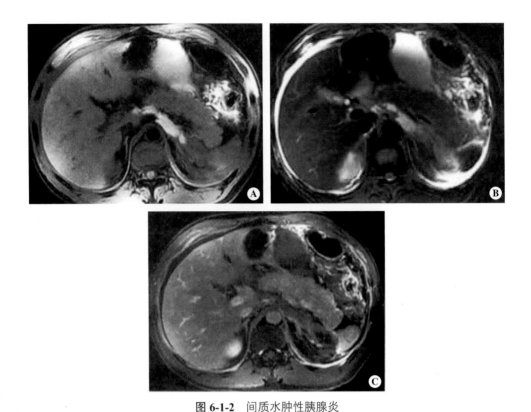

**图 6-1-2　间质水肿性胰腺炎**
A. MRI T$_1$WI 示胰腺肿胀；B. T$_2$WI 示急性胰周液体积聚，腹水均为高信号；C. 增强 T$_1$WI 示胰腺无坏死

**【研究现状与进展】**

**1. MSCT**　其扫描速度快，分辨力高，能够清晰显示胰腺及周边组织，且患者自身情况如脂肪、肠道气体等对诊断结果几乎无影响；三期动态增强扫描能够准确显示病灶坏死、出血等情况。缺点是存在 X 线辐射及对比剂不良反应。

**2. MRI**　其软组织分辨力较高，对于胰腺形态、周边组织等显示较好；对少量 APFC 及 ANC 的显示更清楚，同时对病灶内成分的改变更敏感，MRI 更易发现 ANC 及 WON 中的坏死组织碎屑及少量出血，对患者临床症状的变化及预后也有一定的预测价值[9]。

（于文娟　季　倩　沈　文）

### 参 考 文 献

[1] 王兴鹏，李兆申，袁耀宗，等 . 中国急性胰腺炎诊治指南（2013 年，上海）. 胃肠病学，2013，29（7）：656-660.

[2] 陈旻湖 . 急性胰腺炎的诊断 . 中华消化杂志，2013，33（11）：730-731.

[3] 张文武 . 急性胰腺炎的分级、诊断与治疗 . 中华急诊医学杂志，2014，23（10）：1079-1082.

[4] Bollen TL. Acute pancreatitis：international classification and nomenclature. Clinical Radiology, 2016, 71（2）：121-133.

[5] Weiss FU, Laemmerhirt F, Lerch MM, et al. Etiology and risk factors of acute and chronic pancreatitis. Visc Med, 2019, 35（2）：73-81.

[6] Zerem E, Imamović G, Latić F, et al. Prognostic value of acute fluid collections diagnosed by ultrasound in the early assessment of severity of acute pancreatitis. J Clin Ultrasound, 2013, 41（4）：203-209.

[7] Grassedonio E, Toia P, La Grutta L, et al. Role of computed tomography and magnetic resonance imaging in local complications of acute pancreatitis. Gland Surg, 2019, 8（2）：123-132.

[8] Chatila AT, Bilal M, Guturu P, et al. Evaluation and management of acute pancreatitis. World J Clin Cases, 2019, 7（9）：1006-1020.

[9] 彭红芬，张东友，马志娟，等 . CT、MRI 在急性胰腺炎诊断中的价值对比研究 . 实用医学杂志，2013，29（10）：1649-1651.

## 第二节　慢性胰腺炎

**【概述】**

慢性胰腺炎（chronic pancreatitis，CP）是由各种不同原因引起的胰腺实质弥漫性或局限性炎症，炎症持续发展，可引起胰腺坏死、纤维化、腺泡和胰岛细胞萎缩、消失，导致胰腺组织结构和功能不可逆性损害。常伴有胰腺弥漫性钙化、胰腺导管内结石或假性囊肿形成，并在临床上表现出进行性的内、外分泌功能衰退及多种临床症状，主要表现为反复发作性或持续性腹痛、脂肪泻、消瘦、黄疸、腹部包块和糖尿病等[1]。

【病理学表现】

慢性胰腺炎按其病理变化可分为慢性钙化性胰腺炎、慢性梗阻性胰腺炎和慢性炎症性胰腺炎3类。基本病理变化包括不同程度的腺泡破坏、胰腺间质纤维化、导管扩张、囊肿形成等。不同因素导致的慢性胰腺炎其病理改变类似，但病变程度可轻重不一，这主要取决于病程的长短。病变早期，胰腺可无明显改变。随着疾病的进展，腺体开始肿大、硬化，呈结节状。胰腺被膜可增厚并有隆起的白点，硬化的区域质地变硬如橡皮，当形成局限性肿块时，很难与胰腺癌相鉴别。这种炎性肿块多发生在胰头部，称为肿块型胰腺炎。由于炎症反复发作，局部可有水肿。切面可见各级胰管扭曲、不同程度扩张，管腔内可见结石形成，胰腺实质也可出现斑片状钙化。因胰管的狭窄、梗阻，可形成多发性潴留囊肿，胰腺周围尚可见到大的假性囊肿形成，囊壁附有一些坏死组织。当胰腺逐渐发生萎缩、体积变小时，提示慢性胰腺炎已发展到终末期，此时由于纤维化和钙化胰腺质地变得坚硬，切面呈灰白色，病变区域胰腺小叶结构丧失[2]。

【影像学表现】

1. 超声 可见胰腺轻度增大或变小，轮廓多不规则；胰腺实质回声不均匀增强、增粗；主胰管扩张；实质和胰管内钙化和结石表现为点状或斑片状强回声伴后方声影（图6-2-1）；如有并存假囊肿则呈无回声区。

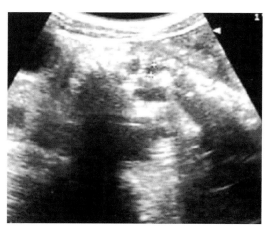

图 6-2-1 慢性胰腺炎超声表现
超声示胰腺内可见多发钙化，胰管扩张

2. X线 ERCP很少应用，主要用于鉴别诊断，但对慢性胰腺炎诊断较敏感，表现为胰管不规则狭窄、扩张和胰管内结石等。

3. CT CT平扫示胰腺大小、形态可正常，弥漫或局限性增大或萎缩，取决于纤维化、炎症反应的程度和范围；胰管内径超过5mm，粗细不均，呈串珠状或管状扩张；常有钙化和结石，呈不规则致密影，沿胰管分布或位于胰腺实质内（图6-2-2）；合并假囊肿时可见边界清楚的囊状水样密度影；胰腺周围可见索条状影，肾周筋膜增厚。增强示胰腺实质可不均匀强化，纤维化区域强化程度减低[3]。

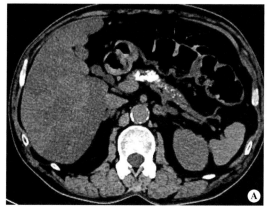
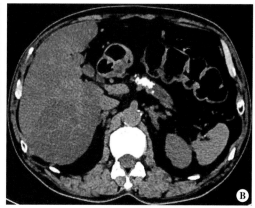

图 6-2-2 慢性胰腺炎CT表现
A. CT平扫示胰腺体积缩小，胰腺内可见多发钙化；B. CT平扫示胰管扩张

**4. MRI**　胰腺大小、形态、胰管及胰周改变均同 CT 检查（图 6-2-3 A）。由于胰腺纤维化，在 $T_1WI$ 和 $T_2WI$ 上均表现为弥漫性或局限性信号减低；扩张胰管和假囊肿表现为 $T_1WI$ 低信号、$T_2WI$ 高信号。钙化是慢性胰腺炎的重要表现（图 6-2-3B），但在 MRI 上难以识别。

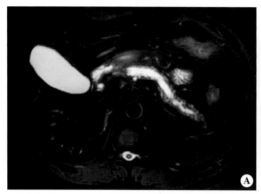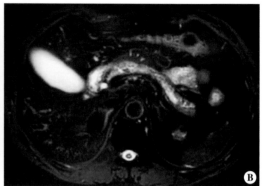

图 6-2-3　慢性胰腺炎 MRI 表现
A. MRI $T_2WI$ 示胰腺体积缩小，胰管扩张；B. $T_2WI$ 示胰腺内低信号钙化影

【诊断要点】

1. 胰腺体积增大或萎缩。

2. 胰管扩张、胰周筋膜增厚。

3. 胰腺多发钙化或结石。

4. 临床主要表现为腹痛、消化不良、脂肪泻、营养不良和糖尿病等。

5. 实验室检查发现不同程度的胰酶反复升高。

【鉴别诊断】

典型慢性胰腺炎诊断较易，当形成局限性肿块时需与胰腺癌鉴别，详见第四节。一般而言，发现钙化、假性囊肿者，炎症病变可能性大；出现肝、腹膜后淋巴结转移多提示恶性病变[4]。

【研究现状与进展】

**1. DWI**　DWI 是基于 MRI 流动效应的一种成像技术。它通过微观水分子流动扩散原理来反映水分子扩散及毛细血管网内血液的微循环情况。胰泌素刺激的 DWI，能通过检测胰腺实质及导管内水分子的变化来评价胰腺外分泌部的功能，从而有助于轻型或早期 CP 的诊断。通过对比注射胰泌素前后的 DWI 图像，可以提供 CP 病理生理改变的相关信息。有研究表明，在有症状的 CP 患者中，通过计算 DWI 的表观扩散系数（apparent diffusion coefficient，ADC）有助于 CP 诊断和分度。

**2. 胰泌素刺激磁共振胰胆管成像**（secretin-enhanced MRCP，S-MRCP）　S-MRCP 原理是在胰泌素刺激下，胰腺分泌含有大量碳酸氢盐的胰液，引起小肠内液体逐渐增加，根据小肠内单位时间液体的改变情况来判断胰腺的外分泌功能。S-MRCP 对慢性胰腺炎异常侧支胰管显示的特异性、敏感性与 ERCP 接近，可用于慢性胰腺炎的早期诊断，并降低 MRCP 假阴性率[5-7]。

（于文娟　季　倩　沈　文）

**参 考 文 献**

[1] Braganza JM，Lee SH，McCloy RF，et al. Chronic pancreatitis. Lancet，2011，377（9772）：1184-1197.

[2] Rzepko R，Jaśkiewicz K，Klimkowska M，et al. Microvascular density in chronic pancreatitis and pancreatic ductal adenocarcinoma. Folia Histochem Cytobiol，2003，41（4）：237-239.

[3] 杨勇，徐健，魏梦绮，等 . 16 例慢性胰腺炎误诊为胰腺癌 CT 征象分析及文献回顾 . 实用放射学杂志，2011，27（1）：76-79.

[4] Wang J，Ma C，Liao Z，et al. Study on chronic pancreatitis and pancreatic cancer using MRS and pancreatic juice samples. World J Gastroenterol，2011，17（16）：2126-2130.

[5] Hellund JC，Storaas T，Gjesdal KI，et al. Magnetic resonance-assisted imaging of slow flow in the pancreatic and common bile duct in healthy volunteers. Acta Radiologica，2007，48（9）：943-947.

[6] Akisik MF，Aisen AM，Sandrasegaran K，et al. Assessment of chronic pancreatitis：utility of diffusion-weighted MR imaging with secretin enhancement. Radiology，2009，250（1）：103-109.

[7] 边云，杨学东，胡良皞，等 . 胰泌素增强磁共振胰胆管造影对 88 例慢性胰腺炎患者胰管评估的价值 . 中华消化杂志，2015，35（10）：682-686.

# 第三节　自身免疫性胰腺炎

【概述】

Sarles 等 1961 年首次报道了一种自发性慢性胰腺炎，以往称为胰腺慢性炎性硬化、自身免疫性慢性胰腺炎、自身免疫相关性胰腺炎、慢性胰腺炎伴主胰管弥漫不规则性狭窄、硬化性胰胆管炎、淋巴浆细胞性胰腺炎、硬化性胰腺炎等。1995 年日本学者 Yoshida 报道了一名 68 岁女性患者，临床表现为梗阻性黄疸、胰腺弥漫性肿大伴胰管不规则狭窄、高免疫性球蛋白血症，自此正式提出自身免疫性胰腺炎的概念。2011 年 Hamano 等提出免疫球蛋白（immunoglobulin，Ig）G4 升高与硬化性胰腺炎的关系。

自身免疫性胰腺炎（autoimmune pancreatitis，AIP）是一种由免疫介导的、以胰腺弥漫性肿大和无胰管扩张为特征的慢性胰腺炎，以淋巴细胞、浆细胞浸润伴有胰腺纤维化及功能障碍为特征，可累及胆管、唾液腺、肾、腹膜后和胰腺外器官[1]。AIP 是一种多系统全身性疾病，以往常误诊为慢性胰腺炎，甚至个别误判为胰腺癌。临床诊断主要依赖于临床表现、实验室检查和影像学检查等，由于临床和实验室检查通常不典型或变异度大，影像学检查有时可起到决定性作用，如影像学拟诊 AIP，对糖皮质激素效果显著，可避免手术治疗。

【病理学表现】

随着对 AIP 认识的不断深入，越来越多的组织学依据将 AIP 分为两类：Ⅰ型 AIP 和Ⅱ型 AIP。Ⅰ型 AIP 为淋巴浆细胞硬化性胰腺炎（LPSP），病理学表现：①主胰腺管周围淋巴浆细胞广泛浸润；②淋巴浆细胞浸润引起闭塞性静脉炎；③编织或旋涡状纤维化；④免疫组化可发现大量的 IgG4 阳性细胞，对类固醇激素治疗敏感。Ⅱ型 AIP 为特发性导管中心性胰腺炎或上皮粒细胞损伤性胰腺炎，该型有时可见大量中性粒细胞浸润，含有少量淋巴浆细胞浸润或嗜酸性粒细胞浸润引起的局部胆管上皮损伤，无明显 IgG4 阳性细胞浸润。

【影像学表现】

**1. 超声**　腹部超声可作为 AIP 的初筛检查，但整体敏感性不高。超声诊断 AIP 的主要征象是低回声的胰腺弥漫性肿大或局部肿块，胰腺周边可有低回声的"包膜样"边缘。最近有文献报道超声造影对 AIP 和胰腺癌的鉴别诊断有帮助。

**2. CT**　常表现为弥漫或局限性均匀增大的胰腺，但以胰头多见。弥漫性 AIP 胰腺常失去正常的"羽毛状"而呈典型"腊肠征"，但近期研究显示其阳性率为 48%[2]。局限性 AIP 的 CT 征象包括：病变区出现低密度或等密度肿块；胰腺周围出现"晕环征"；增强动脉期表现为低密度影，门脉期强化均匀，有些患者出现延迟强化；有些患者出现主胰管和（或）胆总管狭窄，胆道（主要为胆总管下端）不规则狭窄（68% ～ 90%），形成无痛性黄疸，增强胆总管管壁可见强化；无明显血管侵犯征象[3]。胰腺本身强化程度均匀或不均匀下降，呈"雪花状"强化。少见表现为胰腺内或胰周假性囊肿，甚至可见胰腺周围血管受累和胰腺钙化等表现。

**3. MRI**　AIP 的影像诊断 MRI 价值更高，于 $T_1WI$ 呈略低信号（图 6-3-1A），$T_2WI$ 纤维化较轻时表现为稍高信号，纤维化较重时表现为轻度低信号，增强出现延迟强化（图 6-3-1B ～ E）。MRI 比 CT 更能清楚显示"腊肠征"，$T_2WI$ 脂肪抑制序列显示更清晰，表现更典型，即低信号的环状影包绕整个胰腺，颇具特征性（图 6-3-1F）[4]。MRCP 可以显示胰胆管形态，但 ERCP 显示胰胆管较 MRCP 和 CT 等更为准确可靠。

**4. ERCP**　表现为主胰管弥漫性或节段性狭窄，经过激素治疗可恢复；多数患者可见胆管狭窄伴有十二指肠乳头肥大，激素治疗可恢复。

**5. PET/CT**　不仅可以显示胰腺病灶的分布和活动性，还可以发现胰腺外器官的受累情况，并且在激素治疗后 FDG 摄取显著下降或消失。

【诊断要点】

1. 胰腺弥漫性或局限性增大，增强动脉期可见"雪花状"强化，延迟扫描强化程度趋于均匀。

2. 主胰管和（或）胆总管狭窄，管壁可见环形强化。

3. "腊肠征"。

4. 无明显血管、神经侵犯、淋巴结转移。

5. 结合 CT 和 MRI 表现，明确诊断不难。鉴别诊断困难者可行试验性激素治疗。

6. 激素治疗后影像征象可减轻或消失。

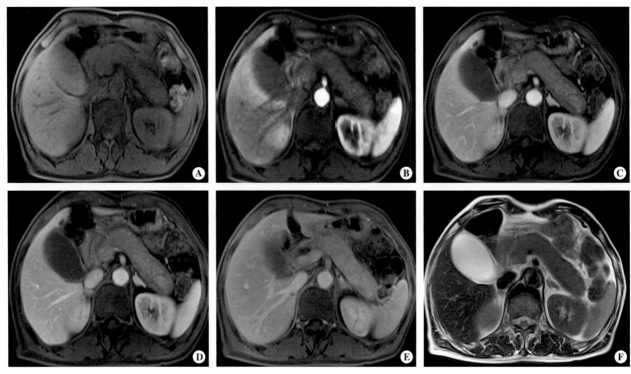

**图 6-3-1 自身免疫性胰腺炎**

MRI T₁WI 脂肪抑制序列（A）、动脉期（B）、门脉期（C）、静脉期（D）、延迟期（E）、T₂WI（F），胰腺弥漫增大，呈"腊肠征"，T₁WI 低信号，T₂WI 呈稍高信号，增强扫描显示延迟强化

**【鉴别诊断】**

**1. 胰腺癌** 胰腺癌临床常伴有剧烈、持续的疼痛，而 AIP 症状相对较轻。胰腺癌常伴有体重减轻和进行性加重性黄疸，而 AIP 没有明显体重改变，且黄疸是波动的，激素治疗后好转。胰腺癌增强后病灶呈不均匀强化，胆总管中断，常见"双管征"。胰腺癌常伴有胰腺周围血管、神经侵犯和淋巴结转移，CA19-9、CA125 常升高。AIP 影像呈均匀延迟强化，主胰管狭窄，可见"导管穿行征"，胰周可有"腊肠征"，胰腺周围血管、神经不受侵犯，无明显淋巴结转移。IgG4 明显升高支持 AIP 的诊断，当临床出现胰腺以外器官，如肺、肾等出现免疫性疾病时应警惕 AIP 的可能。激素治疗敏感也支持 AIP 的诊断。

**2. 急性胰腺炎** Ⅰ型 AIP 影像表现为弥漫性胰腺肿大伴有周围晕环样强化，弥漫性胰管不规则狭窄、多发胰管狭窄不伴有中间或远端胆管扩张。急性胰腺炎胰腺体积增大，轮廓不规则，胰腺密度/信号不均匀，胰周可有液性渗出。

**3. 慢性胰腺炎** 慢性胰腺炎多有胆源性病史和嗜酒史，CT 表现主要有胰腺萎缩，胰管不规则扩张，常有结石和钙化，鉴别诊断不难，但两者

的治疗方法不一样，应尽早诊断。

**4. IgG4 相关性胆管炎（IgG4-SC）** 据报道 60% ～ 80% 的Ⅰ型 AIP 合并有 IgG4-SC，表现为胰腺段胆管狭窄，也可以表现为肝门区到肝外胆管局限性狭窄或肝内胆管狭窄。IgG4-SC 主要好发于中老年男性，胆管造影可见肝内胆管、肝内区到肝外胆管狭窄。

**5. 胰腺淋巴瘤** 表现为胰腺体积增大，形态不规则，与正常胰腺分界不清楚，增强扫描肿块呈轻度强化，同时最有意义的表现是伴有胰周、腹膜后淋巴结肿大。

**【研究现状与进展】**

**1. MRCP** 采用重 T₂ 成像，获取肝内外胆管的薄层冠状位图像，经最大密度投影处理，可以三维立体显示胆道系统的空间形态，是观察胆管和胰管的理想方法。MRCP 可以清楚显示肝内胆管、肝门区胆管和肝外胆管有无狭窄及狭窄程度，也可以观察主胰管有无受压变窄或截断，对于疾病的鉴别诊断有很大帮助。同时也可以应用 MRCP 进行随访，准确判断胆胰管直径，评估临床治疗方案[5]。

**2. MSCT 后处理技术** MSCT 扫描时间短，空间分辨力高，可以各个方向重建，直观显示胰

腺形态、轮廓、与周围组织的关系。其中,最小密度投影技术(MinIP)可以直观显示相对低密度的胆管扩张程度,还能显示梗阻的位置。曲面重组(CPR)不仅能够显示管腔的扩张程度、狭窄位置,还能显示胆管壁增厚等情况。

(姚升娟　季　倩　沈　文)

参 考 文 献

[1] Kawa S, Hamano H, Kiyosawa K. The autoimmune diseases. Amsterdam: Elsevier, 2014: 937-951.

[2] 刘允怡,刘晓欣,李丽,等.自身免疫性胰腺炎与胰腺癌的鉴别诊断.中华消化外科杂志, 2013, 12(2): 96-99.

[3] Suzuki K, Itoh S, Nagasaka T, et al. CT findings in autoimmune pancreatitis: assessment using multiphase contrast-enhanced multisection CT. Clin Radiol, 2010, 65(9): 735-743.

[4] Jesnowski R, Isaksson B, Möhrckea C, et al. *Helicobacter pylori* in autoimmune pancreatitis and pancreatic carcinoma. Pancreatology, 2010, 10(4): 462-466.

[5] 汪建华,王玉涛,马小龙,等.磁共振成像在自身免疫性胰腺炎诊断与鉴别诊断中的价值.中华消化杂志, 2014, 34(4): 260-265.

# 第四节　慢性肿块型胰腺炎

## 【概述】

慢性肿块型胰腺炎是一种特殊类型的慢性胰腺炎,又称为假肿瘤性慢性胰腺炎。因长期慢性炎症导致胰腺实质破坏、小叶间或胰管周围纤维组织增生和慢性炎症细胞浸润而形成炎性肿块。临床及影像学检查表现为胰腺组织局限性肿块,可累及或压迫胰管、胆总管下端,甚至十二指肠。

临床上可表现为上腹痛、梗阻性黄疸、消瘦、体重减轻等,往往难以与胰腺癌相鉴别,导致不必要的手术,增加患者的痛苦与负担[1,2]。

## 【病理学表现】

胰头慢性肿块型胰腺炎占慢性胰腺炎的15%～30%。慢性胰腺炎患者因炎症迁延不愈,胰腺实质萎缩,小叶间或胰管周围纤维组织增生,导管上皮化生、纤维化、萎缩和慢性炎症细胞浸润而形成炎性肿块。肉眼下可见胰头增大,呈结节状,表面凸凹不平,质地轻韧,周围炎性粘连,难与胰头癌相区别。

胰头部炎性肿块的病理学特征为胰腺腺泡细胞减少和纤维结缔组织明显增多,常伴有局灶性坏死、假性囊肿形成、胰头实质钙化、胰头部主胰管狭窄、主胰管结石等病理学改变。另外,胰头部炎性肿块患者常发生胆总管下端狭窄、门静脉压迫和严重的十二指肠肠腔变窄。

## 【影像学表现】

**1. 超声**　表现为胰腺轮廓模糊不规则,实质回声增强,不均质,胰头部低回声光团肿块和(或)胆总管、胰管不同程度扩张,胰腺囊肿、钙化、胰管结石等阳性征象。

**2. X线**　部分患者可见胰腺区域的不规则钙化影、胰管结石影。十二指肠低张造影可见十二指肠肠腔狭窄或十二指肠外压性改变。

**3. CT**　肿块密度均匀,增强后呈等密度或略低密度,边界清晰(图6-4-1),肿块内部可同时伴有囊状低密度影。可出现主胰管及其分支串珠样扩张、胰腺钙化等征象。

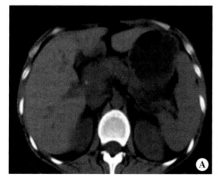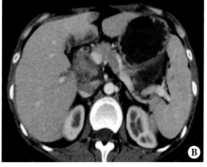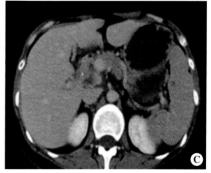

图 6-4-1　胰头肿块型胰腺炎

A. CT平扫示胰头增大,内可见稍低密度肿块影,肿块右侧可见高密度钙化影; B. CT增强扫描动脉期示肿块呈轻度不均匀强化; C. 延迟期示肿块呈进行性强化

**4. MRI** 平扫为 $T_1WI$ 等或稍低信号，$T_2WI$ 稍高或高信号（图 6-4-2A）。胆总管及主胰管不规则或串珠状扩张，胆总管下段逐渐变细、中断并终止于胰头区，不出现"不相交征"（即胆总管和主胰管胰头段因肿瘤侵袭而破坏截断，其残存的胆总管与残留主胰管扩张不相交的现象）。增强表现为动脉期肿块轻度强化（图 6-4-2B），静脉期及延迟期渐进性强化。

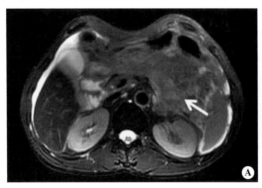 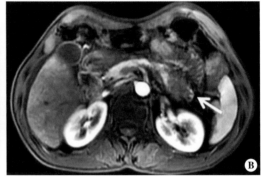

**图 6-4-2 慢性肿块型胰腺炎**

A. MRI 横断位 $T_2WI$ 示病灶位于胰尾，呈均匀性稍高信号；B. MRI 增强扫描，动脉期示病灶轻度均匀强化

## 【诊断要点】

1. 胰管或胰腺实质内钙化。

2. 胰腺萎缩相对较轻。

3. 肾前筋膜增厚和假性囊肿形成。

4. 胰管不规则扩张并贯通病变区域。

5. 临床主要表现为不同程度黄疸及上腹部疼痛，呈持续性或间歇性隐痛，可伴恶心、腹胀，无明显发热，伴或不伴其他部位放射痛。

## 【鉴别诊断】

慢性肿块型胰腺炎需与胰头癌鉴别。①肿块的形态特征：边界不清、散在分布、密度/信号混杂不均的肿块为炎性肿块的可能性大；而边界较清楚、密度/信号较均匀的肿块为胰腺癌的可能性大。②动态增强扫描强化特征：癌灶强化程度较炎性肿块明显降低（胰腺癌为乏血供肿瘤）。③MRCP 胰胆管改变特征：慢性胰腺炎的主胰管多呈不均匀扩张、狭窄，可见胰管穿通征，有时可见假性囊肿及充盈缺损征；胆管扩张者较少，胆总管远端多呈锥形狭窄或正常。而胰腺癌多见"双管征"，胰管多呈光滑连续扩张，并在肿块处突然截断；胆管扩张者较多，胆总管远端常于胰头或钩突水平突然截断；囊肿发生率较低。④胰腺周围组织及大血管的侵犯：胰周大血管增粗、癌栓、被包埋消失，以及病变周围、肝门区、腹腔及腹膜后淋巴结肿大和肝脾转移灶等转移征象仅见于胰腺癌患者[3, 4]。

## 【研究现状与进展】

**1. DWI** 有助于区分慢性肿块型胰腺炎和胰腺癌。慢性肿块型胰腺炎的 ADC 值可能高于或低于胰腺癌的 ADC 值，但炎性肿块的 ADC 值与其余胰腺实质的 ADC 值基本一致，而胰腺癌的 ADC 值低于其余胰腺实质的 ADC 值。

**2. MRS** 是目前唯一能无创检测活体器官和组织代谢、生化并对化合物进行定量分析的技术，能从细胞代谢方面反映局部组织的病理变化情况。病理组织学检查表明，与胰腺癌患者相比，CP 存在更多的纤维组织。因此，CP 和胰腺癌患者胰腺 $^1$H-MRS 所显示的脂质峰差异显著[5-8]。

（于文娟 季 倩 沈 文）

## 参考文献

[1] 韩国武. 13 例胰头部肿块型慢性胰腺炎的 CT 及 MRI 表现. 中国现代医生，2015，53（25）：85-88，92.

[2] 赵玉沛，李秉璐. 胰头肿块型慢性胰腺炎的外科治疗. 肝胆外科杂志，2004，12（2）：87-125.

[3] Punwani S, Gillams AR, Lees WR. Non-invasive quantification of pancreatic exocrine function using secretin-stimulated MRCP. Eur Radiol, 2003, 13: 273-276.

[4] Díte P, Trna J, Novotný I, et al. Chronic pancreatitis in 2011.Vnitr Lek, 2011, 57（11）: 891-896.

[5] 牛翔科，杨涵予，肖应权，等. 扩散加权成像鉴别胰腺癌与肿块型慢性胰腺炎的 Meta 分析. 临床放射学杂志，2015，34（1）：70-74.

[6] Fattahi R, Balci NC, Perman WH, et al. Pancreatic diffusion-weighted imaging（DWI）: Comparison between mass-forming focal pancreatitis（FP）, pancreatic cancer（PC）, and normal pancreas. Magn

Reson Imaging，2009，29（2）：350-356.

[7] Takeuchi M，Matsuzaki K，Kubo H，et al.High-b-value diffu-sion-weighted magnetic resonance imaging of pancreatic cancer and mass-forming chronic pancreatitis：Preliminary results. Acta Radiol，2008，49（4）：383-386.

[8] Huang WC，Sheng J，Chen SY，et al. Differentiation between pan-creatic carcinoma and mass forming chronic pancreatitis：Usefulness of high b value diffusion weighted imaging. Dig Dis，2011，12（5）：401-408.

# 第五节　外伤性胰腺炎

## 【概述】

外伤性胰腺炎在胰腺炎中是比较少见的一个分型，在胰腺损伤后产生，发病率为普通型胰腺炎的 1%～2%，对其进行早期诊断治疗有利于病情转归，有效减少死亡风险[1]。大部分胰腺损伤患者由于早期症状隐匿，当腹部症状较为明显时才给予对应的诊疗措施，极易导致病情延误，从而增加致死风险，对预后产生不良影响[2]。随着医疗技术不断发展，影像学检查在临床中得到广泛应用，且在外伤性胰腺炎患者中具有显著的早期诊断价值，可明显缩短诊疗时间，提高早期治疗的有效性。

## 【病理学表现】

急性胰腺炎是指胰腺及其周围组织被胰酶自身消化而出现的化学性炎症，分为水肿型与坏死型。急性水肿型胰腺炎通常为胰腺出现肿大变硬，发生间质水肿、充血、炎症细胞浸润，有的会存在轻度脂肪坏死，但并无出血情况，由此会持续发展为急性坏死型（包括出血型），主要病理改变为胰腺腺泡坏死、血管坏死性出血、脂肪坏死。

因此，急性坏死型胰腺炎可观察到胰腺及胰腺周围组织坏死，肠系膜、网膜、腹膜脂肪层混浊。

## 【影像学表现】

外伤性胰腺炎的 CT 表现主要为胰腺血肿，密度不均匀，形态欠规则，边界模糊；胰腺形态大且无清晰结构，周围被少量液体环绕（图 6-5-1）。外伤性胰腺炎在出现 1 天后胰腺附近小网膜囊内产生液体，因时间推移会逐渐外溢到盆腔内；在 1 周后胰腺边缘清晰，尾部积液基本吸收，左肾前筋膜增厚，恢复良好。

## 【诊断要点】

观察患者的腹部外伤史，结合实验室检查、CT 检查结果可有效诊断外伤性胰腺炎。CT 检查在一定程度上可对外伤性胰腺炎与普通型胰腺炎进行有效鉴别。经 CT 复查可确定外伤性胰腺炎患者在胰腺损伤后的病情改变，利于增加临床诊断和疗效评估的准确性。

## 【鉴别诊断】

临床上，非外伤性胰腺炎可通过血、尿淀粉酶升高诊断，但是急性重症胰腺炎患者主要靠 CT 检查来明确诊断并判断预后，并可对急性胰腺炎进行分级：A 级，胰腺大小、形态及轮廓无异常；B 级，胰腺局限性或弥漫性肿大、轮廓无异常；C 级，胰腺异常伴胰周渗出性改变；D 级，胰腺坏死、仅有一处胰外积液；E 级，胰腺坏死，有两处以上胰外积液或脓肿。A 级、B 级为轻度胰腺炎，C 级为中度胰腺炎，D 级、E 级为重度胰腺炎。CT 检查还能发现胰腺炎导致的合并症，如假性囊肿、胰周脓肿及胰源性腹水。

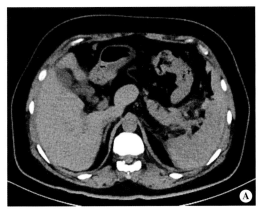 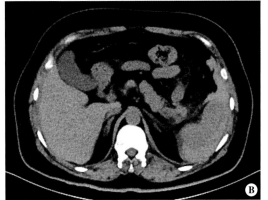

图 6-5-1　外伤性胰腺炎

A、B.CT 平扫示胰腺形态欠规则，密度不均匀，边界模糊，周围环绕少量液体

**【研究现状与进展】**

CT 平扫及增强扫描对外伤性胰腺炎及普通型胰腺炎的鉴别诊断具有重要价值，各种类型胰腺炎临床表现多样。因此，对临床考虑外伤性胰腺炎及普通型胰腺炎患者，需边检查，边诊断，边观察，再次诊断，提高胰腺炎早期诊断率，从而减少并发症及死亡率[3]。

（张　坤　姚升娟　沈　文）

**参 考 文 献**

[1] 宋青，唐杰. 创伤性胰腺炎的诊断与治疗现状. 中华胰腺病杂志，2012, 12（6）：419-422.

[2] Sun Y. The diagnosis and treatment of traumatic pancreatitis. Pancreatology, 2013, 13（4）：S21-S22.

[3] Sheikh F, Fallon S, Bisset G, et al. Image-guided prediction of pseudocyst formation in pediatric pancreatic trauma. Journal of Surgical Research, 2015, 193（2）：513-518.

# 第六节　胰腺炎性假瘤

**【概述】**

胰腺炎性假瘤是一种罕见的炎性增生性、良性肿瘤样病变。最初在肺组织中被发现，还可发生于肠系膜、网膜、腹部脏器、膀胱及眼眶等，发生于胰腺者罕见[1, 2]。其病因尚不完全清楚，通常认为是各种原因导致的炎症反应所致，也有学者认为胰腺炎性假瘤为慢性胰腺炎的特殊类型，但具体原因目前尚无定论[3]。

胰腺炎性假瘤的临床表现多为原因不明的右上腹疼痛及腰背部胀痛等，既往可有肝外胆道梗阻病史，如胰胆管结石嵌顿等[4]。患者可合并内分泌功能障碍等疾病。实验室检查可有淀粉酶、肝功能、血糖异常等。

**【病理学表现】**

胰腺炎性假瘤病理学具有特征性表现，为纤维基质背景的梭形间质细胞、淋巴细胞、单核细胞增生，由嗜酸性粒细胞、淋巴细胞、泡沫样组织细胞、巨细胞、浆细胞等组成炎症细胞。在病变发展的不同阶段，其组织学组成比例不同。

**【影像学表现】**

**1. 超声**　胰腺结节状低回声肿块，发生于胰头时可见胰胆管扩张表现。

**2. CT**　炎性假瘤的 CT 表现多种多样，CT 平扫可表现为等密度或低密度肿块，内部可合并出血或钙化。CT 增强扫描可表现为肿块弥漫性不均匀或均匀的强化，可表现为周边延迟强化或无明显强化（图 6-6-1）。此多种强化形式的表现是由肿瘤内部成分不同所致。当肿瘤合并出血时，CT 平扫表现为高密度影，增强后无明显强化。当肿瘤内部为囊变或坏死时则平扫所见的低密度影始终无强化。当肿瘤内部为纤维组织、部分合并炎症细胞时，则病变表现为延迟强化。

**3. MRI**　胰腺炎性假瘤因含多种组织成分于 MRI 上亦为多种表现，为疾病不同阶段的纤维化及炎症细胞浸润程度不同所致。当肿瘤以纤维化成分为主时 $T_1WI$、$T_2WI$ 均表现为稍低信号影，增强扫描可表现为延迟强化。当肿瘤以炎症细胞及肉芽组织成分为主时，$T_2WI$ 常表现为高信号，增强扫描表现为明显强化。

**【诊断要点】**

1. 不明原因的右上腹疼痛、腰背部胀痛。

2. 胰腺肿块，影像学表现多样，可合并出血或钙化。

3. 可合并内分泌功能障碍、糖尿病等，实验室检查可见淀粉酶、血糖、肝功能异常等表现。

**【鉴别诊断】**

**1. 胰腺癌**　为低强化表现的胰腺占位，合并 CA19-9 升高。胰腺炎性假瘤强化形式多样，一般无 CA19-9 升高。

**2. 胰腺血管平滑肌脂肪瘤**　血管平滑肌脂肪瘤为多种组织成分，可含血管平滑肌、脂肪等软组织成分。当病变内脂肪成分含量较少时难以鉴别，多依赖于病理学诊断。

**3. 炎性肌成纤维细胞瘤**　多依赖于病理学鉴别，组织学可见肌成纤维细胞增殖及慢性炎症细胞渗出。

**4. 血管瘤**　胰腺血管瘤表现为逐渐强化。当血管瘤较小、强化不典型时鉴别困难，多依赖于病理学诊断。

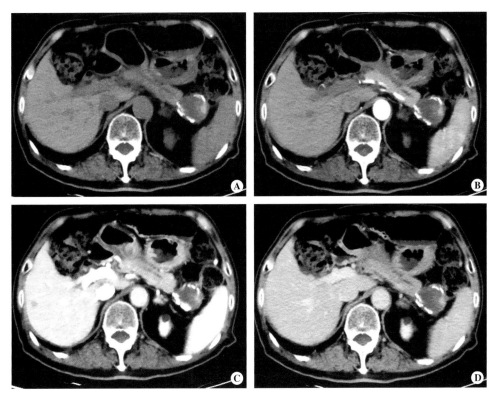

图 6-6-1　胰腺炎性假瘤

A～D. 分别为 CT 平扫、增强动脉期、静脉期及延迟期，患者既往有急性胰腺炎病史，胰尾部可见类圆形肿块影，呈囊实性，以囊性为主，边缘可见条带状钙化，增强各期病变未见强化（图片由武汉大学中南医院 鲁植艳提供）

## 【研究现状与进展】

胰腺炎性假瘤罕见，组织成分多样，无特征性影像学表现，单纯依赖影像学诊断非常困难。有学者调查发现胰腺炎性假瘤可合并胰胆管结石嵌顿，有长期慢性饮酒史、长期高脂血症史等，并可合并内分泌功能障碍、糖尿病等，这对诊断胰腺炎性假瘤有一定的价值。

（张　晨　姚升娟　沈　文）

### 参 考 文 献

[1] 缪飞. 胰腺影像学. 北京：人民卫生出版社，2015.

[2] Patnana M, Sevrukov AB, Elsayes KM, et al. Inflammatory pseudo-tumor: the great mimicker. Am J Roentgenol, 2012, 198（3）: W217-W227.

[3] Lalwani N, Mannelli L, Ganeshan DM, et al. Uncommon pancreatic tumors and pseudotumors. Abdom Imaging, 2015, 40（1）: 167-180.

[4] Adsay NV, Basturk O, Klimstra DS, et al. Pancreatic pseudotumors: non-neoplastic solid lesions of the pancreas that clinically mimic pancreas cancer. Semin Diagn Pathol, 2004, 21（4）: 260-267.

# 第七节　十二指肠旁胰腺炎

## 【概述】

十二指肠旁胰腺炎（pamduodenal pancreatitis, PP）是一种在十二指肠降部肠壁内及周围发生的炎性纤维化病变，合并不同程度的胰十二指肠沟及胰腺受累[1]。以往"沟槽状胰腺炎"一词应用较多，沟槽即胰头、十二指肠和胆总管下段之间的区域，国际上近些年倾向于用"十二指肠旁胰腺炎"代替"沟槽状胰腺炎"[2]。十二指肠旁胰腺炎相对少见，其典型临床表现包括十二指肠肠壁增厚、胰头周围淋巴结肿大、胰胆管扩张等，有时类似恶性肿瘤的临床表现[3]。

## 【影像学表现】

对于急腹症患者，CT 以其扫描快速、密度分辨率高的特点成为临床医师的首选。本病 CT 平扫显示十二指肠管壁不同程度增厚，管腔狭窄，十二指肠及胰头周缘见液性渗出，伴或不伴有胰头水肿，部分胆总管扩张，右肾前筋膜增厚；增强扫描十二指肠管壁呈渐进性、不均匀强化（图6-7-1）。MRI作为CT的补充非常必要，软组织分辨率高，能够更清晰地显示十二指肠管壁增厚程度，病变周围液性渗出，胰管、胆总管扩张程度及十二指肠乳头情况。

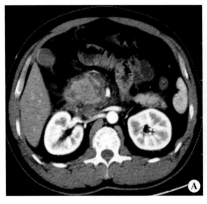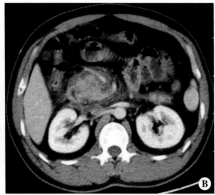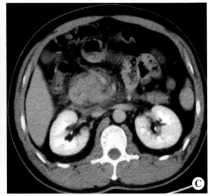

**图6-7-1　十二指肠旁胰腺炎**

A～C. 分别为CT增强动脉期、静脉期及延迟期，胰头部可见团块状软组织密度影，渐进性强化，周围可见明显渗出。经内镜胆管镜确诊为十二指肠旁胰腺炎；胰头肿大淋巴结（图片由哈尔滨医科大学附属第二医院　姜慧杰提供）

**【诊断要点】**

1. 十二指肠狭窄、肠壁增厚和瘢痕化，十二指肠壁可见多发囊肿。

2. 囊肿或炎性纤维组织可能挤压十二指肠周围区域，包括胆总管下段或主胰管。

3. 胰周多发淋巴结肿大。

4. 早期胰头通常正常，随着疾病进展，纤维瘢痕可影响整个胰头部。

**【鉴别诊断】**

以十二指肠管壁增厚明显为特征的胰头炎需与非肿块型十二指肠占位、十二指肠炎相鉴别。十二指肠占位性病变病程相对较长，长期上腹部不适，大多会出现相应消化道症状，如胃部及上段十二指肠潴留，进餐后加重，间歇性黑便等，病灶侵袭周围组织致疼痛明显；CT检查平扫示十二指肠见软组织肿块影，增强时病灶明显强化，迅速廓清；MRI检查 $T_1WI$ 等信号，$T_2WI$ 等信号或稍高信号，增强时明显强化；胃镜检查黏膜见不规则隆起、巨大溃疡等，触之易出血。

十二指肠炎患者可有类似慢性胃炎的症状，如上腹部疼痛、胀满、反酸、嗳气，也可有类似消化性溃疡的症状，表现为周期性与规律性的上腹痛，进食及解痉药可缓解；CT及MRI无明显特征性表现，显示十二指肠管壁增厚，管腔略狭窄，增强扫描不均匀、渐进性强化；胃镜检查显示黏膜充血、水肿、反光增强、糜烂、出血、红白相间、粗糙颗粒样改变等；实验室检查，部分十二指肠炎可检出幽门螺杆菌。

**【研究现状与进展】**

十二指肠旁胰腺炎是一种少见的以累及十二指肠为主的慢性炎症性疾病，伴或不伴有胰腺受累。十二指肠旁胰腺炎确诊依赖于病理，影像学检查对于诊断与鉴别诊断十分重要。在充分排除恶性病变的基础上，应首选保守治疗及内镜治疗，减少不必要的手术，特别是初治的或症状较轻的患者。治疗后应密切随诊评估治疗效果并观察有无复发[4]。

（张　坤　姚升娟　沈　文）

**参 考 文 献**

[1] Kager LM, Lekkerkerker SJ, Arvanitakis M, et al. Outcomes after conservative, endoscopic, and surgical treatment of groove pancreatitis: a systematic review. J Clin Gastroenterol, 2017, 51（8）: 749-754.

[2] 孔凡扬，毕书祝，李国斌，等. 沟槽状胰腺炎一例并文献复习. 中华胰腺病杂志，2014，14（5）: 342-343.

[3] 宋艳君，李如源，刘建伟，等. 沟槽状胰腺炎一例. 中华胰腺病杂志，2018，18（1）: 56.

[4] Ray S, Ghatak S, Misra D, et al. Groove pancreatitis: report of three cases with brief review of literature. Indian J Surg, 2017, 79（4）: 344-348.

# 第八节　重症坏死性胰腺炎及胰腺脓肿

## 【概述】

重症坏死性胰腺炎及胰腺脓肿（pancreatic abscess，PA）是重症急性胰腺炎（severe acute pancreatitis，SAP）最严重的并发症，发生率约为5%。PA患者的临床表现各异，感染征象是常见的临床表现。SAP患者如出现败血症表现而无其他原因可寻（尤其是疾病进展至第4～6周）时，则高度提示PA。通常患者表现为症状和体征发生改变和加剧，如发热、持续性心动过速、呼吸加快、胃肠道症状、肠麻痹、腹痛加剧、白细胞总数升高、肝肾功能异常等，体格检查显示上腹部或全腹压痛，可触及包块，腹部痛性包块是PA最具价值的诊断体征[1]。

## 【病理学表现】

重症坏死性胰腺炎主要病理过程为胰腺肿大变硬，腺泡及脂肪组织坏死，血管出血坏死。肉眼可见胰腺有灰白色或黄色斑块状脂肪坏死灶，常累及周围组织，病程长者可并发脓肿。可分为3种类型，即独立胰周坏死、独立胰腺坏死和混合型坏死（同时存在胰周坏死和胰腺坏死）。

## 【影像学表现】

**1. 超声**　胰腺明显肿大，实质出现不均匀的低回声和增强回声的区域，胰腺边缘、包膜连续性中断，胰周探及液性暗区，腹水明显。

**2. CT**　胰腺体积增大，胰腺边缘模糊。胰腺整体密度不均匀，出血灶高于正常胰腺组织，可为灶性点、片状散在出血或弥漫性出血，增强后坏死区为无强化低密度影。脓肿表现为增厚的囊壁明显强化，其内可见气泡征（图6-8-1）[2]。

**3. MRI**　胰腺肿大，$T_1WI$呈稍低信号，$T_2WI$呈稍高信号，DWI呈高信号，ADC图呈低信号，坏死性包裹则囊壁厚薄不均，可见分隔，囊内容物信号混杂，但均无壁结节和实性成分。

## 【诊断要点】

1. 胰腺体积增大，胰腺边缘模糊。
2. 胰腺密度不均，可见出血、坏死。
3. 临床表现有上腹部持续性或阵发性疼痛、腹胀、恶心、呕吐、发热等。

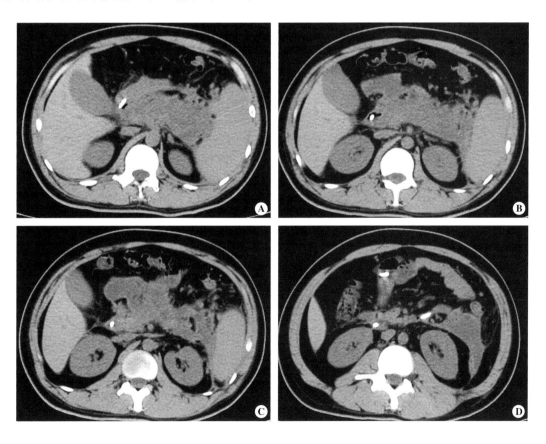

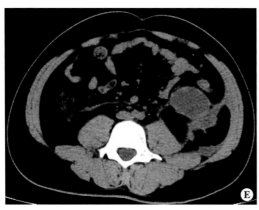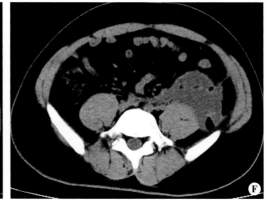

**图 6-8-1  重症坏死性胰腺炎**

A～F 分别为连续层面 CT 平扫图像，胰腺体积增大，胰腺边缘模糊。胰腺整体密度不均匀，可见散在点状高密度出血灶和散在片状低密度坏死区，内可见气体密度影（图片由南京市第二医院 许传军提供）

4. 实验室检查可见血尿淀粉酶明显升高、白细胞总数升高、胰蛋白酶升高、血糖升高、血清生化异常。

5. 囊壁增厚，可见气体。

【鉴别诊断】

重症坏死性胰腺炎及胰腺脓肿为 SAP 最严重的局部并发症，要与 SAP 的其他局部并发症相鉴别，包括急性胰周液体积聚和急性胰腺假性囊肿。急性胰周液体积聚多发生在胰腺炎早期，CT 下可见无明显囊壁包裹的急性液体积聚，多数会自行吸收，少数可发展为胰腺脓肿或急性胰腺假性囊肿。急性胰腺假性囊肿为纤维组织或肉芽囊壁包裹的胰液积聚，有完整非上皮性包膜包裹的液体积聚，不包含胰腺和胰周坏死组织，多在 SAP 起病 4 周后形成，可通过 CT 确诊，病灶呈圆形或椭圆形，囊壁清晰。

【研究现状与进展】

双能 CT（dual-energy CT，DECT）是延伸于常规单能量 CT 的一项新技术，它能提供一系列衍生图像，从而将胰腺病变显示得更加清楚。与单纯 120kV 门脉期图像相比较，有研究显示，120kV 门脉期图像结合碘图不仅能提高对急性胰腺炎早期坏死灶诊断的主观判断能力，还能敏感地显示胰腺实质的缺血区域，具有较高的临床诊断价值，为临床医师对胰腺坏死的诊治提供较为可靠的依据[3-5]。

（于文娟  季  倩  沈  文）

**参 考 文 献**

[1] 陈旻湖. 急性胰腺炎的诊断. 中华消化杂志, 2013, 33 (11): 730-731.

[2] 王廷昱, 陈晶, 陈奋, 等. 螺旋 CT 在急性胰腺炎诊断中的应用价值. 中国 CT 和 MRI 杂志, 2004, 2 (2): 39-42.

[3] Brown CL, Hartman RP, Dzyubak OP, et al. Dual-energy CT iodine overlay technique for characterization of renal masses as cyst or solid: a phantom feasibility study. European Radiology, 2009, 19 (5): 1289-1295.

[4] Tsuji Y, Takahashi N, Fletcher JG, et al. Subtraction color map of contrast-enhanced and unenhanced CT for the prediction of pancreatic necrosis in early stage of acute pancreatitis. Am J Roentgenol, 2014, 202 (4): W349-W356.

[5] Bruennler T, Hamer OW, Lang S, et al. Outcome in a large unselected series of patients with acute pancreatitis. Hepato-gastroenterology, 2009, 56 (91-92): 871-876.

# 第九节  胰腺结节病

【概述】

结节病是指多系统非干酪性肉芽肿疾病，是一种慢性病。其发病原因未知，可累及任何器官，但是最常发生在肺（90%）、淋巴结（75%）、眼（25%）和皮肤（25%），中青年好发，发病年龄为 20～40 岁[1, 2]。

胰腺结节病少见，单系统仅累及胰腺者更为罕见，常表现为胰腺实质内孤立性肿块或弥漫性硬化结节，临床症状不明显，可表现为非特异性腹痛、胰腺炎、胰腺导管梗阻、胆汁淤积引起的黄疸等。

**【病理学表现】**

结节病结节由大量上皮样细胞、少量淋巴细胞和浆细胞组成。结节内有小血管，因此很少有坏死，或只偶见轻度坏死。结节内可见多核巨细胞，巨细胞内偶见包涵体，称肖曼小体，为圆形、卵圆形，层板样结构，伊红染色阳性，也可游离于巨细胞外，周围可钙化，呈深蓝色，有时见星形小体，大小不一，呈星状，位于巨细胞一侧。用磷钨酸苏木素染色，星形小体中心被染成褐红色，放射状结构被染成蓝色。

**【影像学表现】**

**1. 超声**　胰腺实质内中等回声孤立单发肿块或弥漫性结节，边界清楚。

**2. CT**　无特异性，单发者表现为胰头低密度肿块，均匀，边界清，胆总管扩张或变窄，有或无胰管扩张，常伴邻近淋巴结肿大。多发者表现为胰腺散在多发低密度结节，分布均匀，边界清，强化程度均匀。

**3. MRI**　单发或多发，边界清，$T_1WI$呈低信号，$T_2WI$呈稍高信号，增强动脉期病变强化程度低于邻近胰腺实质，静脉期及延迟期呈延迟强化，强化程度与邻近胰腺组织一致、均匀[3]。

**【诊断要点】**

1. 胰腺单发或多发、均一、低密度结节。

2. 增强扫描显示动脉期轻度均匀强化，强化程度低于邻近胰腺实质，延迟期呈等密度信号。

3. 合并肺、淋巴结等部位病变[4, 5]。

**【鉴别诊断】**

单发病变好发胰头部，常与胰腺癌不能明确鉴别，而多发病变需要与无功能神经内分泌肿瘤、转移瘤、淋巴瘤等相鉴别。无功能神经内分泌肿瘤为富血供肿块，与本病不符；转移瘤通常有原发肿瘤病史，结合患者病史通常可做出鉴别诊断；淋巴瘤会伴有腹膜后邻近淋巴结肿大、融合等；怀疑胰腺结节病者可采用类固醇治疗，治疗后病变减小或消失可帮助诊断。

**【研究现状与进展】**

胰腺结节病发病率低，诊断困难，报道多为个案分析。

（赵玉娇　刘丽华　沈　文）

**参 考 文 献**

[1] Zambrana F，Antúnez A，García-Mata J，et al. Sarcoidosis as a diag-nostic pitfall of pancreatic cancer. Clin Transl Oncol，2009，11（6）：396-398.

[2] Shukla M，Hassan MF，Toor V，et al. Symptomatic pancreatic sar-coidosis. Case report and review of literature. JOP，2007，8（6）：770-774.

[3] Baroni RH，Pedrosa I，Tavernaraki E，et al. Pancreatic sarcoidosis：MRI features. J Magn Reson Imaging，2004，20（5）：889-893.

[4] Harder H，Büchler MW，Fröhlich B，et al. Extrapulmonary sarcoid-osis of liver and pancreas：A case report and review of literature. World J Gastroenterol，2007，13（17）：2504-2509.

[5] 刘小琴，丁晶晶，张英为，等. 94例结节病临床影像及病理特征分析. 临床肺科杂志，2019，24（3）：487-490.

# 第十节　胰腺及胰周结核

**【概述】**

结核分枝杆菌感染胰腺的主要途径为淋巴及血源播散，或由邻近脏器结核直接蔓延引起，孤立性胰腺结核罕见[1, 2]。近年来关于胰腺结核的报道有所增加，确诊前多被误诊为胰腺肿瘤、胰腺炎等。本病发病年龄较轻，24～48岁多见，男女发病率相近，部分研究表明成年女性居多。多发生于结核流行地区或免疫力低下者[3]。可不伴活动性肺结核，缺乏典型结核中毒症状，可有腹痛、体重下降、发热、黄疸、腹胀、恶心、呕吐、盗汗、乏力等非特异性临床表现。实验室检查可见红细胞沉降率增快，多数病例PPD阳性，偶见CA19-9、胆红素、淀粉酶增高。确诊主要依据病理组织学和结核分枝杆菌的细菌学证据。抗结核药物治疗有效，部分剖腹探查病例、形成结核性脓肿或结核性腹膜炎、空肠瘘或肠道、胆道梗阻者，可辅以病灶引流、局部病变切除和胰十二指肠切除等手术治疗。

**【病理学表现】**

组织病理学和结核分枝杆菌的细菌学证据为主要的确诊依据。组织病理学可见干酪样坏死或干酪样肉芽肿（朗格汉斯细胞）形成，多数病例伴发胰腺周围淋巴结结核。病灶穿刺活检常为炎性病变，抗酸杆菌阴性，但细菌培养多为阳性。病灶中心为缺乏血供的干酪样坏死物质，周围为富含血供的肉芽组织，其为胰腺结核呈"蜂窝状"或"多房样"征象、胰周及腹腔淋巴结肿大并环形强化的影像学表现形成机制[4]。

**【影像学表现】**

**1. 超声**　根据结节的内部回声可分为实性结

节、囊实性结节。前者表现为低回声，形态不规则，边界可清晰，内部回声不均匀；后者表现为混合回声，形态不规则，边界可清晰，部分结节内无回声区内透声差。结节内可见点状强回声。超声造影表现为边缘环状高增强，内部无增强或分隔样增强；部分结节边缘无环状高增强，内部为不均匀增强[5]。

**2. CT** 胰腺结核病灶通常位于胰体或头部，CT平扫呈等密度或略低密度，CT值25～33HU，密度均匀或不均匀。病灶内可见水样低密度，边界欠清。增强扫描呈轻中度强化、边缘环形强化，CT值45～60HU，强化程度均低于正常胰腺组织。有学者根据影像学表现将其分为3型。①局灶型：多位于胰头，表现为低密度肿块伴有周边或蜂房状强化[6]。②多结节型：胰腺内多发低密度病变，无强化或轻度强化，胰头病变明显，呈蜂房状强化。③弥漫型：胰腺弥漫性肿大，边缘模糊。多无胰管扩张，无血管包埋征象。少数表现有钙化、肝内外胆管及胰管扩张、胰腺假性囊肿等[7]。常伴有胰周、胰外结核，胰周淋巴结肿大，增强后呈花环状或环形强化，常提示存在干酪样坏死；肝脾受累表现为肝脾实质内低密度无强化或环形强化病灶；伴发胆管梗阻、结核性腹膜炎等。

**3. MRI** $T_1WI$病灶呈等或稍低信号，$T_2WI$呈等略高信号，部分病灶内可见片状高信号，增强扫描呈环形强化，环壁均匀[4]。胰周及肝门区可见边缘环形强化增大淋巴结，部分肝脾内可见多发类圆形、环形强化病灶，边界欠清晰。

**【诊断要点】**

综合影像学征象、临床表现和实验室检查等应考虑胰腺或胰周结核的诊断。

1. 胰腺局灶性低密度肿块；多发小结节状低密度结节或弥漫性胰腺肿大；局灶性蜂房状强化肿块；胰周低密度结节、门静脉周围淋巴结肿大伴环形强化；其他远处播散结核灶。

2. 有结核病史或结核密切接触史；存在先天性或获得性免疫缺陷；厌食、不适、低热、体重减轻等结核中毒表现；红细胞沉降率增快和结核分枝杆菌素试验多数呈阳性；其他部位活动性结核证据。

3. 对临床高度怀疑胰腺结核的病例，应尽快行B超或CT引导下穿刺活检，或行ERCP、剖腹探查以取得病理学或细菌学证据用于确诊。

**【鉴别诊断】**

**1. 胰腺癌** 胰腺结核多见于中青年人，无CA19-9、CEA等肿瘤标志物升高，影像学表现以胰腺局灶性肿块或囊实性病灶伴环形或不均匀强化为特征，胰管无扩张，周围肿大淋巴结也以环形强化为特征，病灶多延迟强化，不伴周围血管侵犯。而胰腺癌以老年男性多见，发病高峰在40～70岁，肿瘤标志物升高，表现为相对乏血供的实性肿块，易致胰胆管狭窄梗阻、远端胰腺萎缩、周围血管侵犯，可引起区域淋巴结及肝、肺、脑、骨、肾上腺等远处转移。鉴别诊断困难时需采用活检病理结果确诊。

**2. 胰腺囊性肿瘤** 胰腺结核因内部干酪样坏死呈"蜂窝状"或"多房样"强化时需与胰腺囊性肿瘤相鉴别，如胰腺囊腺瘤、囊腺癌、导管内乳头状黏液性肿瘤等。胰腺导管内乳头状黏液性肿瘤多发生于60岁以上老年人，多位于胰头及钩突，表现为成簇或大小不一囊性病变伴分隔，与胰管相连，MRCP易于显示扩张的导管与主导管或分支导管的关系，利于鉴别。胰腺囊腺瘤多呈囊性肿块伴环形强化，但常为良性或低度恶性，病灶边界清晰，常伴胰管扩张，无周围淋巴结肿大。胰腺囊腺瘤缺乏胰腺结核及周围增大淋巴结干酪样坏死的典型环形强化，呈囊实性肿块、囊壁厚薄不均、壁结节强化、周围血管浸润包埋和远处转移等。部分病例诊断困难时需依赖于病理诊断。

**3. 坏死性胰腺炎伴脓肿形成** 坏死性胰腺炎多有酗酒、胆石症等诱因，有发热、上腹部疼痛、反跳痛、肌紧张、白细胞总数升高、血尿淀粉酶升高等表现。胰腺外形模糊，大片状坏死低密度区融合成片，密度不均匀，可伴假囊肿形成，囊壁均匀，可厚可薄，多单房，可见胰腺钙化、胰管不规则扩张和胰周脂肪的炎症改变。继发脓肿病灶内囊液密度增高，增强时壁可见强化，合并产气菌感染时病灶内出现气体。

**4. 淋巴瘤** 淋巴瘤的病灶和肿大淋巴结均为实质性，密度均匀，轻度强化，具有融合的趋势，易包绕而不累及血管。而胰腺结核及周围增大淋巴结呈典型环形强化，不具有包绕血管的特性。

**【研究现状与进展】**

胰腺结核发病率低，其临床和影像学检查结果与胰腺恶性肿瘤相似，误诊率高，报道多为个案分析。当出现胰腺结核的影像学典型征象时，应考虑胰腺结核的可能性，并密切结合临床表现和实验室检查，以提高胰腺结核术前诊断正确率，减少误诊率。

（刘丽华 季 倩 沈 文）

**参 考 文 献**

[1] Sharma V，Rana SS，Kumar A，et al. Pancreatic tuberculosis. J Gastroenterol Hepatol，2016，31（2）：310-318.

[2] Falkowski AL，Graber J，Haack HG，et al. Isolated pancreatic tuberculosis：a case report and radiological comparison with cystic pancreatic lesions. J Radiol Case Rep，2013，7（1）：1-11.

[3] Abbaszadeh M，Rezai J，Hasibi M，et al. Pancreatic tuberculosis in an immunocompetent patient：a case report and review of the literature. Middle East J Dig Dis，2017，9（4）：239-241.

[4] 张志伟，王丽英. 胰腺结核的 CT 及 MRI 诊断. 中国中西医结合影像学杂志，2015，13（5）：533-535.

[5] 杨高怡，蒋天安. 18 例胰腺结核超声造影表现分析. 中国超声医学杂志，2015，9：804-806.

[6] 黄学全，巫北海，张琳. CT 在胰腺结核诊断中的价值. 临床放射学杂志，2002，9：708-711.

[7] 李俊霞，王化虹，尹洪芳，等. 孤立性胰腺结核国内文献的荟萃分析. 世界华人消化杂志，2012，20（35）：3594-3598.

# 第十一节 胰腺包虫病

## 【概述】

胰腺包虫病的发生率为 0.2%～2%，以胰头最常见（50%～58%），胰体、尾比例偏低（24%～34%）。大多数胰腺受累的病例常伴肝或腹腔包虫病，胰腺包虫病可以通过肝脏病变的胆源性传播引起，或可由经肝门区及胰头区淋巴管网的播散引起，也可能由引流至肝门脉系统的静脉分支逆向回流引起胰腺包虫感染，但该情况在门脉高压或梗阻的患者中更常见。胰腺包虫病的临床症状与病灶位置、囊肿的大小、虫体的寄生状相关。患者早期无明显症状，当病灶较大时，可表现为腹胀、恶心、呕吐、上腹痛等非特异性症状，当压迫胆道或出现胆瘘时，可表现出黄疸症状[1]。胰尾部肿块较大时，压迫脾血管可以导致脾静脉血栓；当肿块过大且生长迅速时，可以导致囊肿破裂而引起急性相关症状及腹腔种植。

## 【影像学表现】

**1. 超声** 典型胰腺包虫病呈多房囊性表现，囊液呈低回声，囊壁呈高回声。当囊壁出现钙化时，囊壁呈强回声表现。

**2. X线** 当胰腺包虫病为单纯型囊肿时，无明显表现。当囊肿囊壁合并钙化时，可见腹腔内团片状高密度钙化影[2]。

**3. CT** 可表现为孤立性囊性病变至纯实性或钙化性肿块。孤立性或多囊性病变是最常见表现，囊肿体积大小不一，囊液呈低信号，囊壁通常较厚，呈软组织密度，增强后有强化；囊壁内多可见到软组织密度结节，增强后呈明显强化，强烈提示头节的存在。囊内囊是包虫病的特征性表现，囊内有细分隔，呈蜂窝状改变，表明有子囊存在。另外，常见沿囊壁走行的高密度钙化，呈长短、厚薄不一的弧形，囊壁完全钙化时呈蛋壳样（图 6-11-1）。显著的钙化性肿块在 CT 上提示为无活性囊肿。多发病灶在胰腺包虫病中少见。

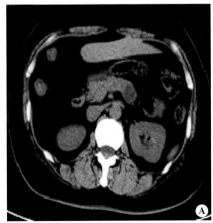
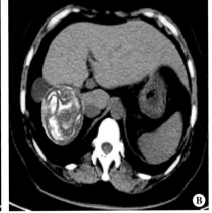
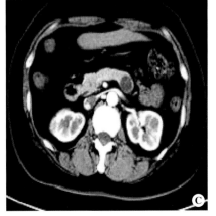

**图 6-11-1 胰腺包虫病**

A、B. CT 平扫示胰体部囊性低密度肿块，内部可见稍高密度分隔，边界清晰，同时可见肝右叶囊性肿块伴不定形钙化；C. 增强扫描，动脉期示囊性部分未见强化，实性分隔呈轻度不均匀强化（图片由新疆医科大学附属第一医院 刘文亚提供）

**4. MRI** 囊内内容物呈水样信号，$T_1WI$ 为边界清晰的低信号，$T_2WI$ 为明显的高信号，囊内分隔在 $T_1WI$ 上表现为中等信号强度的线状或曲线状间隔，$T_2WI$ 上分隔显示更清楚，在高信号囊液的对比下呈线样低信号。MRI 对钙化的显示不如 CT 敏感。

【诊断要点】

1. 多发囊性肿块，呈囊中囊改变。

2. 弧线形或蛋壳样钙化有特异性诊断意义。

3. 肝、脾、腹腔内包虫病变对胰腺包虫的诊断具有提示价值。

【鉴别诊断】

**1. 浆液性囊腺瘤** 多见于老年女性，好发于胰头，囊壁较薄、明显光滑。囊壁通常无钙化，分为微囊型和大囊型，典型者表现为蜂窝状，中央可见轮辐样分隔及纤维瘢痕，分隔及纤维瘢痕可伴灶状钙化。囊内出现实性成分或壁结节结构时，提示交界性或恶性囊腺瘤可能。

**2. 黏液性囊腺瘤** 发生于中年女性，好发于胰体尾部。通常为圆形、类圆形或分叶状肿块病灶，由单个或多个囊腔构成，囊性部分呈低密度，分隔及囊壁呈高密度。增强后囊壁及分隔轻度强化。但病变合并出血或囊壁合并钙化时，可呈混杂密度信号。黏液性囊腺瘤为潜在的恶性肿瘤，若囊壁出现不均匀增厚、壁结节、周围结节状钙化及周围组织侵犯等征象时，提示恶变可能。

**3. 导管内乳头状黏液性肿瘤** 好发于老年男性，分为主胰管型、分支胰管型及混合型。主胰管型表现为胰管的弥漫性或节段性显著扩张，分支胰管型见于钩突区，表现为分支胰管的扩张。肿瘤表现为多发相互交通的囊腔构成分叶状或"葡萄串征"。囊肿与胰管交通是 IPMN 与其他囊性病变鉴别的关键特征。

**4. 囊性淋巴管瘤** 常为圆形或类圆形的囊性病灶，边界清楚，囊壁菲薄，其内常伴纤细分隔，囊内密度均匀，囊壁及分隔轻度强化。

【研究现状与进展】

Casoni 试验既往常被当作诊断包虫病的特异性试验，但近年研究发现其敏感性较低且容易出现假阴性误判，而酶联免疫吸附试验（ELISA）和 Western 印迹试验的诊断价值更大[3]。包虫病的治疗通常采用开放手术方法，治疗策略严重依赖于影像特征。当囊肿直径小于 5cm 并且单囊，伴或不伴内膜时，阿苯达唑可作为一线抗蠕虫剂用于治疗。当囊肿直径大于 5cm 时，手术治疗与辅助治疗（阿苯达唑）相结合治疗效果更佳；由于此种情况下存在破裂的高风险，不可进行经皮处理。长期以来，经皮治疗被认为是禁忌，因为囊内容物的泄漏容易引起种植和过敏反应。

然而，随着有效的抗蠕虫药物的开发，经皮方法被重新审视和完善，并且引入了微创技术，如穿刺、抽吸、注射和再抽吸（PAIR）的经皮管理。PAIR 作为一种潜在的最终治疗方式，是指在超声或 CT 引导下的囊内容物经皮穿刺，注射一种杀寄生虫剂（如高渗盐水溶液或无水乙醇），然后重新吸出。术前和术后行抗蠕虫治疗作为辅助治疗，以降低囊肿穿刺过程中种植的风险。PAIR 一直被提倡作为腹内（如肝脏、脾脏、胰腺等）、骨骼或局部软组织内包虫病治疗的替代方案，但不推荐用于治疗心、肺或脑包虫病变。PAIR 手术过程中的过敏反应很少见，发生率不足 5%；轻度或中度严重者，可采用静脉输液和抗组胺药或氢化可的松治疗[4]。

（崔建民　刘丽华　沈　文）

### 参 考 文 献

[1] Kowalczyk M，Kurpiewski W，Zieliński E，et al. A rare case of the simultaneous location of *Echinococcus multilocularis* in the liver and the head of the pancreas：case report analysis and review of literature. BMC Infect Dis，2019，19（1）：661.

[2] Jain S，Khanduri S，Sagar UF，et al. Abdominal hydatidosis：unusual and usual locations in a North Indian population. Cureus，2019，11（4）：e4380.

[3] 诸欣平，苏川. 人体寄生虫学. 8 版. 北京：人民卫生出版社，2013.

[4] Huete A，Zalaquett E，Menias C，et al. Imaging of hydatid disease with a focus on extrahepatic involvement. RadioGraphics，2017，37（3）：901-923.

# 第十二节　胰腺血吸虫病

【概述】

血吸虫病是一种广泛流行于热带及亚热带地区可引起人畜共患的寄生虫病，其危害仅次于疟疾。血吸虫种类包括曼氏血吸虫、埃及血吸虫、日本血吸虫、间插血吸虫及湄公血吸虫等，我国是日本血吸虫病的主要流行国家之一。人体皮肤接触含血吸虫尾蚴的疫水即可感染，感染早期可引发皮炎，进而通过循环系统引起全身各器官的病变。血吸虫虫卵主要寄生于肝的门静脉系统内，在肝内可形成虫卵肉芽肿导致肝细胞受压萎缩及汇管区病变，引起纤维组织增生，导致肝纤维化，最终演变成肝硬化及门静脉高压。目前尚无日本血吸虫病累及胰腺的报道，但有报道曼氏血吸虫卵可引起胆道系统的钙化，同时累及胰管可造成胰管钙化及扩张，但较少导致胆道系统梗阻[1]。

【病理学表现】

血吸虫导致胰腺病变的文献报道较少，病理基础尚不明确。有文献报道曼氏血吸虫在导致胰腺改变上起到重要作用，尸检结果显示胰腺纤维化和腺泡萎缩，偶尔会出现致密的瘢痕，并伴有胰岛萎缩。

【影像学表现】

影像学表现无特异性，尚无日本血吸虫病累及胰腺的报道，但有报道曼氏血吸虫虫卵可导致胆道系统多发致密钙化灶，当累及胰管时，在CT、MRCP及内镜逆行胆管造影上均可观察到胰管钙化灶及扩张。也有曼氏血吸虫导致胰腺肿块的报道，但影像学并无特异性，需联合疫水接触史、肝脾病变、寄生虫及实验室相关检查进行诊断[2-5]。

【诊断要点】

1. 疫水接触史、发热、腹泻、肝大、肝纤维化、门静脉高压等典型临床表现。

2. 影像学表现无特异性，胆道系统钙化伴胰管钙化及扩张、胰腺肿块。

【鉴别诊断】

本病表现为胰管钙化灶时应与慢性胰腺炎等造成的胰腺钙化相鉴别，表现为肿块时主要应与胰腺癌相鉴别。然而本病累及胰腺时影像学表现无特异性，仅依据影像学表现常较难鉴别，患者有疫水接触史、发热、腹泻、肝大、肝纤维化、门静脉高压等表现，寄生虫及血清免疫学检查则是明确诊断的主要依据。

【研究现状与进展】

胰腺血吸虫病发病率低，报道多为个案分析。

（李 清 刘丽华 沈 文）

**参 考 文 献**

[1] 邓维成，杨镇，谢慧群，等. 日本血吸虫病的诊治：湘鄂赣专家共识. 中国血吸虫病防治杂志，2015，27（5）：451-456.

[2] Passos MC，Silva LC，Ferrari TC，et al. Ultrasound and CT findings in hepatic and pancreatic parenchyma in acute schistosomiasis. Br J Radiol，2009，82（979）：e145-e147.

[3] Fataar S，al Ansari AG，Bassiony H，et al. Case report：Calcified pancreas and bile ducts from schistosomiasis. Br J Radiol，1996，69（827）：1064-1066.

[4] Edington GM，Nwabuebo I，Junaid TA，et al. The pathology of schistosomiasis in Ibadan，Nigeria with special reference to the appendix，brain，pancreas and genital organs. Trans R Soc Trop Med Hyg，1975，69（1）：153-162.

[5] Ye S，Wang WL，Zhao K. F-18 FDG hypermetabolism in mass-forming focal pancreatitis and old hepatic schistosomiasis with granulomatous inflammation misdiagnosed by PET/CT imaging. Int J Clin Exp Pathol，2014，7（9）：6339-6344.

# 第七章　脾

## 第一节　细菌感染

### 一、脾脓肿

#### 【概述】

脾脓肿比较少见，在20世纪初发生率为0.14%～0.7%，死亡率较高，自抗生素广泛应用以来，发病率已明显降低。脾脓肿可由多种细菌引起，常见的致病菌为链球菌、葡萄球菌和沙门菌，少见的为革兰氏阴性菌[1]。脾在一般感染时不形成脓肿，多由全身感染（如胰腺炎、亚急性细菌性心内膜炎等）形成脓栓血运至脾所致。此外，脾外伤、脾梗死和免疫抑制患者等也是脾脓肿的主要病因。

脾脓肿主要临床表现为寒战、高热、恶心、呕吐和白细胞总数升高，与败血症有关。多数患者伴有腹痛，少数患者可有局限于左上腹或左肩胛区的疼痛。脾大，左上腹可有触痛，听诊可闻及摩擦音伴左侧胸腔积液、肺实变等，血培养结果可为阳性。

#### 【病理学表现】

脾脓肿病理分早、中、晚3期。早期以急性炎症反应为主，表现为脾弥漫性肿大，随后炎症反应趋于局限化，在滤泡中心发生组织变性和坏死，形成以毛细血管、成纤维细胞和炎症细胞组成的脓肿壁；壁外有反应性的毛细血管扩张及水肿。脾脓肿多为全身感染的脓栓所致，因此脾脓肿可以是单发或多发，也可以单房或多房，部分可有脾包膜下积液。

#### 【影像学表现】

**1. 超声**　多数脾脓肿表现为边缘模糊的低回声或无回声团块，边缘不规则，如脓肿内积气则表现为高回声伴"污秽"阴影。

**2. X线**　最常见表现为左侧胸腔积液，少见表现为左上腹斑点状气体密度影和肠腔外气-液平面。

**3. CT**　CT诊断脾脓肿的敏感性很高。早期表现为脾弥漫性肿大，密度稍低但均匀。如发生液化坏死，CT平扫时可见单发或多发低密度影，形态呈圆形、椭圆形或楔形，边界可清晰或不清晰。增强CT可见脓肿壁强化，内部低密度液化区无强化，周边可见低密度水肿带，呈现典型的"三环征"。有分隔的脾脓肿分隔可厚薄不等。少数病例脓腔内可见气体密度影，以小气泡或气-液平面形式存在，是脾脓肿的特征表现[2-4]。脾脓肿位于脾外周者可引起脾破裂，表现为脾包膜下积血或积液，可合并左侧肾前筋膜增厚（图7-1-1）。

CT除能了解脾的情况，还可以观察胰腺和左肾情况，以确定脾脓肿是否为邻近脏器病变直接累及所致。

**4. MRI**　在病变早期脾可轻度肿大，$T_1WI$信号均匀，$T_2WI$信号无异。合并液化坏死时，$T_1WI$可见低信号影，$T_2WI$则表现为高信号、等信号或略低信号，常不均匀，边界清晰或不清晰。合并脓肿壁形成时，$T_1WI$见圆形、椭圆形、楔形低信号区，周围是稍高信号的脓肿壁。$T_2WI$表现为均匀高信号区外是低信号的脓肿壁，周围可见高信号的水肿带。增强扫描亦可见强化的脓肿壁[1]。

**5. DSA**　DSA敏感度高，可发现2cm以内的病灶。表现为脾大，动脉相时脾内见无血管的膨胀性肿块，边缘粗糙，使血管移位、变直、分开；毛细血管期脓肿呈边缘不规则且模糊的充盈缺损影，脓肿周围无染色及血管增多、无包绕血管或血管湖，脾静脉正常。

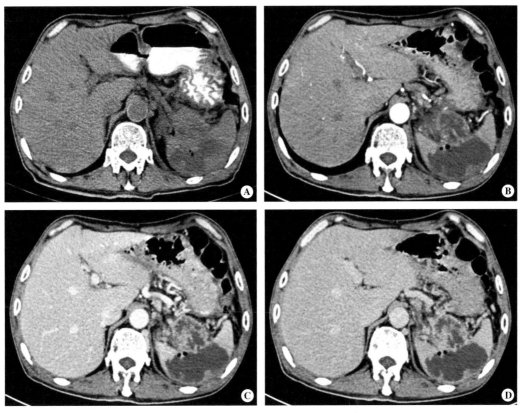

图 7-1-1 脾脓肿

A. CT 示脾实质内可见多发低密度影，邻近可见小泡状气体密度影；B～D. CT 增强扫描，动脉期、静脉期、延迟期显示病变无强化

**6. 核医学** 当脓肿直径≥2cm 时，应用单光子发射计算机断层成像（SPECT）检出率为 80%～90%，表现为非特异性的脾内充盈缺损。多数脾脓肿 PET/CT 表现为氟代脱氧葡萄糖的异常摄取，是由激活的白细胞对葡萄糖的摄取增强所致。

**【诊断要点】**

1. 继发身体其他部位感染，特别是败血症后出现高热、白细胞总数升高、左季肋区疼痛等。

2. 影像学表现为脾大，脓肿壁强化，内部无强化，可有水肿带。脓肿内无血供。

3. 脓肿腔内可有小气泡或气-液平面。

**【鉴别诊断】**

**1. 孤立性脾脓肿应与脾血管瘤、脾错构瘤、脾梗死后囊肿相鉴别**

（1）脾血管瘤：脾最常见的良性肿瘤，可孤立存在，也可为全身血管瘤病的一部分，生长缓慢，一般无临床症状。平扫时见脾内低密度灶，边界不清晰，增强后自周边至内部逐渐强化，延迟期示病灶对比剂填充整个病灶。

（2）脾错构瘤：少见的脾血管性肿瘤样病变，系脾胚胎基早期发育异常，使脾正常成分的组合

比例出现混乱。绝大多数无特异性症状。平扫可为稍低密度或等密度病灶，边界尚清晰，可有钙化或脂肪成分。增强后可见弥漫不均匀强化或周边斑片状轻度强化，门脉期强化范围逐渐扩大，延迟期强化多等于或高于周围正常脾组织水平。

（3）脾梗死后纤维包裹形成的囊肿：主要为纤维瘢痕形成脾轮廓的畸形，大的梗死灶中央可有囊性变，增强后病灶无强化。

**2. 多发性脾脓肿应与脾转移瘤、脾淋巴瘤和真菌性脾脓肿相鉴别**

（1）脾转移瘤：罕见，结合病史应有原发肿瘤存在，多以血行播散为主，常为多脏器受累。影像学表现为病灶边缘轻度强化，典型者可见"靶心征"[5]。

（2）脾淋巴瘤：较常见的脾恶性肿瘤，多为全身淋巴瘤的晚期脾受累结果。临床表现可有左上腹痛、血细胞减少、全身淋巴结肿大等。影像学表现有脾大、脾内低密度灶、腹膜后淋巴结肿大等，增强扫描时强化或不强化，病灶显示更清晰。

（3）真菌性脾脓肿：致病菌多为念珠菌、曲霉菌和隐球菌，主要见于免疫抑制患者。诊断需

要微生物证据，但检出率低，诊断困难。影像学表现常为多个细小的、轮廓不清的低密度病灶，与细菌性脓肿难以区别，但临床表现可供参考。

【研究现状与进展】

随着医疗水平的不断进步，对多种影像学检查方法的应用，脾脓肿诊断的准确性也在不断提高。但当临床表现与影像表现较含糊时，尤其是脓肿早期，脓腔尚未完全液化，影像学定性还是很困难的。临床表现尤其血白细胞总数及中性粒细胞升高具有参考价值。抗感染治疗后短期随访对脾脓肿诊疗也有帮助，若病灶减小则支持脾脓肿诊断。脾穿刺抽取组织做病理检查更有助于鉴别。

## 二、脾结核

【概述】

脾结核分为原发性和继发性两种类型。继发性脾结核在临床上较原发性脾结核多见，常为粟粒型结核病的继发表现。原发性脾结核是指脾为初染期病灶以外的单独的或主要的受损器官，而临床上很难找到原发病灶，因病变仅表现于脾，又称为孤立性脾结核。脾结核感染途径主要为血源性，也可经淋巴道、邻近器官病灶直接播散，合并AIDS、糖尿病、使用激素药物等致免疫力下降发生脾结核的报道较多见。结核球（又称为结核瘤）是成人继发性结核的一种，一般为单个、直径1.5cm以上的由纤维组织包绕干酪样结核病变或阻塞性空洞被干酪物质充填而形成的球形病灶，常呈圆形。脾结核临床表现多变，多以非特异性症状为主，术前诊断率低。有学者认为其典型的临床表现为左外上腹部的疼痛伴发热、不适、体重减轻，常为慢性病程。但文献报道中具有以上典型临床表现者甚少，多只有其中一两种非特异性临床表现。脾结核的常见全身症状主要为发热，局部症状以左上腹疼痛最为常见，腹胀抑或无局部症状。

【病理学表现】

**1. 粟粒型脾结核** 脾结核与其他脏器结核一样，通过血行播散；最初产生渗出性病变，病灶广泛即形成粟粒型脾结核。由于病灶多在2mm内，常难以显示，或仅表现为脾的轻中度肿大，密度

稍低或不均。

**2. 结节型脾结核** 渗出性病灶如不吸收，可发展成结核性肉芽肿，并发生干酪样坏死，直径多在5～20mm，形成结节型脾结核。本型显示率较高。

**3. 结核性脾脓肿** 当结节型病灶相互融合或孤立性病灶发展增大时，可液化形成结核性脾脓肿。表现为脾内单发或多发较大类圆形低密度灶，增强后见边缘强化而内部无强化。

**4. 脾结核钙化** 钙化灶大多在干酪性病灶的愈合过程中产生。钙化与脾结核的病程有关，多表现为脾内1～5mm的斑点状高密度影，结节型脾结核愈合钙化可表现为花冠状或羊毛状。

【影像学表现】

活动性脾结核中的粟粒型，常由急性或亚急性血行播散而致，细菌先沉积于脾窦内，初期为渗出性病变、弥漫性小结节为主，直径一般小于2mm，呈弥散分布，表现为脾大；结节进一步增大至2～5mm时，MSCT上在强化脾背景映衬下显示更加清晰，脾内弥漫分布粟粒状低密度灶，边界清楚，增强扫描似囊肿样改变（图7-1-2）[6]。如果机体抵抗力提高、抗结核药有效，病变可完全吸收，也可纤维化、钙化愈合，即转为非活动型，CT表现为脾大或正常，脾内弥漫分布粟粒状钙化、纤维化灶，边界清楚，密度高于脾实质，增强无强化。结节亚型病变以增殖为主，多发小结核结节融合成单发、多发结节状病变。CT表现为脾内单发或多发的局灶性低密度灶，CT值30～50HU，伴干酪样坏死，CT值可进一步降低。增强多无强化，少数病灶轻度强化。如病变转变向愈合，病变内发生纤维化、钙化，即为非活动性，CT表现为脾内单发或多发结节，结节表现为混杂密度，病灶中心密度高，伴有粉末状或斑点状钙化，周围密度低；病变钙化增多，CT表现为单发或多发结节样钙化。结核病变进一步恶化，可发生大量干酪样坏死，形成结核脓肿，CT表现为较大的囊性病变，边缘轻度环状强化，常伴有卫星灶，可见脾包膜下积液。病变治疗后，干酪样液化、坏死减少或消失，周围病变纤维化、钙化、脾变形，内见不规则高密度或稍高密度影，增强扫描纤维组织可延迟强化，钙化病变则不强化。

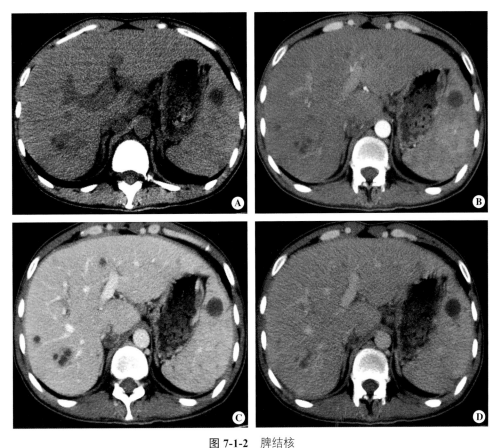

图 7-1-2　脾结核
A. CT 平扫示脾内单发的局灶性低密度灶；B ～ D. CT 增强扫描，病灶无明显强化

脾外结核有助于脾结核的诊断及鉴别。对于肺结核，CT 有明显诊断优势且容易确诊。对于淋巴结的显示，CT 优于超声，结核淋巴结主要位于肝门、胰周及邻近大血管周围，肿大的淋巴结有融合趋势，干酪样坏死致使其密度不均。增强扫描淋巴结呈环状强化，内缘光滑，是结核性淋巴结肿大的特征。对于肝结核、腹膜结核的发现及诊断，CT 也具有明显优势 [7-12]。

【诊断要点】

1. 好发于 20 ～ 50 岁，多数伴结核中毒症状。

2. CT 平扫见脾内弥漫性低密度灶，直径多在 20mm 以内，增强后病灶无强化。

3. 多伴有后腹膜、肝门区等淋巴结肿大、钙化或周边环状强化。

4. 常伴其他脏器结核。

5. 脾内散在斑点样钙化灶，直径 1 ～ 5mm。

【鉴别诊断】

1. 淋巴瘤　是脾最常见的原发性肿瘤，临床表现与脾结核无明显区别；但淋巴瘤常单发或多发，很少为弥漫性病变，增强后病灶轻度强化，肿大淋巴结多无环状强化，再结合临床表现、骨髓细胞学检查、血常规等可做出诊断 [13]。

2. 转移瘤　多有原发肿瘤史，表现为脾内单发或多发低密度灶，少有弥漫性，病灶相对较大，可出现"牛眼征"或"靶心征"。

3. 脾脓肿　临床表现为寒战、高热，白细胞总数明显升高，单发或多发较大低密度灶，脓肿壁强化明显，内壁光整，壁外可见水肿带等可资鉴别。

【研究现状与进展】

脾结核临床无特异性，诊断主要依靠影像学检查。目前，CT 被公认为脾病变最有价值的检查方法。MSCT 增强扫描能显示直径约 2mm 的病变且脾结核 CT 具有特征性：脾内弥漫性分布粟粒状低密度或钙化灶。脾内 CT 平扫单发或多发低密度灶，边界多较清晰，增强扫描病灶多无强化，边缘廓清，部分病灶周围环状强化，多伴卫星灶、包膜下积液。尽管超声检查方便，对发现病灶也敏感，但定性诊断能力较差。MRI 对脾钙化灶的显示远不及 CT 敏感。因此，MSCT 平扫＋增强扫描对脾结核的诊断具有重要作用[14]。

# 三、脾布鲁氏菌病

## 【概述】

布鲁氏菌病又称"布氏杆菌病""布病"，是由布鲁氏菌引起的一种人畜共患传染病，多见于牧区。布鲁氏菌病是一种全身性疾病，可侵犯全身器官，常累及肝、脾、骨髓、淋巴结，还可累及骨、关节、血管、神经，以及内分泌和生殖系统等，症状轻重不一，潜伏期平均为 1～2 个月。常见症状有波浪热、多汗、游走性关节痛、体重减轻和全身疼痛，该病有自限性，但易复发。急性布鲁氏菌病患者常伴有弥漫性肝脾受累，约 50% 的患者表现为肝脾弥漫性增大，单累及脾者罕见，常表现为腹痛、发热（多为自限性），盗汗，体重减轻[15, 16]。

对人类致病的布鲁氏菌种主要有以下 4 种：羊种布鲁氏菌、牛种布鲁氏菌、猪种布鲁氏菌和犬种布鲁氏菌。我国流行的布鲁氏菌主要为羊种菌，其次为牛种菌。布鲁氏菌病的主要传播途径如下。①直接接触：通过体表皮肤黏膜的接触进入人体，如接产羊羔、屠宰病畜、挤羊奶等。②消化道：也可经消化道进食含布鲁氏菌的生奶、奶制品或被污染的饮水和肉类而感染。③呼吸道：吸入被布鲁氏菌污染的尘埃、飞沫。布鲁氏菌侵入人体，经淋巴管、局部淋巴结、原发灶入血，出现菌血症、毒血症。

布鲁氏菌病诊断标准：①具备流行病学接触史，密切接触家畜、野生动物、布鲁氏菌培养物等的人或生活在疫区的居民；②临床症状和体征应排除其他疑似疾病；③实验室检查病原分离、布鲁氏菌血清凝集试验（serum agglutination test，SAT）、补体结合试验、抗人球蛋白试验阳性。凡同时具备第①项和第②项，以及第③项中的任何一项检查阳性即可确诊为布鲁氏菌病。

## 【病理学表现】

布鲁氏菌病发病初期以细菌、毒素为主要致病因素，病理学表现为炎性渗出，组织细胞变性、坏死。亚急性和慢性期以超敏反应为主，主要表现为组织细胞增生，肝、脾、淋巴结等处可见增殖性结节和肉芽肿。慢性期部分患者肉芽组织发生纤维硬化性变。

## 【影像学表现】

**1. 超声** 脾内单发或多发低回声病变，单发者内部回声混杂，可有强回声团块影，后伴声影；多发者表现为多房囊性回声病变，界限不清，可探及中等回声分隔。

**2. X 线** 脾布鲁氏菌病不同累及程度其影像学表现不同，脾弥漫性增大者，X 线检查结果阴性，而孤立性病变合并中心钙化时 X 线表现为左上腹钙化灶，常有提示价值[17]。

**3. CT** 病变可单发或多发，单发病变呈实性，边缘不规则，呈低密度，其中可有或无微小密度更低的囊性坏死部分，并可见微细或粗大的强化小梁分隔，病灶内还可见中心部或边缘区粗大、致密的钙化灶，此外病变多呈浸润性生长，可见邻近器官或结构如大网膜、膈肌、肺等部位的累及。病变处于不同时期，其增强行为不同，病变增殖、肉芽肿形成时，增强后呈明显不均匀环形强化，在慢性期纤维化及钙化形成期，常呈轻度延迟强化（图 7-1-3）。多发者常表现为多发低密度结节，大小不同，最大直径不超过 1.5cm，钙化少见，常伴发肝内多发病变，增强扫描显示边缘呈明显延迟强化，门脉期可提高检出率。

**4. MRI** 单发病变由于其成分复杂致信号多样，增强扫描显示明显强化，中心可见无强化区；多发病变类似化脓性脾脓肿，表现为大小不等的囊性病变，直径不大于 1.5cm，$T_1WI$ 低信号，$T_2WI$ 高信号，多个小脓肿病灶在 DWI 上表现为高信号。增强后囊壁动脉期强化，延迟期持续强化，动脉期因炎症相邻肝实质而强化[18, 19]。

## 【诊断要点】

1. 有动物（牛、羊等）接触史、波浪热、乏力等典型临床表现。

2. 脾单发实性病变，内部明显结节状、团块状钙化及坏死区。

3. 脾多发囊性病变，大小不一，直径小于 1.5cm，DWI 显示多发小囊明显扩散受限[20, 21]。

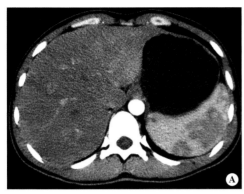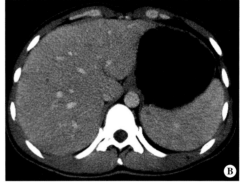

图 7-1-3　脾布鲁氏菌病

A. CT 增强扫描，动脉期示脾体积增大，实质内可见弥漫低强化病变，周边呈斑片状强化，边界不清；B. 静脉期示脾实质内病变呈轻度延迟强化，
强化程度与脾实质趋于一致

【鉴别诊断】

本病主要应与脾其他弥漫性病变相鉴别，包括肝脾感染性病变（肝脾真菌性脓肿、肝脾结核）和肝脾肿瘤性病变（弥漫型肝癌、肝脾淋巴瘤、肝脾转移瘤）。然而仅根据影像学表现常较难鉴别，患者与动物（牛、羊等）接触史、波浪热表现及血清学布鲁氏菌虎红玻片凝集试验和试管凝集试验则是明确诊断的主要依据。

【研究现状与进展】

脾布鲁氏菌病发病率低，误诊率高，报道多为个案分析。

（张　晨　季　倩　沈　文　张　坤　程　悦

赵玉娇）

## 参 考 文 献

[1] 周康荣，陈祖望.体部磁共振成像.上海：复旦大学出版社，2000.

[2] 康素海，范瑜，张政，等.脾脓肿的 CT 表现.中国医学影像学杂志，2009，17（5）：373-375.

[3] 宣建华.脾脏脓肿的 CT 诊断与鉴别.上海医学影像，2003，12（3）：233-234.

[4] Fenchel S，Boll DT，Fleiter TR，et al. Multislice helical CT of the pancreas and spleen. Eur J Radiol，2003，45（Suppl 1）：S59-S72.

[5] Chang KC，Chuah SK，Changchien CS，et al. Clinical characteristics and prognostic factors of splenic abscess：a review of 67 cases in a single medical center of Taiwan. World J Gastrnenterol，2006，12（3）：460-464.

[6] Pereira JM，Madureira AJ，Vieira A，et al. Abdominal tuberculosis：Imaging feature. Eur J Radiol，2005，55（2）：173-180.

[7] Meshikhes AWN，Al-Momen S. Laparoscopic diagnosis of splenic tuberculosis. Surg Laparosc Endosc Percutan Tech，2006，16（5）：355-356.

[8] Gochhait D，Dey P，Rajwanshi A，et al. Role of fine needle aspiration cytology of spleen. APMIS，2015，123（3）：190-193.

[9] Ray S，Kundu S，Goswami M，et al. Isolated tubercular splenic abscess：
Can we defer splenectomy? Our single experience with anti-tuberculous therapy alone. Indian J Med Microbiol，2012，30（1）：101-103.

[10] 吴恩福，郑祥武，张建青，等.脾结核的 CT 诊断.中华放射学杂志，2000，34（6）：417-419.

[11] 赵中伟，邵国良，纪建松，等.脾结核的 CT 诊断.实用放射学，2008，24（12）：1630-1632.

[12] 张高峰，先正元，林剑平，等.螺旋 CT 对肝结核诊断价值.实用放射学杂志，2008，24（12）：1633-1635.

[13] Daskalogiannaki M，Prassopoulos P，Katrinakis G，et al. Splenic involvement in lymphomas：evaluation on serial CT examinations. Acta Radiol，2001，42（3）：326-332.

[14] Dixit R，Arya MK，Gupta MPA. Clinical profile of patients having splenic involvement in tuberculosis. Indian J Tuberc，2010，57（1）：25-30.

[15] 李梦东.实用传染病学.2 版.北京：人民卫生出版社，2000.

[16] Costello M，Enzler MJ. Images in clinical medicine：chronic splenic brucellosis. N Engl J Med，2016，374（24）：2377.

[17] Demetropoulos KC，Lindenauer SM，Rapp R，et al. Target calcifications of the spleen in chronic brucellosis（Brucella suis）. J Can Assoc Radiol，1974，25（2）：161-163.

[18] Guo H，Wang Y，Yang Y，et al. Hepatosplenic Brucella abscesses on computed tomography and magnetic resonance imaging：Case series. Medicine（Baltimore），2019，98（24）：e15881.

[19] Sayilir K，Iskender G，Oğan MC，et al. Splenic abscess due to brucellosis. J Infect Dev Cties，2008，2（5）：394-396.

[20] 郑文艳，张专才，曲芬.20 例布氏杆菌病临床分析.传染病信息，2011，24（1）：37-39.

[21] 刘颖，白人驹.肝脾布氏杆菌病一例.临床放射学杂志，2007，26（7）：740-741.

# 第二节　寄生虫病

## 一、脾利什曼病

【概述】

利什曼病是利什曼原虫寄生引发的疾病，具有致病性的利什曼原虫约有 20 种，其中常见的包括杜氏利什曼原虫、婴儿利什曼原虫及热带利什曼原虫等，不同虫种引起的利什曼病的临床症状有所不同。在我国，以内脏利什曼病（也称黑热病）为主，是杜氏利什曼原虫与婴儿利什曼原虫引起的全身性疾病。近年来，内脏利什曼病在我国主要分布于新疆维吾尔自治区、甘肃省及四川省3个地区，而内蒙古自治区、陕西省、山西省等为内脏利什曼病流行区，发病以婴幼儿为主。非流行区病例主要发生于曾在流行区务工的成人，并以男性体力工作者为主[1, 2]。

本病主要以雌性白蛉为传播媒介，利什曼原虫进入人体后其无鞭毛体入侵巨噬细胞，引起一系列的临床症状，以长期不规则发热、肝脾大、贫血、淋巴结肿大等为主[3, 4]。

【影像学表现】

本病影像学主要表现为脾大，也可出现肝大、淋巴结肿大，但以上表现均无特异性。

【诊断要点】

1. 检测到利什曼原虫无鞭毛体方可确诊。

2. 骨髓涂片或脾穿刺涂片诊断率较高。

【研究现状与进展】

病原学是确诊脾利什曼病的方法，影像学不具有特异性表现。

## 二、脾包虫病

【概述】

包虫病又称棘球蚴病，是由棘球属的绦虫引起的人畜共患疾病。细粒棘球蚴是人体感染最常见的类型。包虫病分布广泛，好发于农村，农业活动和饲养牲畜可促进其传播，通常因摄入被幼虫污染的水或食物而起病。

包虫病对人体的危害以机械性损伤为主。棘球蚴在人体生长时，由于局部组织反应，逐渐形成纤维性外囊。虽然肝脏是最常见也是临床表现最典型的发病部位，但任何解剖位置均可为寄生虫囊肿的寄生点。棘球蚴在肺和脾内生长较快，在骨组织生长极慢，常呈侵蚀性生长。早期多无明显症状，随着囊肿长大，可逐渐压迫周围组织、器官，引起组织细胞萎缩、坏死，棘球蚴囊液的渗出可产生毒性作用和超敏反应等。因此，棘球蚴病临床表现复杂。

脾受累是包虫病的少见表现，仅占所有腹部包虫病的4%。大多数脾受累的病例常伴肝或腹腔包虫病，是由原发性包虫囊肿的破裂或延续性生长导致的种植播散引起的，也有门静脉系统逆行血源性感染的报道。脾包虫病患者通常无明显症状，临床症状通常由病变较大或继发性脾大引起的占位效应所致，如左上腹痛，继发感染时可出现发热或其他症状，囊肿较大时可破裂出现相应并发症。

【影像学表现】

1. **超声** 典型脾包虫呈多房囊性表现，囊液呈低回声，囊壁呈高回声。当囊壁出现钙化时，囊壁呈强回声表现。

2. **X线** 当脾包虫病为单纯型囊肿时，无明显表现。当囊肿壁合并钙化时，可见脾区团片状高密度钙化影。

3. **CT** 可表现为孤立性囊性病变至纯实性或钙化性肿块（图7-2-1）。孤立性或多囊性病变是最常见表现，囊肿体积大小不一，囊液呈低信号，囊壁通常较厚，呈软组织密度，增强后有强化；囊壁内多可见到软组织密度结节，增强后呈明显强化，强烈提示头节的存在。囊内囊是包虫病的特征性表现，囊内有细分隔，呈蜂窝状改变，表明有子囊的存在。另外，常见沿囊壁走行的高密度钙化，呈长短、厚薄不一的弧形，囊壁完全钙化时呈蛋壳样。显著的钙化性肿块提示为无活性囊肿。多发病灶在脾包虫病中少见。

4. **MRI** 囊内容物呈水样信号，$T_1WI$为边界清晰的低信号，$T_2WI$为明显的高信号，囊内分隔在$T_1WI$上表现为中等信号强度的线状或曲线状，$T_2WI$上分隔显示更清楚，在高信号囊液的对比下呈线样低信号。MRI对钙化的显示不如CT敏感[5-7]。

【诊断要点】

1. 多发囊性肿块，呈囊中囊改变。

2. 弧线形或蛋壳样钙化有特异性诊断意义。

3. 肝或腹腔内包虫病对脾包虫病的诊断具有提示价值[8]。

【鉴别诊断】

1. **表皮样囊肿** 多见于10～20岁年轻人，囊壁光滑菲薄，囊壁钙化细而光滑。角化物所致液平面及低密度的囊内脂肪成分对表皮样囊肿的诊断有特异性价值。

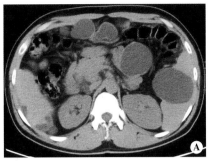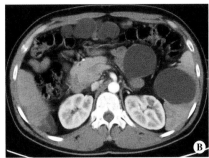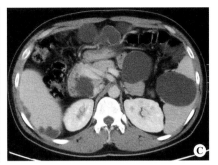

**图 7-2-1　脾包虫病**

A. CT 平扫示脾大，其内可见囊状低密度影，局部外凸，边界清晰，边缘光滑，囊壁菲薄，肝及胰腺内可见多发囊状低密度影；B、C. 分别为 CT 增强动脉期、静脉期，脾囊性病变增强时各期均未见强化，肝及胰腺病变类似

**2. 假性囊肿**　既往有外伤或胰腺炎病史，囊壁稍厚，囊液成分不均匀，密度略高，通常位于脾包膜下，可发现慢性胰腺炎，如胰管扩张、胰腺多发钙化等相关表现。

**3. 脓肿**　脓肿壁常强化明显，病灶周围常合并显著水肿，临床有寒战、高热及白细胞总数升高等。

**4. 囊性淋巴管瘤**　最常见脾囊性肿瘤，常为圆形或类圆形的囊性病灶，边界清晰，囊壁菲薄，其内常伴纤细分隔，囊内密度均匀，囊壁及分隔轻度强化。

**【研究现状与进展】**

详见肝包虫病相关内容。

（李　清　程　悦　沈　文　崔建民）

## 参考文献

[1] Hotez PJ，Pecoul B，Rijal S，et al. Eliminating the neglected tropical diseases：translational science and new technologies. PLoS Negl Trop Dis，2016，10（3）：e0003895.

[2] 中华传染病杂志编辑委员会 . 中国利什曼原虫感染诊断和治疗专家共识 . 中华传染病杂志，2017，35（9）：513-518.

[3] Lun ZR，Wu MS，Chen YF，et al. Visceral leishmaniasis in China：an endemic disease under control. Clin Microbiol Rev，2015，28（4）：987-1004.

[4] 诸欣平，苏川 . 人体寄生虫学 . 8 版 . 北京：人民卫生出版社，2013.

[5] Franquet T，Cozcolluela R，Montes M，et al. Abscessed splenic hydatid cyst：sonographic and CT findings. Clin Imaging，1991，15（2）：118-120.

[6] Huete A，Zalaquett E，Menias C，et al. Imaging of hydatid disease with a focus on extrahepatic involvement. RadioGraphics，2017，37（3）：901-923.

[7] Paterson A，Frush DP，Donnelly LF，et al. A Pattern-oriented approach to splenic imaging in infants and children. RadioGraphics，1999，19（6）：1465-1485.

[8] Rasheed K，Zargar SA，Telwani AA. Hydatid cyst of spleen：a diagnostic challenge. N Am J Med Sci，2013，5（1）：10-20.

# 第八章 食 管

## 第一节 食管结核

### 【概述】

食管结核（esophageal tuberculosis）是由结核分枝杆菌侵犯食管所导致的慢性特异性感染。临床上并不常见，主要临床表现为胸骨后疼痛、吞咽困难、上腹部不适等，可伴有低热、盗汗、消瘦、乏力等结核全身症状。

### 【病理学表现】

食管结核大多数继发于肺结核或纵隔淋巴结核，结核分枝杆菌主要位于黏膜下层。组织病理学结果发现干酪样肉芽肿或结核结节，涂片找到抗酸杆菌即可确诊。

### 【影像学表现】

**1. X 线** 食管钡剂造影示病变多位于食管中段，表现为食管充盈缺损，可见龛影，食管黏膜紊乱、破坏，动态观察可见病变段食管痉挛。

**2. CT** CT 对食管结核的诊断有一定帮助，特别是纵隔淋巴结结核侵及食管者，常能发现食管周围肿大的淋巴结或肺内结核的证据[1]。

### 【诊断要点】

1. 食管结核临床少见，多发生在食管的中段。

2. 食管钡剂造影可显示病变的范围，是诊断食管结核比较有效的方法。

3. CT 常能发现食管周围肿大的淋巴结或肺内结核的证据。

### 【鉴别诊断】

本病需与反流性食管炎、食管癌及食管平滑肌瘤相鉴别。

### 参 考 文 献

[1] Gupta SP, Arara A, Bhargava DK. An unusual presentation of oesophageal tuberculosis. Tubercle, 1992, 73（3）: 174-176.

## 第二节 食管真菌病

### 一、白色念珠菌性食管炎

### 【概述】

白色念珠菌性食管炎（*Candida albicans* esophagitis）是假丝酵母菌（又称白色念珠菌）进入食管黏膜形成的溃疡型假膜性食管炎，也称为念珠菌性食管炎。主要临床表现为突发咽喉痛、胸骨后灼烧感、吞咽阻塞感、呕吐、呼吸困难、发绀、出血、口腔鹅口疮溃疡（aphthoid ulcer）等。

### 【病理学表现】

食管中下段黏膜呈散在或融合的白色或红色斑块，有明显水肿，可有糜烂或溃疡，易出血，部分可形成鹅口疮溃疡，炎性坏死并伴有假膜形成，食管节段性狭窄，黏膜下的溃疡，病变轮廓不规整。

### 【影像学表现】

食管钡剂检查是主要的检查方法。双对比造影的诊断敏感度为 90%，CT 和 MRI 对其诊断意义不大。

X 线管壁及管腔可见边缘不整，钡剂充于伪膜下，显示"车轨征"（track syndrome），钡剂突入食管黏膜下，位于壁间的假憩室，管腔扩大，并出现节段性狭窄，黏膜呈颗粒状、鹅卵石状，形成大小不一的溃疡，边缘呈锯齿状或线状，深浅不等（图 8-2-1、图 8-2-2）。"泡沫征"（foam syndrome）是念珠菌性食管炎的特征之一，是指在食管双重造影中直立位检查时食管钡柱的顶部见有无数小的 1 ~ 3mm 光滑圆形的小泡影构成的泡沫层，结节状斑块状病变混杂其中，黏膜呈结节状或花边状[1]。

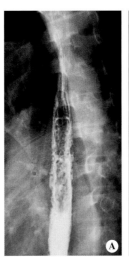
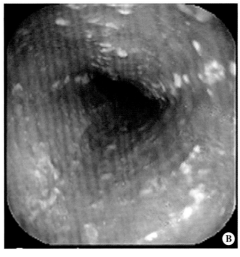

**图 8-2-1 白色念珠菌性食管炎（1）**
A. 食管钡剂造影示食管黏膜增粗，多发点状充盈缺损，管腔变窄，边缘模糊、不规则，呈"花边征"或"蛇皮状"；B. 食管镜示食管黏膜充血水肿，散在大小不一黄白色假膜斑紧附于黏膜（图片由首都医科大学附属北京佑安医院 李宏军提供）

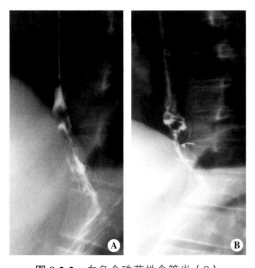

**图 8-2-2 白色念珠菌性食管炎（2）**
A、B. 食管钡剂造影示食管中下段黏膜增粗，斑块状充盈缺损，管腔变窄，边缘模糊、不规则（图片由首都医科大学附属北京佑安医院 李宏军提供）

**【诊断要点】**

1. 念珠菌性食管炎多发生在食管的中下段。

2. 临床上出现突发咽喉痛、胸骨后烧灼样痛、吞咽阻塞感、呕吐、呼吸困难、发绀、出血、口腔鹅口疮溃疡等症状时需考虑此病。

3. 病理结果见黏膜水肿，粗糙紊乱不光滑，中下段黏膜呈散在的或融合的白色或红色斑块，易出血。

4. 影像学缺乏特异性，管壁及管腔可见钡剂突入黏膜下，可见壁间假憩室，多见鹅口疮溃疡，黏膜呈鹅卵石状，边缘呈线状或锯齿状、深浅不

等，"泡沫征"是念珠菌性食管炎的特征性表现。

**【鉴别诊断】**

**1. 食管结核** 多位于食管的中上段，管腔狭窄、痉挛，颗粒性黏膜皱襞，管壁可呈锯齿状变，与正常的管壁分界不清。

**2. 食管静脉曲张** 门脉高压的继发病变，X线显示串珠样或蚯蚓状充盈缺损，管壁边缘明显不规则，管腔扩张，钡剂排空迟缓。

**【研究现状与进展】**

白色念珠菌引起食管黏膜受损，患者常出现吞咽困难或疼痛等食管症状，严重者并发食管气管瘘和食管大出血等，甚至有患者发生全身性真菌感染。随着医学技术的不断发展，马浩谦等[2]研究表明，影像结合内镜检查及细胞学刷检是诊断念珠菌性食管炎的有效手段，对于了解该病的发病部位、发病原因并探究有效的治疗方法有重要意义。郑丰平等[3]研究显示，广谱抗生素和质子泵抑制剂的使用是念珠菌性食管炎的危险因素。

## 二、放线菌性食管炎

**【概述】**

放线菌性食管炎是由放线菌引起的感染性病变。放线菌为多形态的病原体，寄存于人的口腔内，最常见于口腔卫生较差的龋齿内。

**【病理学表现】**

放线菌性食管炎主要病理改变为食管黏膜有

微小的损伤，组织坏死可形成脓肿，脓液内有硫磺样颗粒，光镜下可见菌丝，周围有炎症细胞浸润，局部还可见微小的黄色硫磺样颗粒性肉芽肿，多数黏膜下有小脓肿，破溃后可见小而浅的线状溃疡，晚期溃疡可深达肌层，引起食管穿孔，形成窦道或瘘管，黏膜扭曲，黏膜下水肿或可见纤维组织增生，也多可显示食管外肺门淋巴结肿大。

【影像学表现】

X线食管造影检查无特异性，主要表现为食管黏膜皱襞结构不规则，黏膜水肿增粗，紊乱，走行不规则、扭曲及息肉状、颗粒状变。腔内可有大小不等的充盈缺损，并弥散小的点状、线状浅溃疡，也可有深、大的溃疡，但很少见。管壁边缘不整，呈锯齿状，有文献报道放线菌性食管炎可引起食管 - 气管瘘。晚期纤维组织增生收缩，可致食管狭窄[4, 5]。

【诊断要点】

1. 双重造影检查可显示食管黏膜皱襞结构不规则，黏膜水肿增粗，紊乱，走行扭曲及息肉状、颗粒状变。腔内可有大小不等的充盈缺损并见点状、线状浅溃疡。

2. 确诊有赖于细胞学检查及病原体培养。

【鉴别诊断】

**1. 食管结核** 多是在身体其他部位结核病灶的基础上继发感染造成的，最常见为肺结核与肠结核。病变范围较长，与正常食管分界不清。管腔狭窄，管壁边缘毛糙不整，可呈锯齿状，黏膜皱襞呈颗粒状。壁内龛影，易与纵隔粘连。

**2. 食管淋巴瘤** 表现为息肉样充盈缺损者与本病易相混。淋巴瘤的结节多较大并可有表面溃疡，同时多伴有食管外淋巴结增大。CT可清晰显示食管外的肿大淋巴结并显示食管受压情况。

【研究现状与进展】

引起食管炎的病变较多，病变的起源不同，检查手段多样，部分疾病检出较为困难。因此，应合理选择影像学检查手段，联合各种影像学资料综合分析，避免早期食管炎的漏诊和误诊。

**参 考 文 献**

[1] 武乐斌，李吉昌，李春卫 . 消化疾病影像学图鉴 . 济南：山东科学技术出版社，2002.

[2] 马浩谦，张志坚 . 念珠菌性食管炎患者的临床和内镜特征研究 . 现代养生，2015，15（4）：38.

[3] 郑丰平，林显艺，郭云蔚，等 . 念珠菌性食管炎98例诊治分析 . 胃肠病学和肝病学杂志，2012，21（2）：147-149.

[4] 李文华，杨仁杰，王现亮，等 . 食管影像学 . 北京：人民卫生出版，2013.

[5] 沈杉杉，郭小皖，纪红，等 . HIV感染者并真菌性食管炎及食管纵隔瘘一例报告 . 中国艾滋病性病，2019，25（1）：88-89.

# 第三节 病毒性食管炎

## 一、疱疹病毒性食管炎

【概述】

单纯疱疹病毒性食管炎是由单纯疱疹病毒感染引起的，易发生于免疫力低下者及免疫功能缺乏者，可自行愈合，无后遗症。流感样前驱症状持续时间较长，进而出现吞咽困难、吞咽痛、食管阻塞感、胸骨后及胸背部痛等，确诊有赖于细胞学检查及病原体培养。

【病理学表现】

显微镜下特征：正常黏膜消失，出现多发性雨滴状小泡，破溃后形成溃疡，常被透亮的黏水肿晕包围，伴中性粒细胞和大量单核细胞浸润，特征性表现为受累的上皮细胞核肿胀，核染色质沿核膜分布，整个细胞核呈磨玻璃状，有多核细胞形成。其他表现：溃疡呈火山口状，底部见坏死的细胞碎屑，渗出的炎症细胞和肉芽肿，继发穿孔和食管扩张。

【影像学表现】

**1. X线** 在正常黏膜背景下，呈弥漫散在分布的点、线、星状溃疡，或孤立的大溃疡，周围见透亮水肿带，黏膜呈颗粒状、网状，黏膜皱襞毛糙、扭曲，断续有小颗粒状或细卵石状充盈缺损。管腔持续扩张或痉挛，边缘呈锯齿状，蠕动减弱或消失。

**2. CT** 较难发现食管溃疡和黏膜的改变，晚期食管壁增厚，管腔狭窄，口服对比剂后显示内壁不光滑。

【诊断要点】

1. 特征性表现：显微镜下见受累的上皮细胞核肿胀，核染色质沿核膜分布，整个细胞核呈磨玻璃状，有多核细胞形成。

2. 双重造影检查可显示在正常黏膜背景下，呈弥漫散在分布的点、线、星状溃疡，也可见孤立的大溃疡，周围见透亮水肿带。

3. 确诊依赖于细胞学检查及病原体培养。

【鉴别诊断】

**1. 念珠菌性食管炎**　单纯疱疹病毒性食管炎为在正常黏膜背景下出现分离、散在溃疡，而念珠菌性食管炎无此征象。

**2. 食管巨细胞病毒**（cytomegalovirus，CMV）常引起食管溃疡，易合并真菌、细菌感染；伴有其他内脏感染，常可在胃、肠黏膜及黏膜下发现CMV。

【研究现状与进展】

消化道X线钡剂造影检查对食管病变的动态观察及整体显示优于CT和MRI检查，而CT、MRI检查有助于病因的诊断。MSCT的优势在于增强前后可了解血管走行情况、与周围器官的毗邻情况及其他伴发病变；MRI有助于病因良恶性的鉴别，对于疑难病例应综合分析，可为临床诊断治疗方案的选择提供重要依据。

# 二、巨细胞病毒性食管炎

【概述】

巨细胞病毒性食管炎（cytomegaloviral esophagitis）也是一种机遇性感染，尤其多见于AIDS患者，常见于免疫抑制的患者，如器官移植后服用免疫抑制剂的患者，可伴有胸痛、溃疡、瘘管和狭窄。

【病理学表现】

病变处的内皮细胞、成纤维细胞和上皮细胞内可找到CMV包涵体。CMV引起的食管溃疡常多发，也可见单发的巨大溃疡，边缘呈穿凿样改变，溃疡底无白苔。

【影像学表现】

食管中段或远端有散在的浅表溃疡，难与疱疹性食管炎鉴别。巨细胞病毒性食管炎可在食管内出现孤立的或数个相对大的扁平溃疡，常由透亮的水肿黏膜包绕（图8-3-1）。

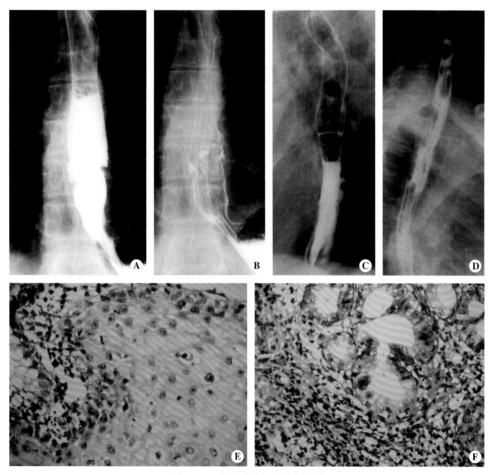

**图 8-3-1　巨细胞病毒性食管炎**

A、B. 食管钡剂造影正位钡剂充盈相（A）和黏膜相（B），食管下段壁龛状充盈缺损及钡斑；C. 前斜位示食管下段壁龛状钡斑突出，并可见细小毛刺状钡剂影；D. 前斜位示食管中下段黏膜毛糙欠光滑；E. 镜下示食管鳞状上皮层内巨细胞病毒包涵体（HE×200）；F. 镜下示食管下段黏膜内巨细胞病毒包涵体（HE×200）（图片由首都医科大学附属北京佑安医院 李宏军提供）

【诊断要点】

在 AIDS 患者食管内发现较大的、散在的浅表溃疡应考虑本病。诊断尚需做进一步检查如内镜检查、活检、组织培养等。

【鉴别诊断】

**1. 食管淋巴瘤** 淋巴瘤的结节多较大并可有表面溃疡，同时多伴有食管外淋巴结肿大。CT 可清晰地显示食管外的肿大淋巴结并显示食管受压的情况。食管淋巴瘤多无孤立或数个相对大的扁平溃疡形成。

**2. 食管癌** 局部管壁僵硬、狭窄，黏膜破坏中断，龛影大而不规则。

【研究现状与进展】

巨细胞病毒性食管炎的改变与患者的年龄、性别、一般状况、既往史等均相关。既往诊断多依靠传统的 X 线钡剂造影检查方式，目前关于食管的相关影像学研究多集中于 MSCT 的应用，但 CT 检查存在电离辐射危害，并且 CT 诊断符合率容易受到多方面因素的影响。故对于不典型病例应多种方法综合分析，给出准确的诊断 [1]。

（熊鑫鑫 刘文亚）

**参 考 文 献**

[1] 李文华, 杨仁杰, 王现亮. 食管影像学. 北京: 人民卫生出版社, 2013.

# 第四节 食管炎性疾病

## 一、反流性食管炎

【概述】

反流性食管炎（reflux esophagitis）是一种食管炎性疾病，是指胃内容物反流入食管产生症状或并发症。系胃食管连接部的括约肌松弛，抗反流功能不全，胃酸、胃消化酶、胆汁等反流至食管，长期刺激食管黏膜而引起食管下段黏膜的炎症。

临床表现为胃食管反流，上腹疼痛，且出现消化不良等症状。患者在饱食后，多出现胃灼热、反流和胸痛等症状。在长期反流性食管炎的影响下，可出现吞咽困难等症状，反流性食管炎持续发病得不到治疗，将会演变成食管溃疡糜烂，甚至还会出现出血症状，可能引起患者贫血。

上消化道钡剂 X 线检查，可以有效判断患者是否出现胃食管反流、食管裂孔疝及食管狭窄等症状，也可以判断患者是否有胃十二指肠溃疡。内镜检查有助于判断反流性食管炎的诱发原因。

【病理学表现】

病变早期为黏膜充血、水肿，表面糜烂和浅小溃疡，其后炎症可达肌层，并引起黏膜下层纤维组织增生，黏膜可呈轻度息肉样变，病理诊断为慢性炎症。晚期可见食管溃疡愈合后瘢痕组织收缩，导致食管管腔狭窄，狭窄以上食管多扩张，管壁僵硬，边缘不规则，狭窄段常有短缩而拉紧变直；当出现反流时，食管前庭贲门部收缩力减弱，类似括约肌收缩力变小。

【影像学表现】

食管造影中食管黏膜变化不显著，造影所见可能为阴性，或只能看到食管远段数厘米至十厘米长的轻微痉挛性改变，食管黏膜皱襞连续，管壁仍光滑规则；偶见锯齿状第三收缩波。炎症进一步发展时，病变影像逐渐显示出改变。

（1）黏膜皱襞异常：①食管中下段黏膜皱襞增粗：有些增粗的黏膜皱襞边缘呈细毛刺状，管壁毛糙（图 8-4-1），可见针尖状钡点，部分显示多发小星芒状龛影或网织交错的线样龛影，有的近似肿瘤的充盈缺损，但食管管壁柔软，扩张度良好。②扭曲状：黏膜皱襞如皱纹纸样较微细的扭曲，黏膜皱襞走向无改变。此型立位透视或摄片不易发现，而在仰卧或俯卧位不加压的情况下，钡剂下行速度减缓，对黏膜皱襞显示较好。③黏膜皱襞紊乱：导致食管壁轻度变形，不规则，管壁扩张不良，柔软度欠佳，食管黏膜皱襞相互交错，呈迂曲及紊乱状。

（2）管腔改变：食管溃疡愈合后瘢痕收缩导致食管管腔狭窄，狭窄以上食管多呈扩张，管壁僵硬，边缘不规则，狭窄段常有短缩而呈拉紧变直；食管下 2/3 段管腔狭窄，扩张差，钡剂排空受阻。部分患者可合并食管裂孔疝 [1-3]。

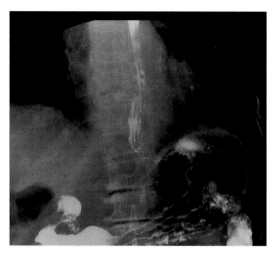

**图 8-4-1 反流性食管炎**
上消化道钡剂检查示食管下段黏膜皱襞增粗，管壁毛糙

## 【诊断要点】

影像学诊断反流性食管炎检查采用数字化胃肠机连续点片方法，仔细观察，应特别注意早期食管功能性变化及食管的形态、蠕动、廓清及反流情况；针对不同病变段选择仰卧、俯卧、头低足高位、腹部加压、多轴观察及连续摄片等；若影像学出现类似肿瘤或其他食管疾病的征象，应结合内镜检查，同时排除心绞痛等其他相邻脏器的病变，以防误诊；必须结合临床病史，如胸闷不适、吞咽困难、手术史、服药史等。

## 【鉴别诊断】

反流性食管炎的溃疡应注意与 Barrett 食管溃疡相鉴别。Barrett 食管溃疡发生于食管任何部位的异位柱状上皮，常见于胸下段和胸中段食管，溃疡较大，可呈穿透性，常并发出血或穿孔；反流性食管炎的溃疡发生于食管下段的扁平上皮，溃疡浅而小，呈点状钡影或切线位呈尖刺状龛影，造影时要细致观察加以区别。另外，反流性食管炎与早期癌变的 X 线表现有很多相似之处，在做出食管炎的诊断时，首先要排除食管癌，以免误诊。因此，若食管出现类似表现，可通过内镜检查并结合临床症状做出鉴别。

## 【研究现状与进展】

反流性食管炎早期依赖于内镜检查，中度和重度反流性食管炎充盈黏膜皱襞，注意黏膜的凹凸和双对比食管造影结果。早期病例应注意食管功能性变化，X 线检查与胃镜各有不同的优缺点，两者相互补充才能较好地发挥其作用。

# 二、Barrett 食管

## 【概述】

Barrett 食管（Barrett's esophagus，BE）是食管下段的复层扁平上皮被单层柱状上皮所替换的一种病理现象。目前普遍认为 Barrett 食管与反流性食管炎密切相关，其中伴有特殊肠上皮化生者属于癌前病变，有发生腺癌的可能，且由 Barrett 食管发展来的腺癌预后极差，因此对 BE 的早期诊断具有重要意义。

Barrett 食管本身并不产生症状，患者的症状主要由反流性食管炎及其伴随病变引起。最常见的症状为反酸，其次为胸骨后灼烧感、疼痛和上腹痛。当出现食管狭窄时，突出的症状为吞咽困难。Barrett 食管出血可大量，但常呈慢性缺铁性贫血。少数穿孔或侵入胸膜腔引起瘘管，或侵入其他邻近器官出现症状。

临床主要依靠内镜确认 Barrett 黏膜。X 线检查较难发现 Barrett 食管，有食管裂孔疝及反流性食管炎的表现，缺乏特异性。食管动力检测 BE 患者食管下括约肌功能不全，食管下段压力减低，容易形成胃食管反流，且对反流性酸性物质的清除能力下降，因此监测患者食管内压力及 pH，对于提示 BE 的存在有一定参考意义[4]。

## 【病理学表现】

BE 在普通胃镜下表现为齿状线上移或消失。Barrett 上皮是一种红色柔软特征性的胃黏膜，以环食管内壁的形式伸展，或呈无规则的指状突起和岛状，病理检查证实食管远端鳞状上皮被柱状上皮取代，上皮内可见两种特征性的细胞，即杯状细胞和柱状细胞，称为 Barrett 化生。

内镜下 BE 可分为 3 型。①环型：红色黏膜向食管延伸累及全周，与胃黏膜无明显界限，其游离缘距食管下括约肌 3cm 以上。②岛型：齿状线 1cm 处以上出现斑片状红色黏膜。③舌型：与齿状线相连，伸向食管呈岛状。在 Barrett 上皮可以出现充血、水肿、糜烂或溃疡，反复不愈的溃疡可引起食管狭窄[5,6]。

## 【影像学表现】

食管裂孔疝和胃食管反流是 BE 最常见征象，因此 BE 的 X 线征象与反流性食管炎基本相同，无特异性；狭窄是 BE 第二常见征象，狭窄多发生在中段和下段，呈环形或偏心性，常不造成梗阻，仅表现为对比剂通过缓慢。典型的溃疡龛影在切线位突出于管腔轮廓之外，长轴与食管纵轴一致，可以有宽广的口部，或以狭颈与食管相连。黏膜增厚，呈网状改变[7]。

**【诊断要点】**

食管中段或下段出现狭窄且狭窄段出现溃疡，同时伴有食管裂孔疝、食管炎等表现是 BE 较为特征的 X 线征象；检出食管狭窄区及远端的网状纹理对诊断有价值，但要注意正确识别。因此当 X 线检查提示局部异常改变时，应进一步行内镜检查以确诊。有时 BE 也可以无异常 X 线表现。

**【鉴别诊断】**

Barrett食管需与食管癌及反流性食管炎相鉴别。

**1. 食管癌** 狭窄段管壁僵硬不规则，黏膜破坏，狭窄为偏侧性时，对侧管壁仍能扩张，当癌侵犯食管全周，对比剂通过时病变段不能扩张。溃疡型癌龛影不规则，常位于腔内，边缘有结节样充盈缺损。BE 的狭窄区虽扩张受限但仍有一定的舒张，对比剂可缓慢通过，但无明显梗阻，龛影多为长椭圆形，位于腔外，长轴与食管纵轴一致。

**2. 反流性食管炎** 狭窄多呈漏斗状或管状，与正常段分界不清，管壁光滑或略显毛糙。龛影浅小，多呈点状或刺状。

**【研究现状与进展】**

X 线检查能初步提出 BE 诊断，提高临床检出率，它能显示 BE 的狭窄、龛影、网状纹理等较为特殊的 X 线征象，也能观察食管的蠕动功能，是 BE 首选的检查方法。BE 是食管下段腺癌的癌前病变，因此随访有重要的临床意义。双对比食管造影方便经济，无痛苦，较内镜检查易为患者接受。对于随访患者X线下有改变时应提醒临床上引起重视。

# 三、食管克罗恩病

**【概述】**

克罗恩病（Crohn disease）是一种病因不明的肉芽肿性炎性病变，从口腔至肛门各段消化道均可受累。但病变多见于末端回肠及邻近结肠，表现为食管克罗恩病者少见。食管克罗恩病（esophageal Crohn disease，ECD）是指病变累及食管，食管病变是患者克罗恩病的一部分。

食管克罗恩病临床主要表现为胸骨后疼痛或吞咽困难，易误诊为食管癌。大多伴有广泛的胃肠道克罗恩病，并有胃肠道外表现，一般以胸骨后疼痛、吞咽困难、疼痛、反酸等症状为主，可出现腹痛、腹泻、肠梗阻等表现；也可伴有发热、营养不良、体重下降、关节炎、口腔溃疡、结节性红斑等肠外表现。

实验室检查：轻至中度贫血；白细胞总数一般正常，病情活动特别是存在并发症时可升高；血小板计数明显升高，且与炎症活动程度相关。病变活动时血清第Ⅷ凝血因子升高，红细胞沉降率增快，C 反应蛋白及其他急性时相性反应物升高。新蝶呤是单核巨噬细胞受活化的 T 淋巴细胞分泌的 γ 干扰素诱导后释放的物质，当细胞免疫改变时，尿新蝶呤增多，其水平与病情严重程度呈负相关。血清溶菌酶活力在 ECD 及其他肉芽肿病变时均可升高[8]。

**【病理学表现】**

食管克罗恩病胃镜下表现为食管浅表糜烂、狭窄及后期形成的纵形或横形溃疡，病变段食管全层受累，外观可见管壁增厚，管腔狭窄，切面灰白色，质韧硬。病变主要起源于黏膜下层，该层可出现水肿和大量炎症细胞浸润，食管黏膜充血，肉芽组织增生或机化，致食管全层纤维化。食管黏膜层继发受累，病理发展过程从多发糜烂、溃疡到瘢痕形成。由于上述黏膜下层的病理改变，部分黏膜呈卵石样改变。典型的病理组织表现为非干酪坏死性肉芽形成、黏膜下层增厚、淋巴细胞聚集等[9, 10]。

**【影像学表现】**

食管钡剂造影在食管克罗恩病的不同时期可有不同征象。食管钡剂造影其特征为典型的潜行性溃疡及管壁增厚，与疱疹性食管炎中所见相似，即孤立的、散在的多处溃疡。病变早期食管黏膜呈慢性溃疡性食管炎表现，即食管黏膜不规则增粗、变平及管腔狭窄；病变后期，局部食管壁组织纤维化而导致管腔明显狭窄，管壁僵硬，在食管腔内可见纵行裂隙状溃疡形成的条状存钡区，并有横行窦道与之交错，呈"鹅卵石征"；病变初见于食管下段，以后逐渐向上直至累及整个食管。偶有 X 线表现为病变局部食管腔狭窄，食管黏膜中断或充盈缺损，管壁僵硬，不易与食管癌相鉴别。

**【诊断要点】**

食管克罗恩病单凭 X 线及内镜很难诊断，易与食管炎性狭窄相混淆，易被误诊为食管癌。克罗恩病具有几个特征性的表现，如纵行裂隙样溃疡、管腔狭窄和鹅卵石样黏膜改变。但由于克罗恩病常累及食管全层，仅仅通过内镜在黏膜取材，获得典型病理学表现的可能性较小。只有多次胃镜检查、活检获得其特有的病理组织学特征才可确诊，但大部分需经术后病理学检查。

**【鉴别诊断】**

食管克罗恩病可能误诊为反流性食管炎、食管癌、食管淋巴瘤、食管结核，或食管的病毒性、细菌性感染（主要是巨细胞病毒感染、单纯疱疹病毒感染、白色念珠菌感染）等。可以通过抑酸、抗炎等诊断性治疗和病变组织反复活检及结核菌素试验等，结合患者的病史、体征和其他辅助检查进行鉴别诊断[10]。

**参 考 文 献**

[1] 康艳，刘变英，陈星. 反流性食管炎的诊断分析探讨. 中华腹部疾病杂志，2004，12（4）：869-875.

[2] 万向荣，张南征，丁心敏，等. 反流性食管炎 X 线影像与胃镜检查结果对照研究. 东南国防医药，2005，7（5）：332-333.

[3] Luedtke P，Levine MS，Rubesin SE，et al. Radiologic diagnosis of benign esophageal strictures：a pattern approach. RadioGraphics，2003，23（4）：897-909.

[4] 薛寒冰. Barrett 食管诊断和治疗——美国胃肠病学会芝加哥会议总结. 胃肠病学，2013，10（3）：182-186.

[5] 张亚历. Barrett 食管组织病理学研究. 中华消化杂志，2012，26（2）：115-117.

[6] Koop H. Reflux disease and Barrett's esophagus. Endoscopy，2000，32（2）：101-107.

[7] 夏云宝. 食管 Barrett 溃疡一例. 放射学实践，2005，20（5）：454.

[8] 钱家鸣，吕红，李巍，等. 克罗恩病的肠外表现和并发症. 中华消化杂志，2004，24（7）：395-398.

[9] Decker GAG，Loftus EV Jr，Pasha TM，et al.Crohn's disease of the esophagus：clinical features and outcomes. Inflamm Bowel Dis，2001，7（2）：113-119.

[10] Wagtmans MJ，Verspaget HW，Lamers CB，et al. Clinical aspects of Crohn's disease of the upper gastrointestinal tract：a comparison with distal Crohn's disease. Am J Gastroenterol，1997，92（9）：1467-1471.

# 第五节　嗜酸细胞性食管炎

**【概述】**

嗜酸细胞性食管炎（eosinophilic esophagitis，EoE）是一种少见的消化道炎性疾病，以食管黏膜各层嗜酸性粒细胞浸润为特点，病因目前尚不明确。有研究表明嗜酸细胞性食管炎的发病有一定的家族聚集性，可能是由共同的基因或环境因素所致。吸入性过敏原能导致食管嗜酸性粒细胞增多已在动物模型中被证实，气管和食管黏膜免疫系统之间的相互联系可能对嗜酸细胞性食管炎的发病产生重要影响。食物诱发食管黏膜屏障的改变，免疫因素参与其中可能也参与了疾病的发生。

嗜酸细胞性食管炎的临床表现与年龄呈明显的相关性，因此儿童和成人的症状有很多不同。2 岁以下患儿主要表现为喂养困难和生长发育停滞，呕吐、腹痛和反流症状多见于 12 岁以下儿童，成人主要症状为吞咽困难和食物嵌塞[1-4]。

对于嗜酸细胞性食管炎，需结合临床、内镜、组织病理学特征和实验室检查等进行综合诊断。目前公认的嗜酸细胞性食管炎的诊断标准：①食管功能紊乱相关的临床症状；②活检显示以嗜酸性粒细胞为主的炎症，其特征是嗜酸性粒细胞 ≥ 15/HPF；③局限于食管黏膜的嗜酸性粒细胞增多，且质子泵抑制剂（PPI）试验治疗后持续存在；④除外食管嗜酸性粒细胞增多的继发原因；⑤治疗（饮食剔除、局部皮质激素）有效支持诊断结果，但非必需。

**【病理学表现】**

嗜酸细胞性食管炎没有特异性的内镜表现，但内镜检查仍是诊断的重要一步。嗜酸细胞性食管炎的内镜表现：①黏膜粗大、质脆、水肿，可表现为横向及纵向的线状槽沟；②白色渗出物、白色隆起、结节或黏膜呈颗粒样；③舍茨基环、同心环形成；④食管狭窄。若出现 1 种以上的上述表现，则提示嗜酸细胞性食管炎的可能。嗜酸细胞性食管炎与正常食管缺乏嗜酸性粒细胞的表现不同，嗜酸细胞性食管炎表现为大量嗜酸性粒细胞浸润食管上皮细胞，大量的迟发炎症细胞是诊断此病的关键。嗜酸细胞性食管炎组织活检还会发现很多其他的炎症细胞。此外，食管黏膜会出现许多结构异常，嗜酸细胞性食管炎活组织检查时经常可见浅表层及基底层增生、乳头状增生、纤维化。嗜酸细胞性食管炎的病理学特征非常明显，但不具有特异性[5]。

**【影像学表现】**

本病无特异性 X 线表现，尽管 X 线可发现解剖异常，但不能明确组织嗜酸细胞炎症。对表现为吞咽困难的患者，常可发现存在食管狭窄[4]。此外，该项检查还有助于提示在进行内镜检查时选择不同口径的内镜及判断是否需要行食管扩张术。

【诊断要点】

症状是嗜酸细胞性食管炎临床诊断的重要参数，但不能单独作为疾病活动和治疗反应的可靠指标。迄今为止，确诊嗜酸细胞性食管炎的最佳方法是在经验性使用高剂量PPI治疗后再次行内镜下食管组织活检，当活检结果仍为持续性的嗜酸性粒细胞增多时才可以确诊。

【鉴别诊断】

由于正常食管黏膜中并无嗜酸粒细胞浸润，因此几乎所有发生嗜酸性粒细胞浸润的食管黏膜病变均应注意鉴别，主要包括胃反流疾病、食物过敏、嗜酸细胞性胃肠炎、慢性感染性（如霉菌性、巨细胞病毒性、疱疹病毒性、寄生虫性等）食管炎等，其中最重要的是胃反流疾病。胃反流疾病和食物关系不大，吞咽困难症状不明显，但胃灼热感常见，内镜下病变较弥散，主要在食管下段，而不是在上中段，罕见同心圆、纵行凹陷、梨状沟特征等，但发生膈疝的概率高，患者对PPI治疗有效，在组织学上嗜酸细胞少。

【研究现状与进展】

应用内镜下功能性管腔道成像探针（FLIP）定量评估食管壁顺应性是一种新型的、更精确的评估嗜酸细胞性食管炎食管功能的方法。FLIP由多通道电阻抗导管和测压传感器组成，由于兼容包内充满了导电溶液，沿着导管设备探测器可以在多个点上同时确定食管腔的直径和压力，由此产生的压力-容积曲线可以提供食管壁扩张性的详细信息。FLIP能够定量评估嗜酸细胞性食管炎患者食管的管壁顺应性、管壁重塑与疾病发生的关联[6]，这有望量化嗜酸细胞性食管炎患者的食管功能性质，更有助于疾病诊断。

## 参 考 文 献

[1] Lee YJ, Redd M, Bayman L, et al. Comparison of clinical features inpatients with eosinophilic esophagitis living in an urban and rural environment. Dis Esophagus, 2015, 28（1）: 19-24.

[2] Aceves SS. Food allergy testing in eosinophilic esophagitis: what the gastroenterologist needs to know. Clin Gastroenterol Hepatol, 2014, 12（8）: 1216-1223.

[3] 李燕妮, 曹晓沧, 王邦茂. 嗜酸性食管炎的最新研究进展. 中华消化内镜杂志, 2015, 12（32）: 860-863.

[4] Cantù P, Penagini R. Eosinophilic oesophagitis: the essentials for daily practice. Stand J Gastroenteml, 2010, 45（5）: 528-532.

[5] 周巍, 杨家耀, 时昭红. 嗜酸细胞性食管炎临床资料回顾性分析. 临床消化病杂志, 2016, 10（5）: 292-295.

[6] Nicodème F, Hirano I, Chen J, et al. Esophageal distensibility as a measure of disease severity in patients with eosinophilic esophagitis. Clin Gastroenterol Hepatol, 2013, 11（9）: 1101-1107+e1.

# 第六节　放射性食管炎

【概述】

对于食管癌、头颈部恶性肿瘤或胸部恶性肿瘤患者，临床一般采用放射治疗[1]。放射性食管炎（radiation esophagitis）是当前胸部肿瘤放疗过程中的常见并发症。一般出现于放疗后1周或数周内，通常症状较轻微，但严重者可出现胸部剧痛、呛咳、呼吸困难、呕吐、呕血等，还应警惕食管穿孔或食管气管瘘的发生。当前放射性食管炎的诊断以临床症状为诊断依据，缺乏特异性诊断指标和有效的评估手段。放射性食管炎的发病及病情进展与放射剂量成正相关。

【病理学表现】

主要病理改变为食管黏膜受放射线照射后出现的局部充血、水肿，随病情进展进一步出现食管局部狭窄，瘢痕样改变。病理学上主要分为3期，即坏死期、枯萎期和再生期。坏死期食管黏膜表现为黏膜下充血、水肿、糜烂；枯萎期管壁变薄，黏膜变得平滑，此期易发生食管出血、穿孔；再生期残存的细胞开始再生，逐渐出现纤维化、血管变细、狭窄。

【影像学表现】

**1. X线**　早期有症状者，食管吞钡检查可见蠕动波减弱、食管溃疡等，晚期则可见食管狭窄。

**2. CT**　主要表现为受累食管壁增厚，食管壁增厚水肿。特征CT表现为食管狭窄，食管壁黏膜水肿，与周围低密度环形成"晕轮征"或"靶征"；周围脂肪间隙浑浊。

【诊断要点】

1. 食管壁增厚，管腔狭窄，CT可见典型"晕轮征"。

2. 头颈部或胸部肿瘤放疗病史。

**【鉴别诊断】**

放射性食管炎要与食管癌、癌性溃疡相鉴别。

**【研究现状与进展】**

放射性食管炎作为肿瘤放疗的剂量限制性毒性之一，在恶性肿瘤的临床治疗中受到广泛关注。但其临床表现不具有特异性，没有有效的治疗方法，且可引起严重的并发症。因此，对于放射性食管炎的及时正确诊断、治疗和预防可能直接影响肿瘤的控制率和生存率[2]。

（王　静　刘文亚）

## 参 考 文 献

[1] 杨志勇，李书芹，杜雪菲，等．复方白及粉治疗急性放射性食管炎的疗效分析．辽宁中医杂志，2016，43（9）：1915-1916.

[2] 王立东，谌娜娜，李蕊洁，等．放射性食管炎的临床研究进展．实用肿瘤杂志，2017，32（5）：474-478.

# 第九章　胃　肠　道

## 第一节　消化性溃疡

### 【概述】

消化性溃疡（peptic ulcer，PU）是指胃肠道黏膜在某种情况下被胃酸/胃蛋白酶消化而造成的溃疡，溃疡的黏膜缺损超过黏膜肌层，可发生于食管、胃及十二指肠，也可发生于胃-空肠吻合口附近和含有胃黏膜的 Meckel 憩室内。但一般所谓消化性溃疡主要指胃溃疡（gastric ulcer，GU）和十二指肠溃疡（duodenal ulcer，DU）。

消化性溃疡为多病因疾病，胃酸及胃蛋白酶分泌增多，幽门螺杆菌感染和胃黏膜屏障保护作用的削弱是该病发生的重要因素。消化性溃疡可发生于任何年龄，以中年人多见，呈慢性过程，发作时呈节律性上腹部疼痛；胃溃疡的疼痛部位在剑突下正中或偏左，多为空腹痛或夜间疼痛；十二指肠溃疡的疼痛部位为上腹正中或偏右，多为进食—疼痛缓解—疼痛。消化性溃疡可并发出血和穿孔，十二指肠或幽门管溃疡可并发幽门梗阻，少数胃溃疡可发生癌变。

胃镜检查可见溃疡多呈圆形或椭圆形，底部平整，覆盖有白苔，边缘整齐，周围黏膜充血、水肿。$^{13}$C、$^{14}$C 尿素呼气试验用于幽门螺杆菌检测。胃液分析主要用于胃泌素瘤的诊断。

### 【病理学表现】

胃溃疡约 85% 发生于胃窦小弯、胃角部。溃疡多呈圆形或椭圆形，多数直径 < 2.5cm，深度 < 1cm，累及黏膜肌层，少数可深达肌层甚至浆膜层，边缘整齐、规则，底部平整，干净或有灰白色渗出物。活动性溃疡周围常有炎症、水肿，底覆厚苔。侵犯血管时引起出血，穿破浆膜层时引起穿孔。溃疡愈合期周围黏膜炎症、水肿消退，边缘上皮细胞增生覆盖溃疡面，底部肉芽纤维组织增生形成瘢痕，瘢痕收缩周围黏膜皱襞集中。十二指肠溃疡约 95% 发生在十二指肠球部，少数发生于球后部。

### 【影像学表现】

消化性溃疡的影像检查主要以上消化道钡剂造影为主，必要时加做 CT 或 MRI 检查。消化道气钡双重对比造影可以清楚显示胃十二指肠黏膜面的细微结构及异常，对于消化性溃疡的发现率为 60% ~ 80%，但其诊断效能仍然不及内镜检查。

**1. X 线**　上消化道钡剂造影检查是诊断消化性溃疡的传统影像学检查方法，同时引入气体可实现气钡双重对比。

（1）直接征象：①胃溃疡钡剂造影的直接征象是龛影，是胃壁溃疡缺损内充盈钡剂的 X 线表现。溃疡内充盈钡剂，在正位像龛影表现为圆形或类圆形的钡斑阴影，龛影边缘光滑整齐，底部平整或稍不平。慢性溃疡的边缘增厚，在溃疡周围形成薄层充盈缺损，因瘢痕收缩溃疡周围黏膜呈放射状纠集，可达到溃疡边缘（图 9-1-1A）。切线位像可以显示龛影突出于胃轮廓外，多见于胃小弯部位（图 9-1-1B）。溃疡周围水肿可引起龛影口部较为狭窄，称为"狭颈征"。在龛影口部常见因水肿所造成的透明带，宽 0.5 ~ 1cm，称为"项圈征"。溃疡口部水肿形成 1 ~ 2mm 宽的光滑整齐的透明线称为龛影口部黏膜线。溃疡口部黏膜水肿的各种征象是良性溃疡的表现。②十二指肠溃疡钡剂造影的直接征象：表现为龛影和球部变形。龛影多为圆形或类圆形，边缘多光滑清楚，直径一般在 1cm 以内，周围可见水肿的透明带，黏膜皱襞放射状向溃疡集中。溃疡瘢痕引起十二指肠球部变形，产生"三叶草"样或"山"字等形态（图 9-1-2）。十二指肠球部恒久变形是溃疡的诊断依据。

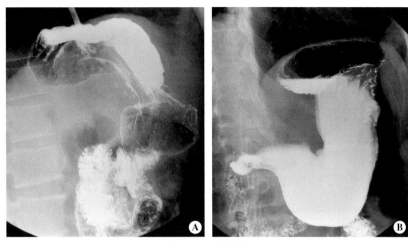

**图 9-1-1 胃溃疡**

A.上消化道钡剂造影，胃体小弯侧溃疡，可见黏膜纠集，黏膜未见中断；B.切线位可见溃疡位于小弯侧近胃角处，龛影突出于胃轮廓外、边缘光整

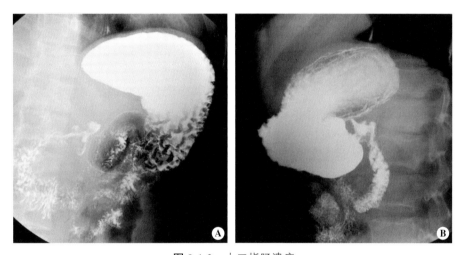

**图 9-1-2 十二指肠溃疡**

A.上消化道钡剂造影，十二指肠球部溃疡，可见十二指肠球部变形，呈三叶草样；B.不同体位呈现"山"字形

（2）间接征象：①胃溃疡钡剂造影的间接征象：胃小弯溃疡时在大弯侧的胃壁可出现痉挛性切迹，与龛影相对，也常引起胃窦或幽门痉挛；胃溃疡引起胃液分泌增加，表现为较多的空腹滞留液，钡剂稀释，胃蠕动和胃张力可增加或减弱，排空加快或减慢。②十二指肠溃疡钡剂造影的间接征象：急性或亚急性溃疡引起球部激惹征，即钡剂在球部迅速通过，不易使球部充盈。也可引起幽门痉挛，使胃排空时间延长，加之胃分泌增强，使胃潴留液增多。

**2. CT** 随着 CT 检查设备的进步，CT 检查消化性溃疡的敏感性也在不断提高，但常规的 CT 扫描仍然不是消化性溃疡的首选检查方法，仅在个别情况下，如需要鉴别溃疡性质及明确邻近有无浸润时采用。CT 检查需要充盈胃腔并进行增强扫描，横断位图像结合多平面重组图像综合观察分析。消化性溃疡的CT表现亦分为直接征象和间接征象[1]。

（1）直接征象：为溃疡本身的显示。溃疡局部黏膜缺损样凹陷，周围的黏膜由于炎症而增厚并有强化（图9-1-3），但溃疡处由于黏膜破坏缺失，呈现强化黏膜突然中断的征象，特别是在胃腔充盈良好的情况下，增厚强化的黏膜突然中断往往提示溃疡的存在[2,3]。

（2）间接征象：管壁增厚，系胃炎及十二指肠炎导致黏膜下水肿，管壁增厚，呈分层样改变，水肿的肠壁在 CT 增强扫描上强化程度低于正常黏膜，但该征象并非消化性溃疡所特有，Hp 感染、非甾体抗炎药所致的胃黏膜损伤、创伤、消化不良、炎性肠病及淋巴瘤均可出现类似表现。消化性溃疡的另一间接征象为溃疡周围的肠壁非对称性增厚。

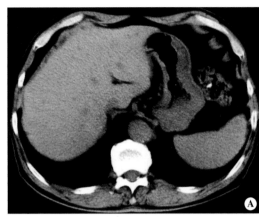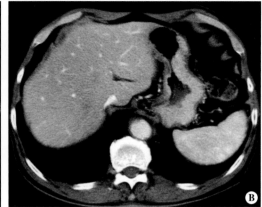

图 9-1-3 胃体溃疡

A.CT 平扫，胃体上部小弯侧局部胃壁黏膜缺损样凹陷；B.CT 增强扫描，周围的黏膜增厚并有强化，病理报告显示高级别上皮内瘤变

**3. 消化性溃疡并发症的影像学改变** 约有 1/3 的消化性溃疡患者会出现下列并发症[4]。

（1）出血：约 15% 的十二指肠溃疡患者以出血为首发症状。急性大量出血有时需要数字减影血管造影（digital subtraction angiography，DSA）检查。DSA 检查对比剂外溢是出血的直接征象，间接征象为局部血管影密度增高。急性胃肠道出血时不能进行钡剂造影检查。

（2）穿孔：消化性溃疡穿孔发生率约为 10%，多发生在十二指肠球前壁，穿孔后可引起严重的腹膜炎。75% 的溃疡穿孔在腹部平片上可见腹腔游离气体。CT 检测腹腔游离气体的敏感性极高，能发现小网膜囊或腹腔其他部位的游离气体，同时 CT 检查能够显示腹水和穿孔周围软组织炎性改变；CT 对于穿孔部位的显示率约为 36%（图 9-1-4），口

服水溶性对比剂 CT 扫描可见穿孔的部位有对比剂外渗的征象。

（3）瘘管：消化性溃疡可侵及或穿过浆膜层，纤维粘连可使病变局限形成穿透性溃疡，或穿入相邻的器官，胃溃疡可形成与结肠、小肠或皮肤的瘘管。

（4）梗阻：消化性溃疡发生梗阻者约占 5%，由十二指肠和幽门溃疡所致。球后溃疡早期即可引起梗阻。由于胃内容物潴留钡剂造影检查受限，CT 检查可显示胃窦幽门及十二指肠球部管壁增厚、幽门狭窄及胃腔内的潴留物。

【诊断要点】

1. 消化道钡剂造影检查显示突出于管腔轮廓外的龛影。十二指肠球部恒久变形也为溃疡的可靠影像征象。

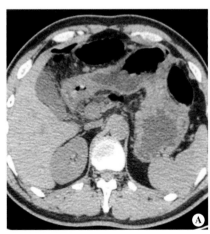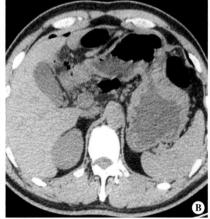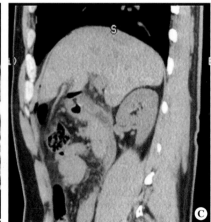

图 9-1-4 胃窦溃疡合并穿孔

A.CT 平扫，胃窦部胃壁增厚，腹腔内见游离气体影；B.增厚的胃窦管壁见小气泡，邻近腹腔间隙可见气体，提示穿孔的部位；C.冠状位重建显示胃窦部溃疡

2. 消化性溃疡 CT 特征为肠壁局部黏膜缺损样凹陷，周围黏膜增厚并强化，溃疡处黏膜突然中断。

3. 内镜检查为消化性溃疡的重要检查方法。

【鉴别诊断】

**1. 胃恶性溃疡**　早期胃癌诊断均较困难，依赖内镜＋活检检查。早期胃癌的浅表溃疡常合并胃小弯异常和黏膜破坏，较大的溃疡型胃癌的龛影形状不规则，切线位多呈半月形，即"半月征"。龛影位于胃轮廓之内，周围有宽窄不等的充盈缺损，还可见黏膜破坏，蠕动消失。

**2. 十二指肠球炎**　可有球部的痉挛与激惹，但无龛影，也无变形。

【研究现状与进展】

**1. 实时超声造影**　刘雪云等[5]使用胃肠超声助显剂进行超声检查，消化性溃疡诊断的准确性达 94.7%，高于钡剂造影检查。超声造影检查诊断消化性溃疡的特点：①超声能显示溃疡的形态、大小、位置，也能显示溃疡的深度，并可根据其深度预测并发溃疡穿孔；②清晰显示溃疡周围胃壁水肿增厚的范围、厚度、层次结构及胃周围组织改变；③动态观察病灶处胃壁蠕动情况、胃腔形态变化，有无发生狭窄、梗阻；④超声检查无创伤及电离辐射，重复性好，可动态监测消化性溃疡药物治疗的效果。

**2. CT 仿真内镜**　Chen 等[6]研究结果显示，CT 仿真内镜检查对于恶性与良性胃溃疡的鉴别与内镜的效果几乎相当。

（王　健　刘文亚）

**参 考 文 献**

[1] Tonolini M，Ierardi AM，Bracchi E，et al. Non-perforated peptic ulcer disease：multidetector CT findings，complications，and differential diagnosis. Insights Into Imaging，2017，8（5）：455-469.

[2] Baghdanian AH，Baghdanian AA，Puppala S，et al. Imaging manifestations of peptic ulcer disease on computed tomography. Semin Ultrasound CT MR，2017，39（2）：183-192.

[3] Kitchin DR，Lubner MG，Menias CO，et al. MDCT diagnosis of gastroduodenal ulcers：key imaging features with endoscopic correlation. Abdominal Imaging，2015，40（2）：360-384.

[4] 马大庆. 消化性溃疡的影像学诊断. 中华全科医师杂志，2005，4（10）：591-593.

[5] 刘雪云，宋宏萍，梁越，等. 实时超声检查结合新型胃超声显影剂诊断消化性溃疡的临床价值. 临床超声医学杂志，2014，16（10）：707-709.

[6] Chen CY，Jaw TS，Kuo YT，et al. Differentiation of gastric ulcers with MDCT. Abdominal Imaging，2007，32（6）：688-693.

# 第二节　胃　炎

【概述】

胃炎（gastritis）是由多种因素引起的胃黏膜炎性疾病的总称。根据发病的急缓及病程长短可以分为急性胃炎和慢性胃炎。

急性胃炎（acute gastritis）是指由物理、化学、药物、生物等因素导致的急性胃黏膜炎性病变。急性起病，出现上腹部剧痛、恶心、呕吐等症状。临床主要依靠临床症状及内镜检查。

慢性胃炎（chronic gastritis）病因不明确，一般认为是有害因素长期反复刺激所致。常见病因有幽门螺杆菌，自身免疫性因素，非甾体抗炎药，胆汁或十二指肠液反流，急性胃炎反复发作，长期吸烟、喝酒等。慢性胃炎临床特征不典型，诊断需要依靠内镜检查及活组织病理检查。

【病理学表现】

发生急性胃炎时，黏膜广泛水肿、充血，可见糜烂及充血，病变多局限于黏膜层，但有时也可累及胃壁深层组织；镜下可见大量中性粒细胞浸润。

慢性胃炎根据其内镜及病理学特点，分为慢性浅表性胃炎、萎缩性胃炎及肥厚性胃炎。①慢性浅表性胃炎：病变呈多灶性或弥漫性分布，可见黏膜充血水肿，表面有灰白色分泌物，有时伴有点状的出血或糜烂，主要为淋巴细胞和浆细胞浸润。②萎缩性胃炎：以黏膜固有腺体萎缩和伴有肠上皮化生为特征，胃黏膜稀薄平滑，皱襞变平消失，呈颗粒状；镜下可见不同程度的淋巴细胞与浆细胞浸润，腺上皮萎缩，腺体变小或囊性扩张，出现上皮化生。③肥厚性胃炎：黏膜层增厚，皱襞肥大，增宽变深，黏膜表面黏液分泌细胞数量增加，黏液分泌增多，炎症细胞浸润不明显[1]。

【影像学表现】

急性胃炎多依靠临床病史及症状做出诊断，X线检查多无阳性发现。较重者 X 线钡剂检查可提示黏膜粗大、增厚，影像学表现并无特异性。

慢性浅表性胃炎病变时 X 线造影常无特异性改变，中度以上才能显示黏膜皱襞增粗（图 9-2-1）；萎缩性胃炎腺体萎缩后，出现胃黏膜皱襞数量减少，胃小沟增宽，胃小区增大，胃轮廓光滑；肥厚性胃炎的 X 线黏膜相可见黏膜皱襞隆起，粗大而宽，排列紊乱、扭曲。

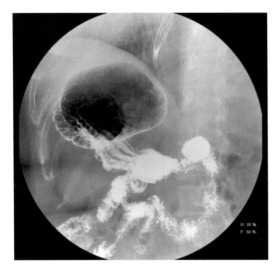

**图 9-2-1　慢性胃炎**
X 线造影示胃黏膜皱襞增粗

### 【诊断要点】

胃黏膜的炎性病变多依靠临床及内镜诊断，尤其是急性胃炎，常无特异性影像学表现，通常不作为胃炎的首要诊断手段；慢性胃炎时 X 线钡剂造影检查可有一些表现，需要结合临床症状及病史综合诊断。

### 【鉴别诊断】

胃炎在 X 线钡剂造影上表现为胃黏膜皱襞增粗，结构紊乱、扭曲的征象，临床应当进一步行内镜检查，这样既可以确定胃炎诊断，又利于防止早期胃癌的漏诊[2]。

### 【研究现状与进展】

由于大部分胃炎患者无明显临床症状，所以胃炎的诊断需要依据内镜检查与病理学诊断相结合，影像学上尚无特殊检查。

（王　静　张铁亮　刘文亚）

### 参考文献

[1] Fang JY，Du YQ，Liu WZ，et al. Chinese consensus on chronic gastritis（2017，Shanghai）. J Dig Dis，2018，19（4）：182-203.

[2] 白人驹，张雪林. 医学影像诊断学. 3 版. 北京：人民卫生出版社，2010.

# 第三节　肠　结　核

肠结核（intestinal tuberculosis，ITB）是由结核分枝杆菌侵犯肠道引起的慢性特异性感染。肠结核临床表现无特异性，容易误诊为肿瘤及其他炎性病变，临床上常用结肠镜检查作为肠结核的"金标准"，然而结肠镜难以观察小肠的情况，诊断本病仍具有一定的局限性。

### 【概述】

肠结核主要由人型结核分枝杆菌引起，少数地区有因饮用未经消毒的带菌牛奶或乳制品而发生牛型结核分枝杆菌引起肠结核的报道。结核分枝杆菌侵犯肠道主要是经口感染，也可由血行播散引起，见于粟粒型结核；或由腹腔内结核病灶如女性生殖器结核直接蔓延引起。肠结核主要位于回盲部，其他部位依次为升结肠、空肠、横结肠、降结肠、阑尾、十二指肠和乙状结肠等处，胃结核、食管结核罕见。

肠结核多见于中青年，女性稍多于男性。其表现有腹痛、腹泻与便秘、腹部包块。腹痛多位于右下腹或脐周，间歇性发作，常为痉挛性阵痛，于进餐后加重，排便或排气后缓解。体检常有腹部压痛，部位多在右下腹。腹痛亦可由部分或完全性肠梗阻引起，此时伴有其他肠梗阻症状；腹泻次数因病变严重程度和范围不同而异，一般每日 2～4 次，重者每日达 10 余次。粪便呈糊样，一般不含脓血，不伴有里急后重，有时患者会出现腹泻与便秘交替；腹部肿块常位于右下腹，一般比较固定，中等质地，伴有轻度或中度压痛。全身症状包括不同热型的长期发热，伴有盗汗。实验室检查可有中度贫血，白细胞总数一般正常，红细胞沉降率多明显增快，粪便检查可见少量脓细胞与红细胞，结核菌素试验阳性有助于诊断。结肠镜可以对全结肠和回肠末段进行直接观察，内镜下见病变肠黏膜充血、水肿，溃疡形成（常为横形、边缘鼠咬状），大小及形态各异的炎症息肉，肠腔变窄等。镜下取活体组织送病理检查具有确诊价值。

【病理学表现】

按大体病理，肠结核可分为3型。①溃疡型肠结核：肠壁的淋巴组织充血、水肿及炎症渗出性病变，进一步发展为干酪样坏死，随后形成溃疡。溃疡边缘不规则，深浅不一，可深达肌层或浆膜层，并累及周围腹膜或邻近肠系膜淋巴结。因溃疡基底多有闭塞性动脉内膜炎，故较少发生肠出血。因在慢性发展过程中，病变肠段常与周围组织紧密粘连，所以溃疡一般不发生急性穿孔，因慢性穿孔而形成腹腔脓肿或肠瘘亦远较克罗恩病少见。在病变修复过程中，大量纤维组织增生和瘢痕形成可导致肠管变形和狭窄。②增生型肠结核：病变多局限于回盲部，可有大量结核肉芽肿和纤维组织增生，使局部肠壁增厚、僵硬，亦可见瘤样肿块突入肠腔，上述病变均可使肠腔变窄，引起梗阻。③混合型肠结核：兼有这两种病变者并不少见，称为混合型肠结核或溃疡增生型肠结核。

【影像学表现】

**1. X线**

（1）溃疡型肠结核：以肠壁集合淋巴结和淋巴滤泡受侵，形成干酪样病灶，随后溃破而形成溃疡为特点。其主要X线造影表现：①多发小溃疡，表现为管腔轮廓不光滑，呈毛刺状，各种形态、大小不同的溃疡。点状、袋状、全周性"面"状，可见瘢痕带。②肠管痉挛性狭窄，严重时出现"跳跃征"。常见到末端回肠、盲肠和升结肠的一部分充盈不良，呈细线状，而其上、下肠管则充盈如常。钡剂灌肠检查，可发现回盲部并没有器质性狭窄，钡剂可以使肠管扩展和充盈。③黏膜皱襞增粗、紊乱，钡剂涂布不良。④瘘管形成。溃疡穿破可形成瘘管，钡剂排泄到瘘管时有对比剂外溢表现。

（2）增生型肠结核：干酪样病变很少，而以大量肉芽组织增生为其特点。其X线造影表现为3类：①肠管内肉芽组织增生，表现为管腔不规则狭窄，小肠排泄迟缓，通过障碍；②肠管狭窄挛缩，表现为回盲部位置升高，远离髂窝；③回盲瓣变形，表现为回盲瓣肥大，瓣口张开，与盲肠呈直线改变。

**2. CT**

（1）肠管环形增厚伴黏膜溃疡：增厚肠壁呈环形对称性增厚，即增厚肠管的系膜缘和游离缘均增厚。这与肠结核的溃疡特点有关，肠结核多为环绕肠壁一周的环形溃疡。增厚肠壁黏膜欠光整，凹凸不平，提示溃疡；有的黏膜呈结节状改变，提示增生性肉芽肿。

（2）肠壁分层或均匀一致强化：急性期，由于黏膜下水肿，肠壁呈分层强化；慢性期，黏膜下层由于纤维脂肪增生，肠管趋于均匀一致强化，分层征象不显著。

（3）回盲瓣挛缩变形和开口固定：回盲瓣挛缩变形表现为回盲瓣位置抬高上提，这与病变修复过程中的纤维组织增生和瘢痕收缩有关。回盲瓣受累呈"鱼嘴样"表现，并持久张开，形态固定不动。

（4）淋巴结肿大伴周边环形强化和钙化[1]：为肠系膜淋巴结炎性增生的表现。增大的淋巴结主要分布在右结肠动脉旁，肿大的淋巴结呈椭圆形，可呈环形强化，也可伴钙化，环形强化提示淋巴结干酪样坏死（图9-3-1A）。

（5）腹膜呈饼状、结节状增厚伴有周边环形强化和钙化：为结核分枝杆菌播散至腹膜的表现，提示结核性腹膜炎，并伴有腹水。肠系膜增厚常导致肠管相互粘连，形成"团状"改变（图9-3-1B）。不累及腹膜时，慢性期肠管周围纤维脂肪增生而使肠管间距增宽。

（6）肠管周围脓肿、瘘管形成和肠梗阻：当溃疡穿透至浆膜层时，可形成肠管周围脓肿，表现为肠管周围环形强化，中央液化坏死并可见气泡。瘘管表现为肠管与邻近肌组织形成的管道样结构，管道内壁异常强化。肠腔狭窄时可引起肠梗阻，表现为狭窄近端肠管积气、积液扩张，伴有气-液平面。

**3. MRI**　肠结核的MR表现与CT表现类似，磁共振具有较高的软组织分辨率，对黏膜溃疡和干酪样坏死淋巴结的显示较好，典型的溃疡在FIESTA序列上显示清晰，呈线样高信号。

【诊断要点】

1. 溃疡型肠结核的消化道造影检查主要表现为钡剂通过病变肠段的激惹征象，排空很快，充盈不佳，而在病变的上、下肠段则钡剂充盈良好，呈"跳跃征"。病变肠段黏膜皱襞粗乱、肠壁边缘不规则，有时呈锯齿状。也可见肠腔变窄、肠段缩短变形、回肠盲肠正常角度消失。

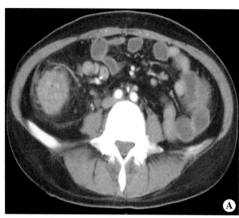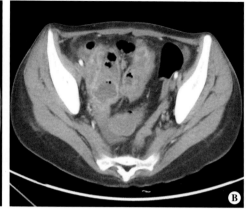

**图 9-3-1 肠结核**

A. CT 增强扫描，升结肠管壁均匀增厚并均匀性强化，周围脂肪间隙浑浊，肠管旁多发肿大淋巴结，部分呈环形强化；B. 回肠远端肠管壁增厚，肠系膜增厚致肠管相互粘连

2. CT 检查可见肠壁环形增厚，肠壁分层样强化，回盲瓣受累呈"鱼嘴样"改变。CT 检查对肠周淋巴结、网膜等肠外病变的显示具有优势。

3. MRI 检查典型的溃疡在 FIESTA 序列上呈线样高信号。肿大淋巴结呈环形强化，中央液化坏死。

【鉴别诊断】

**1. 克罗恩病** 其临床表现、X 线及内镜所见常与肠结核酷似，两者鉴别有时非常困难。克罗恩病可发生于消化道任何部位，以末端回肠和邻近右半结肠多见。病变肠管呈节段性、跳跃性分布，早期肠管多累及系膜缘，慢性期系膜缘缩短，游离缘呈假性憩室改变，肠管呈非对称性增厚。克罗恩病常有肠系膜的"木梳征"及肛瘘，而肠结核则不常见。

**2. 右半结肠癌** 该病比肠结核发病年龄大，常在 40 岁以上。一般无发热、盗汗等结核毒血症表现。X 线检查主要见钡剂充盈缺损，CT 检查可见结肠局部肿块，管腔狭窄，肠管周围浸润，淋巴结及远隔脏器转移病变。结肠镜检查及活检可确诊结肠癌。

**3. 阿米巴病或血吸虫病性肉芽肿** 既往有相应感染史。脓血便常见，粪便常规或孵化检查可发现有关病原体。结肠镜检查多有助于鉴别诊断。

**4. 小肠淋巴瘤** 好发于末端回肠，肠壁多表现为浸润性增厚，增强扫描肠壁不见分层，肠腔不狭窄，典型病例呈"动脉瘤样"扩张改变，肠管周围可见淋巴结肿大，融合成团，包绕肠系膜血管，形成"夹心面包征"。

【研究现状与进展】

**1. CT 小肠造影** CT 小肠造影同时具有 CT 和钡剂灌肠的优势，较常规 CT 检查在观察肠黏膜病变、肠壁增厚、肠外异常、评价瘘管和肠袢的关系方面具有更高优势[2, 3]。

**2. 磁共振小肠造影** 与 CT 小肠造影原理相同，同时 MRI 检查具有无创、无辐射、软组织对比分辨率高、多平面成像等优点，特别是可作为儿童小肠检查的首选[2, 4]。

（王　健　刘文亚）

**参 考 文 献**

[1] Park MJ, Lim JS. Computed tomography enterography for evaluation of inflammatory bowel disease. Clin Endosc, 2013, 46（4）: 327-366.

[2] 缪飞, 赵雪松. 肠结核的影像学诊断进展. 中华消化杂志, 2017, 37（5）: 300-302.

[3] 梁伟强, 赵静, 贾应梅, 等. 肠结核的多层螺旋 CT 肠道造影表现. 中山大学学报（医学科学版）, 2017, 38（3）: 468-474.

[4] Amzallag-Bellenger E, Oudjit A, Ruiz A, et al. Effectiveness of MR enterography for the assessment of small-bowel diseases beyond Crohn disease. RadioGraphics, 2012, 32（5）: 1423-1444.

# 第四节　寄 生 虫 病

## 一、蛔虫病

蛔虫是最常见的人体肠道寄生线虫，似蚯蚓样寄生于人体小肠，虫体长度可达 30cm，感染者大多无任何症状，但可诱发小肠梗阻、肠穿孔、肠套叠、胆管炎及胰腺炎等并发症。近年来随着人们生活水平的改善及卫生健康知识的普及，本病相对少见。

【概述】

蛔虫病是最常见的蠕虫病，世界各地均有分布，农村及发展中国家发病率居高。人是蛔虫的唯一终宿主，也是唯一传染源。蛔虫主要通过粪-口途径传播，污染的土壤、蔬菜、瓜果等是主要传播媒介。人群对蛔虫普遍易感，3～10岁年龄组感染率最高。本病以散发为主，但有时可发生集体性感染。

蛔虫主要寄生于空肠和回肠，大多数患者无症状，少数患者可出现腹痛与脐周压痛，有时呈绞痛。个别严重感染者可出现食欲减退和体重下降、贫血等营养不良表现。部分患者可随大便排出蛔虫或呕吐出蛔虫。如寄生于空肠与回肠上段，大量成虫可缠结成团，引起肠梗阻、肠扭转甚至穿孔；蛔虫有钻孔习性，会经壶腹部进入胆管、胆囊或胰管，导致各种并发症，如胆绞痛、胆结石、化脓性胆管炎、胰腺炎等。实验室检查白细胞与嗜酸性粒细胞增多，粪便检查发现蛔虫卵能够确定诊断。

【病理学表现】

蛔虫病的临床表现与蛔虫发育史中不同阶段（幼虫和成虫）引起的病理生理改变有关。人通过吞入被虫卵污染的食物、水或土壤而感染蛔虫，虫卵在十二指肠孵化成幼虫，幼虫通过十二指肠壁进入血液入肺循环，然后进入肺泡，通过支气管和气管，被再次吞咽到达小肠，在小肠内发育为成虫，成虫每天可产生成千上万枚虫卵，污染土壤、水源。

【影像学表现】

**1. X 线** 当蛔虫数量较少时，腹部平片多无阳性发现，如果蛔虫较多，聚集的蛔虫虫体相互缠结在一起，阻塞肠道，引起肠梗阻，在肠内气体的衬托下形似相互缠绕的粗线绳样表现[1]。消化道钡剂造影检查，蛔虫多位于空肠及回肠内，当肠腔充盈钡剂后，蛔虫呈细长的、边缘光滑的圆柱状且通常为螺旋状充盈缺损（图9-4-1）。空腹进行钡剂造影检查，蛔虫轮廓的中央呈细白线样高密度。在蛔虫感染严重的人群中，尤其是儿童，可以看到成团的蛔虫充满肠管腔[2,3]。

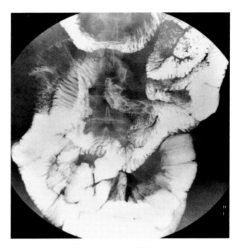

图 9-4-1 肠道蛔虫
全消化道钡剂造影检查，回肠管腔内见长条状充盈缺损

**2. CT** CT扫描蛔虫呈细长形或圆形（取决于蛔虫的方位）的低密度影，偶尔可见蛔虫肠道内微小的稍高密度影，形似"靶征"。在感染严重的儿童中，小肠内可见成簇的蛔虫。横断位CT通常在多个图像中显示蛔虫的断面，MSCT多平面重组技术可以观察虫体的全貌[4]，但CT扫描并不是诊断肠道蛔虫首选的方法。

**3. MRI** 胆道蛔虫病的MRI诊断效果很好，但诊断肠道蛔虫使用MRI的报道较少。使用快速成像的$T_2WI$，在充满管腔高信号肠液的背景下，蛔虫呈低信号。

【诊断要点】

1. 诊断肠道蛔虫症首先进行粪便虫卵检查。

2. 消化道造影检查示蛔虫呈细长的、边缘光滑的圆柱状且通常为螺旋状充盈缺损，中央呈细白线样高密度为其特征性表现；CT及MRI多平面成像可以显示虫体的全貌，但多用于继发胆道、胰管蛔虫病的诊断。

【鉴别诊断】

肠道蛔虫的影像学表现较为典型，当虫体与CT扫描层面平行时比较容易被发现；当与CT扫描层面垂直时，由于虫体断面仅占肠管断面的小部分而使其较难于发现。蛔虫卷曲成团时则表现为肠管内的充盈缺损样软组织影，需与软组织肿块相鉴别。由于虫体较长，可以在多个层面显示，不要误认为是多条蛔虫。

【研究现状与进展】

随着人们生活水平和健康意识的提高，蛔虫

病的发病率较低，且粪便虫卵检查较为简便、可靠，影像学缺少较新的研究进展。

# 二、阿米巴肠病

## 【概述】

阿米巴肠病（intestinal amebiasis）又称阿米巴痢疾，系经粪-口途径传播的消化道炎症性疾病，以痢疾为主要症状。溶组织内阿米巴为病原体，有滋养体与包囊两期。滋养体见于急性期患者的粪便及肠壁组织内。包囊多见于隐性感染者及慢性患者的粪便中，具有传染性。当包囊被吞食后，滋养体在小肠内由囊内逸出，侵袭肠壁引起阿米巴病。在宿主免疫状况低的情况下，阿米巴原虫对组织造成侵袭，从而侵入肠黏膜，使肠黏膜细胞被破坏，吞噬红细胞和组织细胞而转变为大滋养体，并大量分裂繁殖，破坏肠壁组织，产生糜烂及溃疡。

阿米巴肠病潜伏期长短不一，数日至数月及以上不等，根据表现不同分为以下类型。①无症状型：包囊携带者，感染后与阿米巴原虫共栖，在机体免疫力减低的情况下，病变侵袭肠壁组织，从而产生病变。②普通型：起病较缓慢，全身中毒症状较轻，有腹痛、腹泻，腹痛轻微，便中带血、黏液及坏死组织，呈果酱样改变，带腥臭味，含有阿米巴滋养体与大量红细胞。③轻型：症状轻微，有稀便或水样便，或腹泻与便秘交替出现，或仅出现下腹不适隐痛，粪便内偶见黏液或少量血液，可查及包囊及滋养体。④暴发型：较少见，起病急骤，有明显的中毒症状，可出现剧烈腹痛、寒战、高热、里急后重及中毒性肠麻痹等，腹泻频繁，甚至失禁，大便可呈血水或洗肉水样，粪便奇臭并含大量活动性阿米巴滋养体。患者可伴有休克，可出现肠出血、肠穿孔、腹膜炎等并发症，甚至死亡。⑤慢性型：病程长，可有腹痛、腹胀、腹泻与便秘交替出现，或中间出现无症状，可反复发作，迁延不愈。患者多伴有消瘦、贫血、营养不良等症状。粪便中有时可查到包囊或滋养体。

实验室检查，粪便呈暗红色果酱样，带腥臭味，镜下找到吞噬红细胞的阿米巴滋养体为确诊依据，慢性者粪便中可找到包囊，大便培养出痢疾阿米巴原虫具有诊断意义。结肠镜检查可见多发溃疡，

口小底大的烧瓶状溃疡对本病具有诊断意义 [5, 6]。

## 【病理学表现】

阿米巴肠病常见的发病部位在盲肠，其次为直肠、乙状结肠、升结肠和阑尾，横结肠和降结肠少见。急性期肠黏膜表面可见多发浅表溃疡，周围有充血带包绕。随着病变进展，阿米巴进入疏松的黏膜下层向周围蔓延，坏死组织液化脱落后形成口小底大的烧瓶状溃疡。病灶继续扩大，则形成巨大溃疡，边缘呈潜行性。当病变进入慢性期后，坏死、溃疡和肉芽组织增生及瘢痕形成反复交错发生，肠壁完全失去正常形态。当肉芽组织增生形成局限性包块时，称为阿米巴肉芽肿或阿米巴瘤。个别病例可造成肠出血穿孔或并发性腹膜炎。滋养体还可以进入肠壁静脉，经门脉或淋巴管进入肝，形成脓肿 [7]。

## 【影像学表现】

**1. X线** 相当一部分阿米巴肠病X线检查并无阳性征象，急性阿米巴肠病因出现溃疡可见到龛影，慢性期因出现瘢痕，肠壁出现增厚，肠管痉挛、狭窄并变形，病变肠段与正常肠段呈渐进性，分界不明显。若有阿米巴肉芽肿形成，则见肠腔内有较大的偏心性充盈缺损和肠管狭窄，局部黏膜皱襞破坏，X线征象与肿瘤类似，但累及范围较大，病变部位与正常肠管常为逐渐移行。需要提示的是，钡剂灌肠仅可用于无症状患者，因为急性阿米巴肠病是钡剂灌肠的相对禁忌证，可能出现结肠穿孔 [8]。

**2. CT和MRI** 急性期患者可无阳性表现，当肠道病变累及范围较广时，CT和MRI无特异性影像学表现，可表现为肠壁水肿，出现弥漫性增厚，当合并肠壁溃疡并侵犯肠壁血管时，可出现便血；阿米巴肉芽肿形成时，可形成肿块，但因邻近肠壁出现较长范围的增厚水肿，可与肿瘤相鉴别 [7]。

## 【诊断要点】

阿米巴肠病的诊断需要依靠病史、临床表现及病原学检查，也可通过内镜及影像检查。影像检查对阿米巴肠病的诊断有一定的局限性，部分患者无阳性表现，且仅依靠影像学结果缺乏特异性。因此，当肠道出现类似炎性肠病的影像学表现，且有相应的病原学结果与临床表现相支持时，则可提示阿米巴肠病。

**【鉴别诊断】**

在肠壁的增厚水肿上鉴别诊断主要包括：炎性肠病，如溃疡性结肠炎、克罗恩病；肿瘤性病变，如结肠癌、淋巴瘤；感染性病变，如肠结核。在影像上上述病变形态学存在重合，主要结合临床病史、症状、实验室检查、肠镜及活检病理可获得明确诊断。

**【研究现状与进展】**

CT 小肠造影（CTE）在临床应用时间较长，是评估肠道疾病准确度较高的影像学检查方法，可显示肠管壁及管腔外的病变，并对疾病的活动度有重要的诊断意义。但多层螺旋 CT 小肠造影检查有电离辐射，MR 小肠造影与 CT 小肠造影对炎性肠病的诊断有相似的敏感度，且无电离辐射损伤，软组织分辨率高，有多期影像，不受钡剂或 CT 检查的影响。

## 三、胃肠道疟疾

**【概述】**

疟疾（malaria）是一种虫媒传染病，经由携带疟原虫的按蚊叮咬感染。对人有致病性的疟原虫有 4 种，分别为间日疟原虫、卵型疟原虫、三日疟原虫和恶性疟原虫，其中以间日疟原虫多见，人类为其中间宿主，按蚊为其终末宿主。疟原虫在人体内的发育增殖分为红细胞外期和红细胞内期 2 个阶段。感染性孢子寄生于雌性按蚊唾液腺内，当按蚊叮咬时孢子经血液循环进入宿主肝实质细胞进行裂体增殖，形成组织裂殖体和休眠子；裂殖体自肝细胞破裂溢出进入红细胞后发育成裂殖体，裂殖体含裂殖子，当被寄生红细胞破裂后，裂殖子释放，引起临床上典型的疟疾发作，释放的裂殖子再感染新的红细胞，由此可以形成间歇发作周期。休眠子仅见于复发性疟疾，恶性疟原虫及三日疟原虫无休眠子。

临床以反复发作的周期性寒战、高热、大汗淋漓、肝脾大、贫血、头痛为主要症状，发作周期的长短有助于判断疟疾的类型。除此之外，部分患者有腹泻，伴腹痛，常为黏液便，也可出现血便；严重的患者可出现相关并发症甚至死亡。

实验室检查，血涂片检出疟原虫为确诊依据，也可用免疫学检测疟原虫抗原及其特异性抗体，

利用 PCR 技术直接检测疟原虫 DNA 具有很高的敏感性和特异性，适用于流行病筛查[9, 10]。

**【病理学表现】**

疟疾的病理学改变主要由单核吞噬细胞系统增生所致，胃肠道黏膜改变以多发性渗血灶（伴糜烂及浅表溃疡）为主，病理检查可见胃肠黏膜下层及回肠绒毛小血管中充满大量的疟原虫、疟色素及吞噬细胞，并有明显的黏膜充血，黏膜下水肿，小出血点及斑点状黏膜上皮坏死脱落，因而可引起继发感染，有时甚至引起肠大量出血。

**【影像学表现】**

胃肠型疟疾缺乏特异症状和体征，临床上诊断十分困难，影像学亦无显著的特异性表现。胃肠道疟疾主要表现为胃肠道壁广泛水肿及腹水，CT 示肠管壁增厚水肿，增强后未见异常强化，周围可见液性密度环绕。MRI 常规扫描胃肠道壁增厚，三层结构消失，呈模糊稍长 $T_1$ 稍长 $T_2$ 信号，腹腔内可见游离长 $T_1$ 长 $T_2$ 信号[11]。

**【诊断要点】**

疟疾的诊断多有疫区接触史或输血史，并出现周期性症状；诊断关键是血涂片发现疟原虫，多依靠实验室检测发现，CT 及 MRI 可显示肠壁增厚情况及腹水范围。

**【鉴别诊断】**

主要与具有相似症状的炎性肠病进行鉴别诊断，单纯依靠影像学诊断缺乏特异性，需综合临床病史及症状考虑。

（王　静　张铁亮　刘文亚）

## 参 考 文 献

[1] Das CJ, Kumar J, Debnath J, et al. Imaging of ascariasis. Australas Radiol, 2007, 51（6）: 500-506.

[2] Bounameaux H, Agnelli G. Imaging and management of childhood ascariasis. J Pediatric Infect Dis, 2017, 12（1）: 20-29.

[3] Dietrich CF, Sharma M, Chaubal N, et al. Ascariasis imaging: pictorial essay. Z Gastroenterol, 2017, 55（5）: 479-489.

[4] 李雪丹, 孙应实, 苏洪英, 等. 小肠蛔虫病的 CT 表现. 中国医学影像技术, 2003, 19（4）: 435-436.

[5] 迟美秋, 万智. 浅谈阿米巴肠病的临床诊断. 世界最新医学信息文摘, 2013, 13（3）: 158-162.

[6] Ali IKM. Intestinal amebae. Clin Lab Med, 2015, 35（2）: 393-422.

[7] 李宏军. 实用传染病影像学. 北京: 人民卫生出版社, 2014.

[8] 郝瑞贞, 朱平均. 溃疡性结肠炎、肠阿米巴病、克罗恩病的 X 线表现及鉴别诊断. 中国肛肠病杂志, 2013, 33（9）: 78-79.

[9] Kim EM, Cho HU, Cho CR, et al. Abdominal computed tomography

findings of malaria infection with *Plasmodium vivax*. Am J Trop Med Hyg, 2010, 83（6）: 1202-1205.

[10] 李梦东. 实用传染病学. 2 版. 北京：人民卫生出版社，1998.

[11] 李宏军. 实用传染病影像学. 北京：人民卫生出版社，2014.

# 第五节 肠 伤 寒

## 【概述】

伤寒（paratyphoid fever）是由伤寒沙门菌引起的以发热为主的急性全身性疾病，主要通过粪-口途径传播。本病的传染源为伤寒带菌者，起病后 2～4 周粪便中带菌量最大，传染性最强。水源被污染是本病最重要的传播途径。典型症状有食欲缺乏、持续高热、相对缓脉、玫瑰疹、肝脾大、神经系统症状、腹胀腹泻等，继之出现右下腹疼痛、腹膜炎等体征。典型伤寒的病程可分为 4 期。肠伤寒的主要并发症是肠出血和肠穿孔。实验室检查血常规提示中性粒细胞减少，嗜酸性粒细胞减少或消失；肥达试验运用伤寒沙门菌的 O 抗原和 H 抗原，通过凝集反应检测血清中的抗体，作为临床诊断伤寒的依据之一，起病后 3～4 周阳性率最高。伤寒沙门菌血培养是诊断伤寒的金标准[1]。

## 【病理学表现】

伤寒杆菌引起主要的病理变化是以巨噬细胞增生为特征的急性增生性炎症，病变镜检最显著的特征是可见吞噬了淋巴细胞、红细胞、伤寒沙门菌及坏死组织碎屑的巨噬细胞，尤其以吞噬红细胞明显，这种巨噬细胞称为伤寒细胞。伤寒细胞常聚集成团，形成小结节，称为伤寒肉芽肿或伤寒小结，是伤寒的特征性病变，具有病理诊断价值。伤寒肠道病变以回肠下段淋巴组织增生坏死为主，回肠下段淋巴小结的病变是最为常见和明显的，淋巴小结处可发生溃疡，部分可达黏膜下层，严重者达肌层及浆膜层，甚至发生穿孔[2]。

## 【影像学表现】

CT 示肠管壁呈环形增厚，以回肠末端为著，肠系膜淋巴结增大，部分患者可见腹水或肠穿孔征象[3]。

## 【诊断要点】

近期有不洁饮食史或来自疫区，出现食欲缺乏、持续高热、相对缓脉、玫瑰疹、肝脾大、神经系统症状、腹胀腹泻等症状。实验室检查血常规提示中性粒细胞减少，嗜酸性粒细胞减少或消失，肥达试验阳性。伤寒沙门菌血培养是诊断伤寒的金标准。影像学表现若出现肠壁增厚水肿、肠系膜淋巴结肿大等征象，可以增强诊断准确度。

## 【鉴别诊断】

本病需与好发于回盲部的炎性肠病如克罗恩病、肠结核等进行鉴别，克罗恩病的病变呈节段性分布，肠结核呈移行性病变，与正常肠管分界不清。但上述病变的形态学及影像学表现存在重合，主要结合临床病史、症状、实验室检查可获得明确诊断。

（王 静 张铁亮 刘文亚）

## 参 考 文 献

[1] 李玉林. 病理学. 6 版. 北京：人民卫生出版社，2006.

[2] 王鲁茜，阚飙. 伤寒、副伤寒的全球流行概况及其预防控制. 疾病监测，2007，22（7）：492-494.

[3] 李宏军. 实用传染病影像学. 北京：人民卫生出版社，2014.

# 第六节 克罗恩病

## 【概述】

克罗恩病（Crohn disease）是一种病因不明的肠道非特异性炎症性疾病，又称"节段性肠炎"、"肉芽肿性小肠结肠炎"，病变主要累及回肠末端，其次为结肠近端和结肠其他部位。除胃肠道外，还可累及关节、眼、肝、肾及皮肤黏膜等。病变肠段与正常肠段相间，以多节段分布为其特征。

克罗恩病与自身免疫、细胞免疫缺陷、传染性感染和遗传有关，或为多源性综合性疾病。本病为贯穿肠壁各层的增殖性病变，可侵犯肠系膜和局部淋巴结，病变常累及回肠和右半结肠，呈节段分布，与正常肠段相互间隔，界限清晰，呈跳跃特征。

本病好发于青壮年，起病缓慢，症状包括：①右下腹不适或胀痛，腹腔脓肿或肠瘘形成时疼痛加重并持续；②腹泻，可为糊状便，结肠受累时有黏液或脓血便，小肠病变广泛致脂肪吸收不良出现脂肪泻；③腹块，多在右下腹，中等硬度，较固定，有压痛；④瘘管形成，是克罗恩病特征之一，由透壁性炎性病变穿透肠壁全层至肠外组织或器官；⑤肛门直肠周围病变，少数患者有肛门、直肠周围瘘管、脓肿形成及肛裂等病变。其他临床表现包括发热、营养障碍等全身症状。实验室检查有贫血，活动期可有白细胞及中性粒细胞增多、红细胞沉降率加快，粪便检查无致病菌，粪便隐血试验阳性。

【病理学表现】

病理改变主要为肉芽肿（非干酪样坏死性肉芽肿）性炎症，黏膜下层起始，累及肠壁全层，小淋巴管因内皮增生而阻塞，致肠壁水肿、增厚。病变初期表现为增大的淋巴滤泡及口疮样溃疡，炎性浸润引起小肠黏膜水肿增厚，进一步可出现纵行的裂隙状溃疡，多与肠纵轴平行。肉芽组织增生表现为鹅卵石状黏膜，炎性浸润常为肠壁全层的炎症，肠壁纤维化导致肠壁增厚及管腔狭窄。溃疡穿通肠壁可形成脓肿和窦道。肠系膜增厚及淋巴结增大可形成肿块，肠系膜水肿、纤维化及脂肪沉积，可使肠袢间距离增宽及扭曲。

【影像学表现】

1. X线　X线造影包括全消化道钡剂造影和插管法小肠钡剂灌肠检查[1]。早期，患者可无明显X线征象，或仅有黏膜皱襞粗糙紊乱或消失；当病变进展后，肠壁出现僵硬，粗细不均匀，肠

腔狭窄呈一细条状，称为"线样征"；病变早期呈口疮样溃疡，表现为肠壁边缘的尖刺状影，气钡双重对比造影时呈周围环以晕带的钡点，称为"靶征"；之后呈现纵行及横行溃疡，多在肠管的系膜侧，纵行溃疡与小肠纵轴平行，横行溃疡与小肠纵轴垂直；如病变为多发性，则在环状狭窄区之间有正常的肠管，形成所谓"跳跃性"分布；肠壁水肿、纤维组织增生及肠系膜的病变导致肠间距加大，位置较固定；瘘管形成时见对比剂的异常通道。

2. CT　肠壁增厚是克罗恩病主要的CT表现[2-4]，肠管壁厚可达1～2cm。急性期肠壁可显示分层现象，表现为"靶征"或"双晕征"（图9-6-1），其内层与外层为软组织密度环，中间为低密度环，增强扫描肠壁的黏膜及浆膜面可见强化；慢性期肠壁分层现象逐渐消失，增强扫描可见增厚的肠壁均匀强化；重度的肠壁纤维化可引起肠腔狭窄及狭窄处近端肠管扩张，肠道梗阻；病变肠管周围异常改变包括肠段周围的血管束扭曲、扩张、增多，称为"木梳征"，周围见肿大淋巴结。腹腔脓肿形成，在CT上表现为圆形或卵圆形囊性密度肿块，边缘强化，中心的坏死组织不强化；窦道与瘘口形成时，口服阳性对比剂进行CT扫描能够显示窦道与周围脏器的关系。

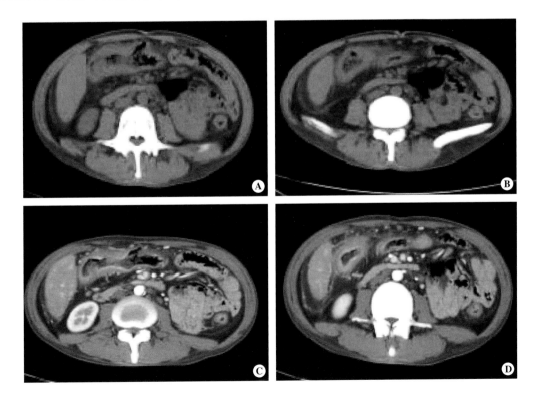

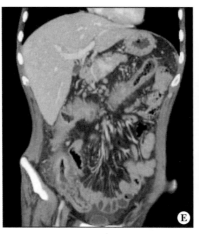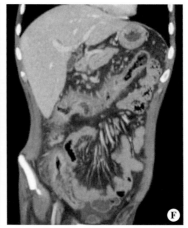

**图 9-6-1 克罗恩病**

A、B. CT 平扫，升、横、降结肠肠管壁增厚水肿，周围脂肪间隙浑浊；C、D. CT 增强扫描，增厚的肠管壁分层强化，呈现"靶征"，并可见多发淋巴结；
E、F. 冠状面重建，肠系膜增厚血管束扭曲、增多，呈"木梳征"

**3. MRI** 肠道 MRI 显示克罗恩病典型表现与 CT 成像类似，有节段性肠壁增厚、肠腔狭窄、肠系膜脂肪纤维增生、淋巴结肿大等[4]。因周围有系膜脂肪的高信号衬托，其对肠外病变如腹腔脓肿、瘘管、蜂窝织炎等的显示较 CT 更为清晰。肠道 MRI 对浅表溃疡、皱襞扭曲、皱襞增厚的探查灵敏度不高，然而其对深溃疡、狭窄和狭窄前扩张的灵敏度较高。

**【诊断要点】**

1. 消化道钡剂造影检查显示线样征、跳跃性分布。

2. CT 检查显示肠管壁明显增厚，超过 1cm；急性期肠壁分层，慢性期增厚的肠管均匀强化；肠系膜血管增粗增多，呈"木梳征"；肠管周围可见脓肿、窦道或瘘管形成。

**【鉴别诊断】**

**1. 肠结核** 好发于回盲部，不呈节段性或跳跃性分布，溃疡型肠结核溃疡与肠管长轴垂直，环行对称性狭窄；增殖型肠结核表现为回盲部肿块，肠瘘、窦道少见，常伴发其他部位结核。

**2. 小肠淋巴瘤** 好发于回肠，管壁增厚，管腔扩张，无管壁分层强化现象，肠系膜、腹膜后淋巴结多发增大。

**【研究现状与进展】**

**1. CT 小肠造影** CT 肠道成像可以量化克罗恩病疗效，通过 CT 检查可特异性地观察肠壁厚度、病变纵向的程度、肠腔直径大小和"靶征"数目等，这些均与患者的临床评价具有很好的一致性。

**2. 双能量 CT 扫描** 除了提供常规 CT 解剖图像外，还能够获得碘图、脂肪含量、有效原子序数、电子密度、双能量指数、能谱曲线等多种参数以进行分析[5]，使得在原有检查的基础上对疾病的诊断更加全面，但目前双能量 CT 评价克罗恩病的活动性仍有待进一步研究。

**3. DWI** 国外学者的研究显示，活动期病变肠段的 ADC 值低于非活动期肠段和正常肠段；肠壁厚度与 ADC 值之间存在明确相关性；DWI 对肠瘘、脓肿等并发症也有一定的诊断价值。

**参 考 文 献**

[1] Gatta G，Di Grezia G，Di Mizio V，et al. Crohn's disease imaging：a review. Gastroenterol Res Pract，2012，2012：816920-816934.

[2] 席瑜玲，梁宗辉，叶涛. 克罗恩病的影像学诊断的研究进展. 诊断学理论与实践，2016，15（1）：57-60.

[3] 韦永春. Crohn 病的 MSCT 诊断. 医学影像学杂志，2015，25（12）：2292-2294.

[4] 陈建初，陈圣欢，赖碧玉. 肠道克罗恩病 CT 及 MRI 表现. 临床医学，2016，36（8）：33-35.

[5] 周璇璇，周长圣，黄伟. 双能量 CT 评价克罗恩病活动性的研究进展. 中国医学影像技术，2018，34（10）：1574-1577.

# 第七节 溃疡性结肠炎

**【概述】**

溃疡性结肠炎（ulcerative colitis，UC）是一组原因不明的原发于结肠的慢性非特异性炎症性疾病，病变局限于结肠黏膜及黏膜下层，首先侵犯直肠，以后沿结肠长轴向上发展，累及乙状结肠，也可延伸至降结肠,甚至整个结肠。本病病程漫长,其特征为发作期与缓解期交替出现,无法治愈[1]。

本病的病因目前尚不完全明确,一般认为与遗传、免疫、感染和精神心理因素致肠道异常免疫失衡有关。不少学者认为溃疡性结肠炎是一种自身免疫性疾病。

本病的发病年龄以 20 ～ 40 岁多见,无明显性别差异,大多起病缓慢,病程长,发作与缓解交替,发作期主要症状为腹泻、血性黏液便,其次为腹痛、左下腹痛,排便后缓解。可伴随其他消化道症状,包括食欲缺乏、恶心、呕吐、腹胀等。急性暴发性患者可出现高热、腹泻、毒血症等,少部分病例还可出现自身免疫反应状态,如大关节炎、皮肤结节红斑、口腔溃疡等。

实验室检查发现,大便有脓血,白细胞数增多,红细胞沉降率增快,低色素性贫血。急性期免疫学检查显示 IgG、IgM 增高。

## 【病理学表现】

溃疡性结肠炎首先侵犯直肠,以后沿结肠长轴向近端发展。病变早期为局部结肠黏膜广泛的充血水肿,变厚,并可形成无数微小脓肿,破溃后形成大小不等的溃疡,可融合为大溃疡。病变位于黏膜层,也可以深达黏膜下层。急性重症病例可侵及肌层及浆膜层。病变愈合时,黏膜下层大多有大量纤维组织增生,沿结肠长轴发展,纤维瘢痕的收缩使肠腔变窄,肠管缩短,形似直筒。可并发顽固性出血或中毒性巨结肠。

## 【影像学表现】

**1. X 线造影**　结肠有刺激性痉挛,钡剂迅速由左侧结肠流入横结肠及升结肠。患处肠腔边缘粗糙、结肠袋变浅或消失,黏膜皱襞紊乱或模糊不清,边缘可见锯齿状不规则龛影。气钡双重造影可显示多个钡点状的龛影,其间夹以大小不等的颗粒状充盈缺损,即假息肉征,在假息肉较多的区域可呈现蜂窝状透光区。慢性晚期病例表现:肠壁增厚、肠管缩短、黏膜皱襞及结肠袋消失,肠腔变窄,肠管舒张及收缩均差,状如皮管,称为硬管征[2](图 9-7-1)。

**2. CT**　CT 检查作为结肠镜和钡剂灌肠检查的补充手段,其优势在于可提供造影检查所不易获得的影像学信息,如肠壁增厚的程度,黏膜下层、浆膜、肠系膜、淋巴结等的异常表现[3](图 9-7-2)。急性期 CT 检查可显示结肠系膜的密度增高、模糊,肠系膜血管束的边缘不清晰,可能由肠系膜的充血、水肿、增厚所致,沿肠系膜血管束走行还可见增大的淋巴结。黏膜面溃疡及炎性息肉形成时,CT 可见肠黏膜面锯齿状凹凸不平,而非病变黏膜面光滑完整。出现中毒性巨结肠时,CT 表现为肠壁变薄、积气及亚临床的穿孔。溃疡性结肠炎引起的肠管壁增厚为连续性改变,管壁增厚一般小于 10mm,管壁分层强化,横断面呈“靶征”;由于 UC 较少累及固有肌层和浆膜层,因此增厚肠壁的浆膜面多光滑、完整;炎性刺激可引起肠管痉挛,肠壁的炎性水肿和增生反应,继而引起肠腔变细、

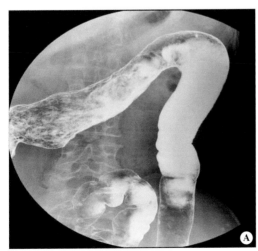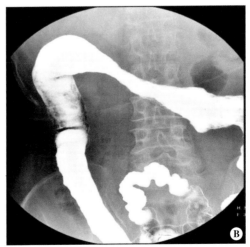

**图 9-7-1　溃疡性结肠炎钡剂灌肠造影**
A、B 为钡剂灌肠造影检查,降结肠、横结肠及升结肠结肠袋消失,管壁形态僵硬,呈现硬管征

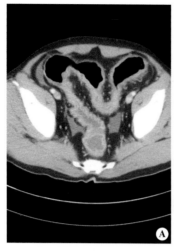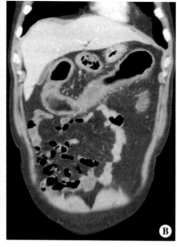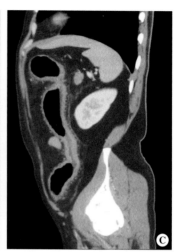

**图 9-7-2 溃疡性结肠炎 CT 表现**

A ～ C. CT 增强扫描横断面（A）及冠状位（B）、矢状位重建（C），直肠、乙状结肠、降结肠及横结肠管壁增厚，黏膜及浆膜面不光整，肠管周围脂肪间隙浑浊，肠系膜增厚

肠管缩短，有时伴有结肠袋、半月皱襞的变浅或消失；慢性期肠管周围可见肠系膜血管增生，纤维脂肪增殖而导致肠管周围脂肪间隙增宽，密度增高。

**3. MRI** MRI 多平面成像可直观地显示全结肠的全貌，可清晰地显示肠壁黏膜面凹凸不平、肠腔变窄、浆膜面光滑等表现。活动期黏膜下层水肿，UC 肠壁分层状改变；而非活动期为脂肪沉积表现。

**【诊断要点】**

1. 钡剂灌肠造影检查见黏膜粗乱，多发溃疡、息肉形成，肠管狭窄短缩，结肠袋消失，呈硬管征。

2. CT 检查见肠黏膜面锯齿状凹凸不平，非病变区黏膜面光滑完整；肠管壁增厚为连续性改变，管壁分层强化，横断面呈"靶征"；肠周间隙增宽，密度增高，肠周见淋巴结。

3. UC 的诊断还应结合临床病史、内镜及实验室检查综合诊断。

**【鉴别诊断】**

**1. 肠结核** 好发于回盲部，不呈节段性或跳跃性分布，溃疡型肠结核的溃疡与肠管长轴垂直，环行对称性狭窄，易并发肠梗阻；增殖型肠结核回盲部肿块，肠瘘、窦道少见，常伴发其他部位结核。

**2. 克罗恩病** 病变主要发生在右半结肠，左半结肠、直肠一般不受累，呈节段性、不连续性、病变分布不对称，溃疡多为纵行，黏膜增生呈卵石征表现，晚期有瘘管形成。

**3. 小肠淋巴瘤** 回肠好发，管壁增厚，管腔扩张，无管壁分层强化现象，肠系膜、腹膜后多有增大的淋巴结。

**【研究现状与进展】**

**1. 磁共振功能成像** DWI 能更形象、直观地反映 UC 肠壁内部的微观结构。DWI 评估 UC 及判断病变范围较为可靠，对 UC 诊断的敏感度可达 92.7%，对鉴别活动性与非活动性效能较高[4]；活动期肠壁 DWI 呈明显高信号，信号高于非活动期；MR 结肠成像同 CT 结肠成像，诊断的敏感度为 59% ～ 88%，特异度达 100%，Ajaj 等认为 MR 结肠成像有望替代内镜组织活检检测；1H-MRS 能够定量测定牛磺酸、赖氨酸及脂质成分，Bezabeh 等研究显示 1H-MRS 对 UC 与 CD 的鉴别诊断，准确率高达 98.6%。

**2. 核医学显像** 核素炎症定位显像是一种灵敏度高的检查方法，有助于早期 UC 的诊断，确定病变范围，判断疾病活动度及评价疗效[5]。核素标记白细胞显像是目前公认的金标准；PET/CT 对评估 UC 的活动性具有很高的敏感度，可以用来检出亚临床炎症。

（王　健　张铁亮　刘文亚）

参 考 文 献

[1] Gajendran M，Loganathan P，Jimenez G，et al. A comprehensive review and update on ulcerative colitis. Dis Mon，2018，64（2）：20-57.

[2] 张宗欣、杨金永、田军，等.溃疡性结肠炎气钡双对比造影与结肠镜对照研究.医学影像学杂志，2014，24（9）：1528-1530.

[3] 常泰、王浩源、李民，等.评价溃疡性结肠炎的CECT表现与临床、肠镜之间的相关性.医学影像学杂志，2017，27（7）：1311-1317.

[4] 杨东、宋彬、王浩，等.磁共振结肠成像在溃疡性结肠炎严重程度评估中的价值.同济大学学报（医学版），2016，37（3）：123-128.

[5] 张亚男、常泰、郑新.溃疡性结肠炎的影像检查进展.医学影像学杂志，2016，26（6）：1106-1110.

# 第八节　放射性肠炎

## 【概述】

放射性肠炎（radiation enteritis，RE）是指在接受大剂量放射照射后肠道出现的放射性损伤。多在后腹膜或盆腔恶性肿瘤放疗后数周或数月出现，根据起病时间及病程变化情况，可分为急性和慢性2种。按照发病部位可分为放射性小肠炎、放射性结肠炎和放射性直肠炎，临床以放射性直肠炎较为多见[1]。放射性小肠炎常出现在放疗结束6个月后，临床症状为腹痛、腹泻、里急后重、便血等，大部分患者仅有轻微腹泻，迟发者表现为消化不良，伴间歇性的腹痛，严重者可脱水，血容量下降，出现休克甚至死亡。放射性结肠炎及直肠炎常发生于放疗结束后的6～18个月，临床症状为腹泻、腹痛、便血、黏液便和里急后重，出现大便性状改变，进行性便秘，严重的病损可与相邻器官形成瘘管，如直肠阴道瘘、直肠膀胱瘘、直肠小肠瘘，可因肠穿孔引发腹膜炎、腹腔或盆腔脓肿，可发生肠梗阻[2]。

## 【病理学表现】

急性放射性肠炎主要病理特征为快速增殖的隐窝干细胞死亡和固有层中的急性炎症反应，导致分化肠上皮黏膜完整性的丧失。而慢性放射性肠炎的发病机制是渐进性闭塞性动脉内膜炎，由此导致组织缺血，进而引起黏膜下层纤维化，从而出现肠壁增厚等。急性放射性肠炎可表现为肠黏膜充血、水肿、颗粒样改变及脆性增加，触之易出血。慢性放射性肠炎表现为肠管增厚、僵硬、狭窄、溃疡及特征性的毛细血管扩张[3]。

## 【影像学表现】

**1. X线**　传统X线钡剂检查有助于病损范围与性质的确定，但影像征象无特异性；钡剂灌肠可见结肠黏膜呈细小的锯齿样改变，边缘皱襞不规则，肠壁僵硬或痉挛，有时可见肠腔狭变窄，可见溃疡和瘘管，少数溃疡边缘可见隆起，其X线征象与肿瘤类似，其鉴别点是病变肠管与正常肠腔间逐渐移行而无截然分界；小肠病变常以回肠末端为主，黏膜相小肠正常羽毛状黏膜纹消失，充钡时可见管腔不规则狭窄，并因粘连而受牵拉成角，肠腔内结节样充盈缺损与炎性肠病相似。

**2. CT**　主要为受累肠壁增厚，肠壁增厚水肿，特征CT表现是肠管狭窄，肠壁黏膜水肿，与周围低密度环形成"晕轮征"或"靶征"。周围脂肪间隙浑浊，肠系膜水肿，血管增粗。病变严重时可见肠梗阻，以不全性肠梗阻常见[4]。

**3. MRI**　近年来，MRI信噪比大大增强，呼吸抑制序列得到了良好应用，MRI灌肠检查已开始作为一种全新小肠病变检查技术应用于临床，在放射性肠炎的影像诊断中，病变末端回肠会出现小肠壁的增厚及管腔的狭窄，出现"同心圆"征象，对比剂的增强，表现出肠系膜密度增高[5]。

## 【诊断要点】

放射性肠炎发生在放疗之后，出现与照射野一致的肠管增厚、肠腔狭窄的表现，CT可见典型的"晕轮征"。

## 【鉴别诊断】

放射性肠炎的鉴别诊断主要包括：炎性肠病，如溃疡性结肠炎、克罗恩病；感染性病变，如肠结核；肿瘤性病变。上述病变形态学在影像上存在重合，但放射性肠炎的分布与照射野一致，且有相关的放射性治疗病史，可以做出相应的诊断。

## 【研究现状与进展】

近年来发现，肠系膜血管造影有助于发现小血管病变，对放射性肠炎的早期诊断与鉴别有一定的意义。磁共振小肠造影是近年来开展的一种新技术，是结合了传统小肠造影的优点和磁共振形态学成像方面的优势的检查方法。磁共振小肠造影的主要优点为软组织分辨率高，有多期影像，不受钡剂或CT检查的影响[6]。

（王　静　张铁亮　刘文亚）

**参 考 文 献**

[1] Harb AH，Abou Fadel C，Sharara AI. Radiation enteritis. Curr Gastroenterol Rep，2014，16（5）：383.

[2] 中国医师协会外科医师分会，中华医学会外科学分会结直肠外科学组.中国放射性直肠炎诊治专家共识（2018版）.中华胃肠外科杂志，2018，21（12）：1321-1336.

[3] Hauer-Jensen M，Denham JW，Andreyev HJN. Radiation enteropathy：pathogenesis，treatment and prevention. Nat Rev Gastroenterol Hepatol，2014，11（8）：470-479.

[4] 兰勇，龙晚生，李伟，等.慢性放射性肠炎的多排螺旋CT评价.临床放射学杂志，2014，33（5）：749-752.

[5] 张仙海，高明勇，周新韩，等.MRI诊断妇科盆腔恶性肿瘤放疗后的放射性肠炎.中国医学影像技术，2012，28（9）：1695-1698.

[6] 王吕斌，钱军，陈杰，等.放射性肠炎内镜与影像诊断进展.肿瘤学杂志，2018，24（10）：1008-1013.

# 第九节　慢性小肠炎症

## 一、乳糜泻

### 【概述】

乳糜泻（celiac sprue）曾称为非热带性脂肪泻、麦胶敏感性肠病、特发性脂肪泻或原发性吸收不良等。它是一种发生在遗传易感者中，因摄入麸质所致的上段小肠炎症性疾病。

食物中的麸质是发病的基本因素，免疫、遗传和环境3种因素共同作用引起该病。致病蛋白包括麦醇溶蛋白即麦胶蛋白（小麦）、人麦醇溶蛋白（大麦）、裸麦醇溶蛋白（黑麦）及生物素蛋白（燕麦）。

### 【病理学表现】

乳糜泻的病理变化主要在小肠黏膜层，主要累及近端小肠黏膜。空肠黏膜在显微镜下可见正常的绒毛结构消失。在正常情况下，空肠绒毛的高度与隐窝的深度之比为（3～5）：1。乳糜泻患者小肠黏膜普遍变平，程度从部分绒毛萎缩到绒毛消失。有时黏膜由于隐窝腺体增生及固有层（位于上皮下）中炎症细胞（包括浆细胞和淋巴细胞）的浸润而增厚。表面上皮细胞变平坦，肠细胞高度减低。有丝分裂通常仅限于隐窝的下1/3，但在乳糜泻患者中可能有所增加。表面上皮细胞可有T淋巴细胞浸润。由于黏膜表面细胞的损害，许多黏膜酶都减少，吸收细胞数量下降。免疫过氧化物酶染色显示带有IgA和IgM抗麦胶蛋白抗体的免疫细胞[1]。

### 【影像学表现】

**1. X线**　胃肠钡剂透视下小肠通过试验检查示小肠扩张（空肠）>3cm，环状皱襞：可表现为皱襞末端呈直角，而不是钝圆，空回肠皱襞翻转，即空肠皱襞减少，回肠皱襞增加。皱襞缺乏，呈"蜡管征"（moulage sign），为特征性表现[2]。空肠结肠化：空肠皱襞消失，类似结肠袋。

透视引导下小肠灌肠检查，影像学表现为近段空肠皱襞数减少（<12个/dm；正常≥20个/dm）。皱襞间距增加和缺乏皱襞，空肠呈回肠表现。远段回肠皱襞数增加，且皱襞厚度增加≥1mm。

**2. CT**　小肠肠袢扩张、积液，回肠黏膜增厚，小肠可出现肠套叠（典型"靶征"），并伴有淋巴结肿大。

**3. 超声**　实时超声可见腔内游离液体回声增加，小肠肠袢蠕动弛缓及轻度扩张，肠壁和环状皱襞中度增厚伴有肠系膜上动脉管径增加、肠系膜淋巴结肿大及腹水等征象。

### 【诊断要点】

1. 病史及接触史，麸质饮食史。

2. 空回肠皱襞翻转；空肠呈结肠化；空肠皱襞间距增大或皱襞缺如。

### 【鉴别诊断】

**1. Whipple病**　近段小肠皱襞增厚类似口炎性腹泻，小肠灌肠检查可见空肠微小结节，肠系膜增厚和淋巴结肿大，希夫染色（PAS）阳性。

**2. 克罗恩病**　主要累及远段回肠和结肠。钡剂检查典型征象：细线征（string sign），跳跃式病变，可形成瘘管、裂隙及透壁炎症。诊断依靠活检和组织学检查结果。

### 【研究现状与进展】

小肠皱襞的改变与患者的年龄、性别、一般状况、既往史、梗阻类型及程度等有关，存在很大差异。既往诊断多依靠传统的X线钡剂造影检查方式，目前关于小肠黏膜皱襞的相关影像学研究多集中于MSCT的应用，但CT检查存在电离辐射危害，并且CT诊断符合率容易受到肠道准备不充分的影响。随着高场强MR快速扫描序列的应用，MR具有高软组织分辨率和多参数成像优势，其在小肠皱襞病变的检查及诊断中的作用日益显现，而且检查方式受肠道准备因素影响较少且无 X 线辐射损害，应用前景广阔，有待深入研究。

## 二、Whipple 病

【概述】

惠普尔病（Whipple disease）是一种罕见的慢性细菌感染的全身性疾病，主要引起慢性腹泻和吸收不良。

典型临床表现为腹泻、体重下降、吸收障碍三联征，但其他症状可发生于消化道症状出现前数月或数年，最常见的是关节痛，有时心血管系统、神经系统和呼吸系统受累较重。

【病理学表现】

大体病理及手术所见：十二指肠和近段空肠，肠绒毛明显增厚，黏膜皱襞增厚、不规则。

显微镜下特征：希夫染色（PAS）阳性。肠系膜淋巴结和固有层内绒毛膨胀，并含有充满细菌的巨噬细胞[3]。

【影像学表现】

**1. X 线**　透视引导下小肠灌肠检查可见近段小肠微小结节，皱襞增厚（特别是空肠），肠系膜增厚并肠袢分离，小肠肠管正常或轻度扩张，严重病例远段小肠可受累。

**2. CT**　肠系膜和腹膜后淋巴结肿大，为低密度，类似脂肪密度。近段小肠皱襞黏膜增厚，可伴有腹水、脾大及肠壁积气。

【诊断要点】

1. 排除其他原因引起的吸收不良综合征。

2. 小肠灌肠检查显示弥漫或片状微小结节（1～2mm），以近段小肠为主。CT 显示肠系膜和腹膜后淋巴结密度接近脂肪[4]。

【鉴别诊断】

**1. 贾第鞭毛虫病**　十二指肠和空肠皱襞增厚、不规则，蠕动增强，肠管管腔变窄，分泌增加。

**2. 隐孢子虫病**　十二指肠和近段空肠皱襞增厚，远段小肠可见絮凝区域，CT 扫描可显示周围小淋巴结。

【研究现状与进展】

小肠皱襞增厚是腹部影像诊断中常见的异常征象，CT 是评价肠壁增厚的主要影像手段。多种疾病可引起肠壁增厚，大部分在 CT 上的表现缺乏特异性，给诊断和鉴别诊断带来困难，肠壁增厚的部位、范围、程度、密度、是否强化及相关肠外异常是鉴别诊断的关键。近年来随着 MRI 在肠道检查中的应用，MRI 对结肠肠壁增厚病变的诊断具有独特的优势。不同性质的肠壁增厚病变 MRI 信号不同，但由于受到扫描时间过长及不同程度呼吸蠕动伪影等影响，MRI 一般不作为肠壁增厚病变检查的首选方法，可作为重要的辅助检查手段。总之，当诊断存在困难时，应结合 X 线钡剂造影检查、CT、MRI 和内镜等多种检查方式及临床表现进行综合分析，避免漏诊和误诊。

（熊鑫鑫　张铁亮　刘文亚）

参 考 文 献

[1] Hayashi D，Tkacz JN，Hammond S，et al. Gastroenteropancreatic neuroendocrine tumors multimodality imaging features with pathological correlation. Jpn J Radiol，2011，29（2）：85-91.

[2] Gore RM. Berlin JW，Mehta UK，et al. GI carcinoid tumours：appearance of the primary and detecting metastases. Best Pract Res Clin Endocrinol Metab，2005，19（2）：245-263.

[3] Babu KS，Polosa R，Morjaria JB. Anti-IgE-emerging opportunities for Omalizumab. Expert Opin Biol Ther，2013，13（5）：765-777.

[4] Kamaoui I，De-Luca V，Ficarelli S，et al. Value of CT enteroclysis in suspected small-bowel carcinoid tumors. Am J Roentgenol，2010，194（3）：629-633.

## 第十节　假膜性结肠炎

【概述】

假膜性结肠炎（pseudomembranous colitis，PMC）是一种结肠黏膜急性坏死性炎性病变，肉眼或镜下检查可以看到膜状渗出性斑块黏附于病变的结肠黏膜上。现知本病多由艰难梭菌（Clostridium difficile，Cd）的外毒素所致，因而有学者将由 Cd 外毒素所致的这类疾病称为 Cd 相关性结肠炎（Clostridium difficile-associated colitis，CDAC）或腹泻。事实上，PMC 是 Cd 相关性结肠炎的一种临床类型[1]。因为本病常与应用抗生素密切有关，故又被称为抗生素相关性结肠炎（antibiotic-associated colitis）。

【病理学表现】

典型 PMC 病例的大体检查可见受累肠段的肠腔扩张，腔内有较多的液体积聚；病变处有多个高出黏膜面的斑块，黄白色，数毫米至 1～2cm，斑块间或可见大致正常的黏膜，或有明显充血、水肿。斑块初始细小，随病情进展而逐渐融合变大，斑块脱落，局部呈现光剥的区域。

在组织学上，常先有浅表的溃疡，伴有固有膜的急性和慢性炎症细胞浸润，之后出现假膜，假膜系黏蛋白、纤维蛋白交织组成，并有坏死脱落的黏膜上皮细胞和急性炎症细胞混杂[2]。黏膜下层可有微小血管、毛细血管的扩张，还可有微血栓形成。极少数患者因全层受累而发生穿孔。

**【影像学表现】**

**1. X 线**

（1）腹部平片：无特殊发现，可显示肠麻痹（enteroparalysis）或肠曲扩张，可见气 - 液平面。

（2）X 线造影：早期或轻型患者无特殊改变，晚期和重病者可见结肠蠕动增快、肠管痉挛、扭曲、黏膜溃疡等。

**2. CT** 肠壁肿胀、增厚，密度减低，呈"手风琴征"（accordion sign）、"靶征"（target sign）[3]。肠壁改变可发生于全部或部分结肠，病变肠管与正常肠管之间边界清晰，病变肠管周围可见渗出，部分病例可出现腹水。

**【诊断要点】**

1. 病史，除应用抗菌药物外，患者多有较为严重的基础疾病史，尤其是接受胃肠道手术者。

2. 实验室检查，周围血白细胞总数有中度升高，血清毒素抗体可测得一定浓度的毒素 A 的 IgG 抗体，大便检查基本上所有 PMC 患者的粪便中可发现白细胞。

3. 影像学检查，CT 检查显示肠壁肿胀、增厚，密度减低，呈"手风琴征""靶征"；常显示结肠壁增厚，平均达 1.0～1.5cm。

4. 内镜检查是确立 PMC 诊断的首选方法。镜下可见典型的黏膜斑块样损害。在抗生素相关性腹泻患者中内镜检查（除 PMC 外），可见到红斑、水肿、黏膜脆性增加、结肠溃疡，或者出血等其他黏膜病变。

**【鉴别诊断】**

**1. 结肠克罗恩病** 病程较长，症状隐匿，间歇性腹部不适和疼痛；腹泻间歇性发作，低热、乏力、食欲减退、贫血和消瘦。肠壁增厚相对较为规则，晚期可见较深的溃疡。

**2. 缺血性结肠炎** 多见于老年人或年轻人，具有一过性低血压、吸毒史、长期用药史（如避孕药），或有严重胰腺炎、主动脉手术史及慢性疾病。肠壁增厚一般不如假膜性结肠炎明显。腹主动脉造影发现肠系膜动脉狭窄或闭塞可确诊。

**3. 感染性肠炎** 包括巨细胞病毒性肠炎、隐孢子虫病、沙门菌感染，实验室结果及临床病史可有助于鉴别诊断。

**【研究现状与进展】**

消化道 X 线钡剂造影检查对结肠肠管病变的动态观察及整体显示优于 CT 和 MR 检查，而 CT、MRI 检查有助于病因的诊断。MSCT 的优势在于增强前后可了解血管走行情况、与周围器官的毗邻情况及其他伴发病变；MR 扩散加权成像有助于病因良恶性的鉴定，MR 肠道水成像也可直观地观察梗阻平面。因此，对于结肠病变仅凭临床及 X 线钡剂造影表现无法明确病因时，采用 CT、MR 检查是很有必要的，选择合理的检查手段进行综合分析，可为临床治疗方案的选择提供重要依据。

（熊鑫鑫　张铁亮　刘文亚）

### 参 考 文 献

[1] Kelly KJ. Eosinophilic gastroenteritis. J Pediatr Gastroenterol Nutr，2000，30（Suppl）：S28-S35.

[2] Loddenkemper C. Diagnostic standards in the pathology of inflammatory bowel disease. Dig Dis，2009，27（4）：576-583.

[3] 章士正. 小肠影像诊断学. 北京：人民军医出版社，2006.

# 第十一节　坏死性肠炎

**【概述】**

坏死性肠炎（necrotizing enteritis）表现以坏死为特征的腹泻、便血、发热、呕吐和腹胀。严重者可有休克、肠麻痹等中毒症状和肠穿孔等并发症。

绝大部分病例（94.4%）临床表现为不同程度的腹痛[1]，起病急，突然发生，多位于左中上腹，可表现为逐渐加重的持续性绞痛。腹痛后即可出现腹泻。粪便初期为糊状，轻者可仅有腹泻，或粪便隐血试验阳性。之后随病情加重，粪便逐渐可出现洗肉水样、果酱样等，甚至出现鲜血便。

可出现全身症状及其他中毒症状，早期出现精神倦怠，食欲缺乏、嗜睡，重者可出现昏迷、抽搐。

**【病理学表现】**

主要病理改变为肠壁小动脉内类纤维蛋白沉着、栓塞而致小肠出血和坏死。病变的部位以空肠和回肠多见且严重，有时也可累及十二指肠、结肠和胃，少数病例全胃、肠道均可受累。重者病变广泛甚至可累及大部分小肠。病变常起始于黏膜，表现为肿胀、广泛性出血，皱襞顶端被覆污绿色的假膜。病变可延伸至黏膜肌层，甚至累及浆膜。病变肠壁明显增厚、变硬，严重者可致肠溃疡和肠穿孔。镜下可见肠壁各层充血、水肿、炎症细胞浸润、血管壁纤维素样变性、小血管内血栓形成、出血、坏死等改变。

**【影像学表现】**

最佳诊断依据是肠系膜上动脉（SMA）血凝块或狭窄，小肠壁增厚。

**1. X线** 平片可见多个气-液平面，肠梗阻、环状皱襞增厚。钡剂检查环状皱襞增厚，可见"钱币堆叠征"，表现为黏膜光滑、拉直，平行的皱襞垂直于小肠纵轴；提示黏膜下水肿，同时可见管腔狭窄，近端小肠扩张。

**2. CT** 增强CT可见SMA、肠系膜上静脉（SMV）或其他肠系膜血管血凝块或管腔变窄，肠壁节段性增厚（＞3mm），平均达8mm，最厚达20mm。栓子常见于SMA根部或SMA至中结肠动脉远端3～20cm[2]。动脉血流减少，黏膜缺乏强化。肠系膜模糊征，表现为肠系膜脂肪水肿浸润，常伴静脉血栓形成。

**【诊断要点】**

诊断主要根据临床症状，突然腹痛、腹泻、便血及呕吐，伴中等发热，或突然腹痛后出现休克症状，应考虑本病的可能。腹部X线平片及CT检查有助于诊断。

**【鉴别诊断】**

**1. 休克肠** 黏膜强化明显，黏膜下和肠系膜水肿，肠壁可逆性复活。

**2. 克罗恩病** 通常为远端小肠，为不对称性、不连续性增厚的肠壁。皱襞异常持续存在，缺血性小肠炎皱襞在数天至数周内发生变化。

**3. 类癌** 局部肠壁增厚并有促结缔组织增生性反应，包裹肠系膜血管，出现水肿、缺血。通

常可见多发肝转移。

**【研究现状与进展】**

坏死性肠炎诊断较为困难。既往多依靠消化道钡剂造影检查和超声检查，但检出率较低，漏诊率较高，MSCT检查可提高检出率，但病因诊断符合率受肠道准备情况的影响，而且各种病因间的鉴别诊断依赖于增强扫描，对于症状隐匿的小肠病变普及应用较为困难[3]。近年来随着MR快速扫描序列在肠道检查中的应用及新技术的开发推广，MRI由于具有高软组织分辨率的优势，对小肠壁增厚病变的诊断具有广阔的应用前景，DWI技术对于恶性小肠增厚性病变的检出率较高，即便是在肠道准备不够充分的情况下。但对于小肠壁增厚的病因诊断，原则上应结合MRI、CT平扫及增强等多种检查模式，并参考临床病史和实验室检查进行鉴别诊断。

（熊鑫鑫　张铁亮　刘文亚）

## 参 考 文 献

[1] Ha HK, Lee SH, Rha SE, et al. Radiologic features of vasculitis involving the gastrointestinal tract. Radio Graphics, 2000, 20（3）: 779-794.

[2] Chung SY, Ha HK, Kim JH, et al. Radiologic findings of Behcet syndrome involving the gastrointestinal tract. Radio Graphics, 2001, 21（4）: 911-924.

[3] 孙瑾, 董理, 胡兵, 等. 急性肠系膜缺血性疾病的多层螺旋CT诊断. 临床放射学杂志, 2009, 28（10）: 1409-1411.

# 第十二节　嗜酸细胞性胃肠炎

**【概述】**

嗜酸细胞性胃肠炎（eosinophilic gastroenteritis）是一种较少见的，全胃肠道各层黏膜中嗜酸细胞增多性疾病。病变可发生于食管到直肠的消化道各部位，最常见于胃和小肠。本病可能存在多种病因，但最终均是大量嗜酸细胞浸润伴随各种炎症介质释放，导致相同的组织损害。

**【病理学表现】**

本病可累及从食管到直肠各部位，但以胃和小肠受累最为常见。组织学特点为水肿和炎症细胞浸润。其他病理改变包括小肠绒毛萎缩、黏膜及腺上皮细胞坏死和再生。髓鞘碱性蛋白（MBP）

的免疫荧光染色可以显示嗜酸细胞脱颗粒。嗜酸性粒细胞浸润可以累及胃肠壁全层，也可以某一层受累为主。常根据病变主要累及的部位将嗜酸细胞性胃肠炎分为3型：黏膜层病变型、肌层病变型、浆膜层病变型[1]。

**【影像学表现】**

嗜酸细胞性胃肠炎的X线表现缺乏特异性，部分患者的X线表现可完全正常。胃黏膜受累时可表现为黏膜皱襞增宽和结节样充盈缺损，类似的X线表现还可见于肉芽肿性胃炎、高分泌状态、淋巴瘤和胃癌。小肠黏膜受累时，胃肠造影可显示黏膜皱襞增宽，伴或不伴结节样充盈缺损，可见小肠扩张。病变累及肌层时，可出现胃窦及幽门狭窄，有时可见胃潴留。食管受累有时可见食管狭窄或类似于贲门失弛缓症的X线表现[2]。CT检查可能发现肠壁和浆膜层增厚，局部肠系膜淋巴结肿大或腹水。

超声检查是提示肌层病变型和浆膜层病变型的诊断的有效手段，具有检查迅速、经济和无创的优点。肌层病变型的超声表现为胃肠壁增厚并呈多层回声；浆膜层病变型的超声可发现浆膜层增厚和腹水[2]。

内镜下多点活检对嗜酸细胞性胃肠炎的诊断具有重要意义。内镜下可能见到黏膜皱襞粗大、充血、溃疡或形成结节；同时在病变部位行黏膜活检证实有无嗜酸性粒细胞浸润可明确诊断。

**【诊断要点】**

本病的诊断较为困难。典型的嗜酸细胞性胃肠炎应符合以下标准：有消化系统症状；病理证实胃肠道一处或多处组织中嗜酸细胞浸润；无胃肠道以外多器官嗜酸细胞浸润；除外其他引起嗜酸细胞浸润的疾病。

**【鉴别诊断】**

**1. 肠道寄生虫感染** 肠道蠕虫病可以引起各种非特异性消化系统症状，同时蠕虫在组织中移行可引起外周血嗜酸性粒细胞增多。有些蠕虫如钩虫等，还可引起肠道组织嗜酸细胞增多症，易与嗜酸细胞性胃肠炎混淆。当蠕虫移行停止后，外周血嗜酸细胞增多症多消失亦可有助于鉴别。

**2. 嗜酸性肉芽肿** 为良性的局部病变，多见于60岁患者，最常累及胃窦（70%）和小肠（20%），以幽门梗阻或肠套叠为主要临床表现。外周血嗜酸细胞可不增多，患者也多无过敏史。病理上表现为来自黏膜下层的结节或息肉；沿毛细血管有大量成纤维细胞向心性增生，伴有不同程度嗜酸细胞浸润[3]。

**3. 炎性肠病** 克罗恩病和溃疡性结肠炎的黏膜中可有大量嗜酸细胞浸润，并且嗜酸细胞有一定程度的活化，而且炎性肠病对激素治疗亦有反应，与嗜酸细胞鉴别有一定困难。炎性肠病嗜酸细胞的聚集程度明显低于嗜酸细胞性胃肠炎。

**【研究现状与进展】**

影像学检查可为临床诊断提供重要的相关信息。目前国内的研究多集中于CT多平面重组及三维重建技术的应用。MR较高的软组织分辨率优势有助于病因的检出，但易受呼吸运动伪影的影响。然而，国外有学者利用动态功能性电影MRI观察小肠袢在做Valsalva动作时相邻器官或肠袢的形态，得出Valsalva试验结合MR检查能够更精确地显示病变侵犯范围，可以用于对胃肠道感染患者的治疗前评估[4]。

（熊鑫鑫　张铁亮　刘文亚）

**参 考 文 献**

[1] Jimenez-Saenz M，Villar-Rodriguez JL，Torres Y，et al. Biliary tract disease：a rare manifestation of eosinophilic gastroenteritis. Dig Dis Sci，2003，48（3）：624-627.

[2] 潘国宗，曹世植 . 现代胃肠病学 . 北京：科学出版社，1994.

[3] 王礼建，朱峰，钱家鸣 . 嗜酸细胞性胃肠炎与高嗜酸细胞粒综合征 . 中华消化消化杂志，2003，23（8）：455-457.

[4] Mais L，Galoo E，Nibaud A，et al. Complicated course of eosinophilic gastroenteritis：a case report and literature review. Rev Med Interne，2014，35（10）：683-685.

# 第十三节 阑 尾 炎

**【概述】**

阑尾炎（appendicitis）是指阑尾由于多种因素而形成的炎性改变。可分为急性阑尾炎（acute appendicitis）和慢性阑尾炎（chronic appendicitis）。

**【病理学表现】**

**1. 急性阑尾炎** 阑尾管腔阻塞，常见原因为淋巴滤泡增生，以及粪石、异物、炎性狭窄、食物残渣、蛔虫，肿瘤则较少见。①细菌入侵：细菌繁殖，损伤黏膜形成溃疡。动脉血运障碍，造成阑尾缺血，以致其梗死和坏疽。②阑尾穿孔：过程较快则发生全腹膜炎，过程较慢则形成阑尾周围脓肿。

**2. 慢性阑尾炎**　大多由急性阑尾炎转变而来，少数开始即呈慢性过程，主要病变为阑尾壁不同程度的纤维化及慢性炎症细胞的浸润。

**【影像学表现】**

急性阑尾炎依据典型症状、体征及实验室检查即可做出诊断，但如临床表现不典型时，年轻女性患者的临床症状与妇科疾病相混淆时，或者老年患者阑尾炎已形成包块需与肿瘤相鉴别时，应行相应影像学检查以明确诊断。

**1. X 线**

（1）腹部 X 线平片：急性阑尾炎可见回盲部肠曲显示反射性充气淤胀，有时盲肠内出现气 - 液平面，腰椎向右弯曲，右侧腰大肌下缘轮廓模糊，右下腹软组织肿块影，并将含气的盲肠及邻近回肠压迫、移位。在阑尾坏疽或产气菌感染时，软组织肿块有时可见不规则透亮区或出现气 - 液平面。穿孔后可出现气腹和弥漫性腹膜炎表现。

（2）X 线钡剂造影：急性阑尾炎表现为阑尾不显影或显影不全，管腔狭窄，管壁僵硬，盲肠受炎症波及后内壁变平，局部可有阑尾结石引起

的充盈缺损，有时盲肠黏膜呈同心圆状排列，称为"弹簧征"（spring sign）。慢性阑尾炎表现为阑尾管腔僵直、中断、边缘毛糙，腔内有粪石时可呈串珠状，阑尾与盲肠底部发生粘连，则显示阑尾扭曲，扪诊时推移差，局部可触及肿块[1]。

**2. CT**　急性单纯性阑尾炎表现为阑尾肿大增粗（直径＞6mm），腔内可积有浑浊的脓液，阑尾壁增厚，表现为同心圆的高低密度分层结构。阑尾边缘模糊，阑尾壁与其周围的炎症分界不清。局部盲肠壁增厚，使充有对比剂的肠腔在阑尾开口与盲肠接合部形成"箭头征"。

阑尾周围炎表现为右下腹阑尾及盲肠周围脂肪间隙模糊，密度增加，出现条束状密度增高影，伴有盲肠壁的局部增厚，阑尾周围少量液体渗出。

阑尾脓肿与阑尾周围脓肿可见右下腹软组织肿块，边界清楚或不清楚，密度不均，肿块内有低密度气体、液体成分，有时可见高密度阑尾石影（图 9-13-1）。

慢性阑尾炎时不易直接显示形态学改变，可显示慢性阑尾炎引起的间接变化，如纤维条索影增多、粘连，肠曲被牵拉、扭曲成角，甚至造成部分性肠梗阻。

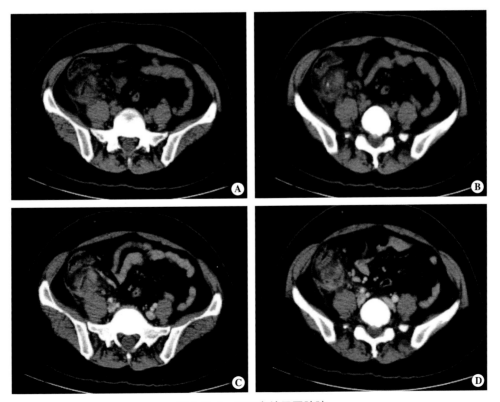

**图 9-13-1　阑尾炎并周围脓肿**

A、B. CT 平扫示阑尾增粗，管壁增厚，周围脂肪间隙浑浊，并可见脓肿形成；C、D. CT 增强扫描后的表现

**3. 超声**　实时动态检查发炎的阑尾，表现为有盲端的管状结构，壁可见分层，从盲肠基底发出，无蠕动，管腔直径 6mm 为诊断急性阑尾炎的阈值。阑尾周围脂肪层中炎性改变，表现为"团状回声效应"（echogenic mass effect），阑尾结石表现为明亮的强回声光团，其后伴有声影，阑尾壁的环形血流是炎症活动的强有力证据[1]。

**【诊断要点】**

1. 影像上单纯性阑尾炎可见阑尾增粗，表现为同心圆的高低密度分层结构。合并阑尾周围炎时可见右下腹阑尾及盲肠周围脂肪间隙模糊，密度增高，阑尾周围见少许渗出。后期发展为阑尾周围脓肿时可见右下腹软组织肿块，肿块内可有低密度气体、液体成分，有时亦可见高密度阑尾石影。

2. 典型临床症状为转移性右下腹痛，同时伴有厌食、恶心、腹泻、腹痛等，典型体征为麦氏点压痛及腹膜刺激征，阑尾周围脓肿形成时右下腹可扪及一压痛性肿块。

3. 实验室检查示白细胞总数和中性粒细胞比例可增高。

**【鉴别诊断】**

**1. 阑尾类癌**　大多数位于阑尾尖端，直径小于 1cm，设法充盈阑尾后，可见其中有小的充盈缺损，病变较大直径超过 2cm 后可表现为肠系膜浸润、局部淋巴结肿大，甚至肝转移。

**2. 阑尾黏液囊肿**　继发于阑尾炎，腹腔内圆形或椭圆形囊性肿物，边界清晰，壁薄，囊壁可伴钙化，增强扫描囊壁一般无强化。

**【研究现状与进展】**

右下腹疼痛是急诊最常见的临床表现之一。引起临床急性右下腹痛的病因众多，其中最常见的疾病是急性阑尾炎。有些疾病也可表现为右下腹疼痛而与急性阑尾炎相混淆，找到正常的阑尾是与阑尾炎鉴别的关键。MPR 技术可在成像容积内显示阑尾的全程，根据阑尾增粗、阑尾壁明显均一强化的表现，MSCT 诊断阑尾炎的准确率可达到 98%[2]。故 MSCT 作为评估和鉴别右下腹痛病因的有效的非侵入性检查方法，能为临床医师准确判断病变提供帮助。近年来，随着 MR 快速成像序列、消除伪影序列等技术的不断发展和完善，MRI 可使图像具有很好的组织分辨率和空间分辨率，MRI 对肠道结构复杂的回盲部及泌尿生殖系统器官等部位的检查具有一定优势[3]。

（熊鑫鑫　张铁亮　刘文亚）

**参 考 文 献**

[1] 郭启勇. 中华临床医学影像学. 北京：北京大学医学出版社，2015.

[2] Ananthakrishnan AN. *Clostridium difficile* infection epidemiology, risk factors and management. Nat Rev Gastroenterol Hepatol，2011，8（1）：17-26.

[3] Davila ML. Neutropenic enterocolitis. Curr Opin Gastroenterol，2006，22（1）：44-47.

# 第十章　腹壁、腹膜和腹膜后间隙

## 第一节　细菌感染

### 一、结核性腹膜炎

【概述】

结核性腹膜炎（tuberculous peritonitis，TBP）是由结核分枝杆菌感染引起的一种慢性弥漫性腹膜感染，是临床上最为常见的肺外结核病之一，仅次于肠结核，约占肺外结核的 12%。结核分枝杆菌感染腹腔以腹盆腔脏器结核或淋巴结结核病灶直接蔓延为主，如由肠结核、输卵管结核直接蔓延而来，或由远处的结核病（特别是肺结核）经血行播散入血累及腹膜，可于任何年龄段发病，但以儿童与青壮年为主要发病群体。近年来由于世界人口流动加快、免疫抑制剂的使用、人类免疫缺陷病毒的蔓延及毒品泛滥、滥用药物等原因，其发病率逐年上升。

结核性腹膜炎依据原发病灶、感染途径及机体免疫反应不同，临床表现多样，病情缓急不一，缺乏特异性，早期多表现为发热，大部分患者以低热为主，偶有高热发病者，伴随有乏力、食欲缺乏、盗汗等结核全身中毒症状，晚期可出现营养不良、消瘦等。常见症状为腹痛、腹胀，其中有接近 2/3 的患者出现腹痛，以持续性隐痛或钝痛为主，偶有阵发性，腹痛位置不固定。腹胀主要是患者腹膜炎症致肠功能紊乱或肠炎所致，一般早期无明显腹水，到后期腹水出现后进一步加重腹胀。但非结核性腹膜炎（主要为癌性腹膜炎）同样会有腹痛、腹胀症状，年龄可为诊断结核性腹膜炎的重要线索之一。部分患者会出现腹泻、便秘等消化道症状，并以其交替出现为主。常见临床体征有腹壁柔韧感，主要是因腹膜感染后增厚、腹壁与腹腔内脏器粘连后触诊到腹壁，腹部

包块常见于干酪型患者[4]。

结核性腹膜炎大部分患者 PPD 试验、红细胞沉降率及抗结核抗体检查灵敏度低，且特异性不高，血常规一般只有少数患者可见白细胞总数轻度升高，对诊断无明显帮助。大部分患者可有红细胞沉降率增快，但其他炎症性或发热患者均可出现红细胞沉降率增快，但经治疗后该指标可见明显下降，故可用于疗效监测。C 反应蛋白在炎性疾病中均有不同程度升高，对于诊断无明显意义。血结核抗体阳性率较低，即使通过组织活检最后诊断明确，患者其血结核抗体仍可阴性，其敏感性及特异性均不高。血清糖链抗原 125（CA125）是一种非特异性的肿瘤标志物，在大部分结核性腹膜炎患者中血 CA125 会有不同程度升高，而与患者性别无明显关系[1]。经抗结核治疗后，血 CA125 可降到正常水平，进而可根据治疗前后该指标水平来评价抗结核治疗效果。而研究表明结核感染 T 细胞斑点试验（T-SPOT.TB）对诊断结核具有较高的敏感性及特异性，优于常规的检查方法[2]。有学者[3]进行 meta 分析结果显示，T-SPOT.TB 诊断结核性腹膜炎的敏感度和特异度分别为 93% 和 99%，对结核性腹膜炎的诊断有较大意义。此外，目前腹水腺苷酸脱氨酶（ADA）的测定广泛应用于结核性腹膜炎的诊断，meta 结果表明将界值定为 36 ～ 40U/L 时，诊断的敏感度达 100%，特异度达 97%[4]。

【病理学表现】

根据病理改变结核性腹膜炎可分为 3 型[5, 6]，即渗出型、粘连型及干酪型。其共同特点为腹膜充血、水肿，毛细血管扩张而致液体渗出，同时伴有大量纤维蛋白渗出、沉着、腹膜纤维化或肉芽组织增生。渗出型表现为腹膜充血、水肿，表面覆有纤维蛋白渗出物，有许多黄白色或灰白色细小结节，部分为较大的结节或斑块。粘连型有大量纤维组织增生，腹膜、肠系膜明显增厚，肠

祥间或和其他脏器粘连。干酪型以干酪样坏死病变为主，腹腔内有多房状肿块与腹腔淋巴结肿大、淋巴结脓肿，可向肠管、腹腔或阴道穿破而形成窦道或瘘管。在病情的发展过程中，可由一个类型转变为另一类型，也可能两三种类型同时并存。

**【影像学表现】**

**1. X 线** 腹部平片多不能确定诊断，有时可见到腹腔内大小不等的斑点状或结节状钙化影，可提示有肠系膜淋巴结钙化，但对于结核性腹膜炎的诊断帮助不大。粘连型 X 线钡剂检查可显示肠祥聚拢、运动减弱，或因包裹性积液占据肠间隙，或同时存在肠结核出现不完全性肠梗阻征象。19% ～ 83% 的患者胸部 X 线片有肺结核表现。

**2. CT** CT 征象基本包括以下几个方面[7, 8]：

（1）腹水：早期渗出型在 CT 上主要表现为中到大量腹水，密度偏高，CT 值为 20 ～ 40HU，部分患者呈包裹性腹水，伴有轻度腹膜增厚，腹膜增厚以均匀增厚为主，可表现为线带状，增强 CT 显示更清晰，同时大网膜和肠系膜可表现为正常或不同程度增厚。腹水中可出现分隔，发展到粘连型后在 CT 上表现为少量腹水，多数呈弥漫包裹性积液，腹水减少是由于随病程进展腹水逐渐被吸收，而腹腔内腹膜、大网膜、肠系膜炎症逐渐加重。

（2）腹膜增厚：①粟粒状结节病灶，即腹膜上米粒大小的结节，周围有不同程度的渗出和增殖，相应的 CT 表现为污迹腹膜，增强后无强化（图 10-1-1）；②腹膜结节，以结核性肉芽肿为其病理基础，CT 表现为腹膜上软组织样结节灶，增强扫描可呈明显强化；③饼状网膜，病理组成以纤维组织和干酪坏死为主，多伴有肠粘连，CT 表现为网膜扁块状增厚，边缘较清，表面明显凹凸不平，增强扫描有程度不同的强化。

（3）腹腔淋巴结增大：肠系膜内可见体积大小不一的肿大淋巴结，环形强化，同时可伴有淋巴结钙化。腹腔淋巴结钙化和肿大淋巴结环形强化是淋巴结结核比较有特征性的影像征象。

依据结核性腹膜炎发病时所处的病理阶段及病情轻重程度，可在 CT 中呈现出不同的影像学表现。结核性腹膜炎以渗出型和粘连型两种发病率最高。渗出型多有腹膜粟粒状病灶，而 CT 多显示腹膜均匀、光滑、增厚，腹膜钙化并不常见，当腹膜粟粒状小结节灶周围有渗出时，CT 表现为污迹腹膜。粘连型多为腹水型吸收后的改变，腹腔内腹水量较少，并有大量纤维组织增生，腹膜、网膜广泛粘连而明显增厚。因而 CT 多表现为中量高密度腹水，并多为分散多发包裹性。相应网膜呈不规则扁块状增厚并有不同程度强化，部分病例以肠系膜、肠系膜淋巴结及肠管间发生广泛粘连并形成大小不等肿块为主要病理改变，CT 表现为肠系膜增厚呈线状、星芒状改变及多发较大结节灶（图 10-1-2）。干酪型结核性腹膜炎较少见，多由渗出型、粘连型演变而来，腹部 CT 表现为腹腔内多发囊样病灶，以多房囊样改变常见，囊内为干酪样坏死物质。增强后囊壁、分隔多为轻度强化，伴细菌感染时明显强化，多数患者伴有不同程度肠梗阻。此外，还有一类较罕见的脏腹膜结核，病理表现主要是肝包膜上发生粟粒性结核灶或包膜增生肥厚，CT 表现为肝包膜增厚和包膜下多发小结节灶。

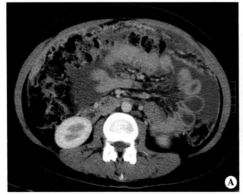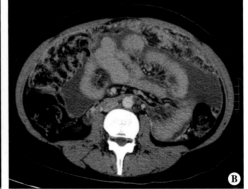

**图 10-1-1 结核性腹膜炎（1）**

A. CT 增强扫描，大网膜、肠系膜增厚，腹膜上可见米粒大小的结节，周围有积液、渗出和增殖，局部呈污迹腹膜；B. 腹水增多明显，局部有形成包裹趋势，腹膜轻度强化，大网膜呈饼状增厚，同时肠系膜缩短，小肠受牵拉向中腹部集中

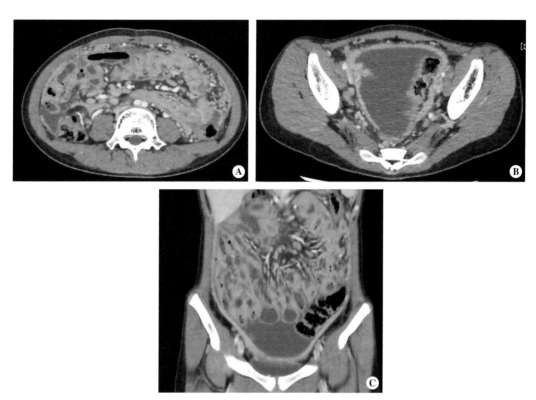

**图 10-1-2　结核性腹膜炎（2）**

A. CT 增强扫描示腹膜、肠系膜增厚，肠系膜间隙内可见多发淋巴结肿大；B. 盆腹膜明显增厚并有腹膜结节，双侧闭孔区淋巴结肿大；C. 冠状位图像显示肠系膜增厚，肠系膜间隙内淋巴结肿大，肠管向中腹部聚拢

【诊断要点】

1. 患者有肺结核或腹膜外结核病史。

2. 患者有发热、盗汗、红细胞沉降率加快和 PPD 试验阳性等活动性结核表现；有腹痛、腹胀、腹水征、腹部柔韧感和粘连性包块等典型的腹部症状体征。

3. CT 可见腹水、大网膜及肠系膜增厚，腹腔多发肿大淋巴结伴钙化。

4. 腹腔诊断性穿刺，腹水为渗出液。

【鉴别诊断】

**1. 癌性腹膜炎**　癌性腹膜炎时壁腹膜以不规则或结节样增厚为主，且可见到网膜、系膜非均匀性局限性增厚，呈"网膜饼征"改变。淋巴结肿大多呈均匀强化，少有中心坏死。腹水以中大量为主，分布无特异性，可呈非均匀性聚集分布。

**2. 肝硬化腹水**　多有病毒性肝炎病史或肝硬化表现。①肝叶比例失调，肝左叶、尾叶代偿性增大；中晚期肝硬化，各肝叶体积明显普遍缩小；②肝叶间裂增宽和肝门区扩大；③肝表面凹凸不平，外缘呈波浪状或锯齿状；④脾大；⑤大量腹水，CT 值较低，为 5～10HU；⑥门静脉及脾静脉扩张。

**3. 腹部淋巴瘤**　淋巴瘤肿大的淋巴结往往呈均匀低密度影；增强扫描时，绝大部分淋巴瘤患者肿大的淋巴结呈均匀强化；主要累及腹主动脉等大血管旁区域。而 TBP 中肿大的淋巴结在 CT 平扫中表现为软组织密度结节，中心密度偏低，部分后期可出现不规则钙化；增强扫描常多为环形强化，易相互融合成多房样改变；一般先累及肠系膜、网膜及 $L_2$ 椎体平面以上的腹膜后间隙。少数治疗后的淋巴瘤增强扫描时也可出现环形强化。因此，需要对患者病史进行详细的了解与分析。

**4. 腹腔细菌性脓肿**　干酪型腹膜炎需与腹腔细菌性脓肿相鉴别。腹腔脓肿多位于膈下、盆腔或肠袢间，大多可见脓肿壁呈均匀一致的显著强化，脓肿壁不规则且厚薄不均，个别形成多房性脓肿，内可见分隔，产气菌产生的气体多个小气泡或气-液面具有典型特征。干酪型腹膜炎腹腔囊样病灶通常为多房囊样改变伴囊壁、分隔轻度强化，囊壁较薄，一般不可见气体影。

**5. 盆腔脓肿**　急性期 CT 表现为低密度软组织影，边界不清，脓肿壁不均匀强化；慢性期可见边界清晰的单发较大囊性病灶，壁较厚且均匀强化。临床症状主要为发热、腹痛等。

**【研究现状与进展】**

近年来，PET/CT 更广泛地应用于临床，其对结核性腹膜炎诊断的准确率较常规 CT 明显提高。在 PET/CT 上，TBP 患者腹膜放射性分布多较均匀，范围广泛，与恶性腹膜疾病呈密集、不均匀放射性分布有明显区别[9]。

## 二、化脓性腹膜炎

**【概述】**

急性化脓性腹膜炎（acute suppurative peritonitis）是指腹膜的壁层和脏层受到细菌感染而发生的急性炎症反应，是最常见的外科急腹症之一，分为原发性和继发性两类。原发性腹膜炎在腹腔内无原发性病灶，常由细菌血行播散或上行感染引起，发病相对较少，症状较轻。临床上所谓的化脓性腹膜炎多指继发性腹膜炎（secondary purulent peritonitis），常由腹腔脏器的急性炎症、急性穿孔、内脏破裂、手术污染等因素引起。继发性腹膜炎按照炎症波及的范围，可分为弥漫性及局限性两类，主要视患者的抗感染能力、原发病灶的转归和细菌感染的严重程度而定。引起腹膜炎的细菌多是消化道的常驻细菌，最常见的为大肠埃希菌，其次为粪链球菌、肠球菌、变形杆菌、铜绿假单胞菌及厌氧菌等，故多为混合感染。葡萄球菌是手术污染引起腹膜炎的主要病原菌。在腹膜炎初期，由于腹膜细菌侵犯或消化液刺激，一方面机体动员防御功能，对细菌及其毒素进行拮抗；另一方面，胃肠道穿孔流出的胃液、胆汁，实质脏器破裂产生的血液和坏死的脏器组织对细菌感染可起到辅助作用。

化脓性腹膜炎根据其不同的发展阶段，临床表现具有以下 3 类症状。

（1）腹痛：是最主要的临床表现，疼痛一般剧烈，难以忍受，呈持续性，深呼吸、咳嗽、转动身体时疼痛加剧。疼痛先从原发病变部位开始，随炎症扩散而蔓延至全腹。

（2）恶心、呕吐：腹膜受到刺激后，可引起反射性恶心、呕吐，呕吐物多是胃内容物。肠麻痹发生后可因肠内容物增多、压力增高而呕吐，

呕吐物可含有肠内容物甚至下消化道内容物。

（3）感染中毒症状：随着病情发展，患者可出现体温升高、脉搏加快。进一步发展，可出现面色苍白、四肢发凉、呼吸急促、脉细微弱、血压下降、神志恍惚等感染性休克的表现。腹部压痛、腹壁肌肉紧张和反跳痛是腹膜炎的典型体征。实验室检查中白细胞总数和中性粒细胞比例升高，或有中毒颗粒。

**【病理学表现】**

化脓性腹膜炎的基本病理变化是充血、水肿、渗出及后期纤维化。细菌或消化道内容物进入腹膜腔后，腹膜受刺激产生炎症反应，充血、水肿，分泌大量渗出液，以稀释和中和毒素及消化液，减轻其对腹膜的刺激。腹膜的炎性渗出液中含有大量吞噬细胞及纤维蛋白原，吞噬及包围进入腹腔的细菌及异物和破碎组织[10]。纤维蛋白沉淀在病变周围产生粘连，以防止感染扩散和修复受损的组织，这种炎症所致的纤维素性渗出及粘连除了能使肠浆膜面增厚外，还常常对肠与肠之间产生影响。由于大量中性粒细胞的死亡、组织坏死、细菌和纤维蛋白凝固，渗出液逐渐由清变浊成为脓性。若局限的感染较重，腹膜炎的炎症渗出液未能被完全吸收而积聚于膈下、盆腔的解剖陷凹间隙及肠袢间，则可形成局限性脓肿。

**【影像学表现】**

**1. X 线**　X 线平片多不能确定诊断，但可提示病因，小肠普遍胀气，并有多个小液平面常提示肠麻痹征象；胃肠穿孔时多数可见膈下游离气体，也可由消化道口服对比剂外漏、局部管壁不连续做出诊断。

**2. CT**

（1）基本 CT 表现。①腹膜增厚：多数表现为腹膜光滑、规则增厚（图 10-1-3），个别表现为腹膜不规则增厚及结节样增厚，增强后有轻度强化。②腹水：是腹膜炎的一个常见表现，腹膜受到炎症性浸润时，常有液体渗出，主要分布在腹腔的生理陷凹或间隙内，可局限于某一间隙，也可累及多个间隙。由于右侧无膈结肠韧带，所以右肝周间隙积液易向右结肠旁沟扩散；胃周积液是胃穿孔的一个间接征象。胃肠穿孔所致的腹水，除炎症坏死产物外，还包含部分胃肠内容物，故积液的密度有可能较高且不均匀[11]。③游离气腹：

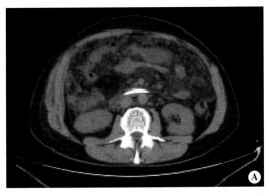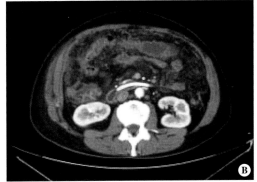

**图 10-1-3　化脓性腹膜炎**
A、B. CT 平扫和增强扫描示腹腔脂肪间隙浑浊，腹膜增厚

腹腔游离气体，往往提示消化道穿孔。但未发现气腹并不能完全排除胃肠穿孔的可能，因为部分患者穿孔后可无气腹表现。例如，小肠穿孔时，因小肠通常无气体，所以即使穿孔也无气体进入大、小腹腔。此外，手术介入等原因也可造成腹腔气体残留。④大网膜、小肠系膜及肠壁水肿增厚：多表现为单纯水肿、增厚，少数形成污迹样、点状浸润。⑤肠曲间相互粘连及肠淤张：主要表现为下腹部及盆腔的肠曲粘连及大、小肠广泛胀气扩大，腹膜的炎性渗出液富含纤维蛋白原，经腹膜间皮细胞受损后释放出的凝血活酶的作用转变为纤维素。这种纤维素性渗出及粘连，除能使肠壁增厚外，还常常对肠与肠之间有影响，使肠曲间相互粘连而表现为一定程度的肠固定征[12]。⑥其他：肠壁间积液，淋巴结增多，腹壁软组织肿胀。

（2）原发病灶 CT 表现。①急性阑尾炎：原发征象主要包括阑尾扩张（成人 > 6mm，儿童 > 8mm），管壁环周样增厚，以及阑尾粪石显示，粪石多位于阑尾管腔内，也可出现在阑尾穿孔形成的脓肿或蜂窝织炎内[13]。继发征象包括阑尾周围脂肪浸润，蜂窝织炎或脓肿形成，回盲区淋巴结增生及盲肠肠壁增厚等。②胃肠道穿孔：CT 可检出肠腔外气体，也可见病变周围少许气泡，腹腔游离气体最常见于前腹壁与肝之间、肝下区域[14]。③急性胆囊炎：CT 可表现为胆囊增大、壁增厚（> 3mm）、水肿和囊壁强化，腔内阳性结石或胆汁密度升高、胆囊周围积液等。

（3）并发症 CT 表现：腹膜后间隙炎症，胸腔积液、腹水及腹腔脓肿等[15]。

**3. MRI**　由于肠气的干扰及肠道准备困难，MR 检查不作为化脓性腹膜炎的主要检查方法。其影像学表现与 CT 类似，主要包括腹膜增厚且强化，单纯性或多房性腹水，有间隔，可出现腹水的延迟强化，但不具有特异性。

【诊断要点】

1. 腹部感染、外伤及手术病史。

2. 明确病因，判断原发病灶所在。

3. CT 表现为腹膜增厚、腹水、游离积气、肠壁增厚、肠郁张及继发粘连性肠梗阻征象。

4. 实验室检查，白细胞总数和中性粒细胞比例升高，或有中毒颗粒。

5. 诊断性腹腔穿刺或腹腔灌洗，腹腔穿刺可判断原发病变，明确病因，如胃十二指肠溃疡穿孔时穿刺液呈黄色、浑浊、无臭味，可抽出食物残渣；急性重症胰腺炎时抽出液为血性，胰淀粉酶含量高。如果腹腔穿刺抽出不凝固血液，说明有腹腔内实质脏器损伤。

【鉴别诊断】

主要应与结核性腹膜炎鉴别。结核性腹膜炎也表现为腹膜增厚，腹水及网膜及系膜改变，但化脓性腹膜炎腹膜大多表现为光滑、规则增厚，增强扫描仅轻度强化；网膜及系膜改变多表现为水肿、增厚，少见典型的污迹样及结节样增厚；可显示特征性的腹腔游离气体征象，淋巴结一般不增大且无环形强化；化脓性腹膜炎发展一般为急性过程，而结核性腹膜炎病变发展呈慢性过程且可能合并肺结核及淋巴结结核。

# 三、腹腔、腹膜后脓肿

【概述】

腹腔脓肿（intra-abdominal abscess）是急性腹

膜炎局限化的结果，多由腹部器官的原发性和继发性的化脓性感染所致。常见感染因素：①腹腔内空腔脏器破裂，内容物污染腹腔；②急性阑尾炎穿孔、脓毒败血症、妇女的生殖道逆行感染；③手术时对胃肠道的损伤；④腹腔内异物；⑤污染严重的腹腔未彻底清洗或术后引流不畅等。其发生部位以膈下和盆腔多见，也可发生于肠祥间或腹腔其他部位。临床症状多为腹痛、发热、呕吐及腹胀腹泻等，膈下脓肿可出现季肋部或肩背部叩击痛，呼吸音减弱。盆腔脓肿可出现黏液便、里急后重感，尿频，直肠指检可有直肠前壁触痛及波动性肿块。腹腔脓肿发生后，如未能及时诊断及治疗，将引起严重的全身症状，死亡率高。

腹膜后脓肿（retroperitoneal abscess）是指发生在腹膜后间隙的局限性化脓性炎症，常继发于腹腔内脏器、腹膜后器官的炎症或穿孔，脊柱或第十二肋的感染，盆腔脓肿及菌血症等疾病；脓肿可向上侵及纵隔，向下可沿股疝孔流入大腿，也可进入腹腔、胃肠道、胸膜、支气管，甚至形成慢性持续性瘘管[16]。腹膜后脓肿的发生远较腹腔脓肿少见，严重者可诱发多器官功能障碍综合征而致患者死亡。腹膜后脓肿的全身症状与腹部体征不符，全身症状重，腹部体征轻，除了原发疾病的症状与体征外，可表现为全身中毒症状，如胃寒、高热、中性粒细胞计数明显升高，甚至胞核左移。局部症状包括腹痛、腹胀、腹泻、呕吐、腰背部疼痛、肠麻痹，以及腰大肌强直征、腹部肿块、肋部和腰部过敏、坠积性水肿等。

以上两者的致病菌多来自大肠和泌尿系统，主要为大肠埃希菌、变形杆菌，其次为葡萄球菌、链球菌、厌氧菌等。因其症状和体征多被原发病变和术后状态所掩盖，早期诊断较为困难[17]。

**【病理学表现】**

感染性积液局限于腹腔或腹膜后间隙内形成脓肿，成熟时其中心含坏死的细胞碎屑，周边为富血供的结缔组织。炎症致腹膜损害使间皮细胞损伤，伴有炎症反应，间皮细胞自基底膜脱落而形成一裸露区，炎症反应使组织产生和释放生物学活性蛋白和渗出富含蛋白的液体，其中含有大量纤维蛋白原。腹腔内凝血级联反应被激活，形成凝血酶而将纤维蛋白原转化成纤维蛋白。鉴于

手术和感染后凝血和纤溶平衡的紊乱，最终导致凝血和纤溶系统亢进，于是纤维蛋白沉积，成为长入纤维胶原组织的基质，纤维蛋白凝块也使细菌逃避免疫机制的防护而易导致脓肿的形成。

**【影像学表现】**

**1. X线** ①可见气-液空腔或气泡征象；②脓腔无气体时，表现为组织肿块影；③脓肿相邻器官受压移位；④脓肿周围炎性浸润，相邻脂肪线增宽、密度增高或消失；⑤炎症扩散，相关间隙、隐窝因脓液引流而形成新的脓肿，因此有时可见多发脓肿征象；⑥上腹腔淋巴炎性引流，可出现胸腔积液、肺底炎症及小叶肺不张等；⑦膈下脓肿出现压迫膈、肝等征象。结肠旁脓肿位于结肠旁沟时，结肠旁沟增宽，邻近结肠受压移位。盆腔脓肿常使相邻盆壁脂肪线发生改变，直肠受压向对侧移位。

**2. CT**

（1）腹腔脓肿一般CT表现。①脓肿早期：平扫显示肠祥间局限性的液性低密度区，表现为类圆形或不规则形，有占位效应，周围脏器呈受挤压推移改变（图10-1-4A、B）。增强检查脓肿壁显影部分清楚（图10-1-4C），可见积液周围的线状强化影，为炎性充血的肠壁和肠系膜血管影。②脓肿中晚期：因脓肿发生坏死、液化并由血管丰富的结缔组织包绕时，表现为中间低密度、周缘高密度团块影，增强后大多可见脓肿壁呈均匀一致的显著强化，脓肿壁不规则且厚薄不均，无壁结节，个别多房性脓肿内可见分隔。脓肿内部一般无强化，其内产气菌产生的气体可显示脓肿内多个小气泡或气-液平面。当脓肿内出现较大的气-液平面时，多考虑肠道穿孔所致。③邻近组织结构改变：腹膜外脂肪线消失，邻近肌肉、筋膜、肠系膜或肠壁增厚，邻近肠管内积液、积气。病变较大时可致部分脏器呈受压移位。

（2）阑尾周围脓肿：急性阑尾炎阑尾周围脓肿是外科的常见病和多发病，易坏疽穿孔，形成阑尾周围脓肿。CT表现包括：①脓肿内通常可见气体或气-液平面形成（图10-1-5）；②阑尾内见斑片状高密度阑尾粪石影，阑尾体积明显肿胀增粗、增长；③部分回盲部、小肠管腔扩张、积气；④增强扫描显示完整环形壁强化或不规则薄壁强化，部分内部可见分隔强化。

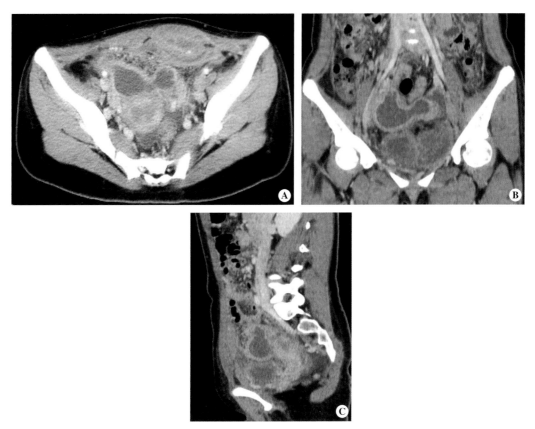

**图 10-1-4 腹腔脓肿**

A. CT 增强扫描，下腹部盆腔入口处肠祥间局限性的液性低密度区，不规则形，有占位效应，脓肿壁形成并有强化，子宫略受压迫；B、C. 增强扫描冠状面（B）和矢状面（C）示肠系膜、腹膜增厚，脓肿与周围肠管组织粘连明显

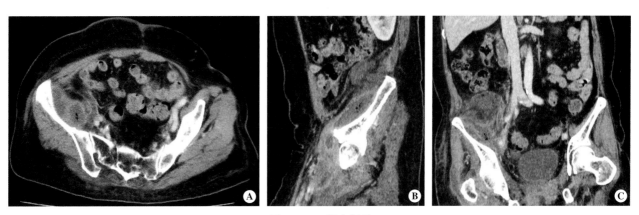

**图 10-1-5 髂窝脓肿**

A. CT 增强扫描，右侧髂窝区不规则液性低密度区，囊壁厚而毛糙，且有强化，囊内可见少量气体形成；B、C. 增强扫描冠状面（B）和矢状面（C）示右侧回盲区脓肿沿髂腰肌流注，邻近软组织增厚、肿胀

（3）消化道穿孔引起的腹腔脓肿：多数为胃及十二指肠球部溃疡穿孔所致，亦有医源性消化道穿孔，处理不及时极易引起腹腔感染性脓肿、腹膜炎及败血症等。CT 表现：早期显示肠管间隙、小网膜区局限性液性低密度区；中晚期显示包裹、脓肿壁形成，脓肿壁环形强化；邻近脓肿周围发现游离气体影。

（4）胆囊结石、胆囊炎穿孔继发腹腔脓肿：胆囊炎穿孔是胆囊结石直接腐蚀胆囊壁，或胆囊结石、胆囊炎致胆囊内压力过高，胆囊静脉回流障碍所致，是急性胆囊炎最严重的并发症之一。CT 可见胆囊壁水肿增厚，部分可见胆囊壁水肿分层改变，缺损处胆囊壁连续性中断，其旁可见多发游离出胆囊结石影。如果穿孔发生于胆囊脏面，则易感染邻近肝实质，并可形成肝脓肿。CT可见胆囊穿孔部位、游离出胆囊结石的多少、胆汁泄漏范围、脓肿大小及邻近肝脏侵及情况。

（5）肾周腹膜后脓肿：平扫肾周脓肿显示肾周围包绕的异常密度影，与肾脏分界不清，增强扫描后可呈环状强化，其内见分隔，髓质期脓肿壁强化最明显[18]。强化可呈3种形态[19, 20]：①大小均匀的多发小脓腔，壁厚较均匀，呈"蜂窝状"改变，包绕肾脏，位于肾被膜及肾周筋膜之间，此种病变改变范围较为局限，未侵犯腰肌，未侵犯周围组织；②大单房脓腔伴边缘小脓腔；③多发不规则大的多房状脓腔，壁厚薄不均，此种类型范围较广，累及组织较多，范围可累及邻近腰大肌、腹后壁。

**3. MRI** 脓肿表现为局部复杂性积液，通常在$T_1WI$上为低信号，蛋白内容物增多时在$T_1WI$上有时呈中高信号，在$T_2WI$上表现为中高信号和厚的周边强化。分层坏死可在$T_1WI$和$T_2WI$上出现低信号，大概50%的患者中可出现小泡状气体或气-液平面，在$T_1WI$和$T_2WI$上呈极低信号，具有特异性[22]。大多数脓肿为圆形或卵圆形，邻近实质脏器可表现为透镜状或新月状外形。源自胃肠道疾病，如阑尾炎、憩室炎、克罗恩病或结肠癌穿孔的感染播散是继发腰大肌周围脓肿的常见原因，肾脏炎症导致的肾脏周围脓肿是次常见原因，而结核是腹膜后脓肿的重要病因[21]。

**【诊断要点】**

1. 多有腹部感染、急腹症等原发病或手术史。

2. 急性腹痛伴中度以上发热，甚至寒战、高热。

3. CT平扫，单房或多房脓腔，脓肿壁强化，脓肿内可见气体或气-液平面。

4. MR平扫，脓液在$T_1WI$上呈低信号或中高信号，在$T_2WI$上表现为中高信号和厚的脓肿壁强化。

5. 白细胞总数和中性粒细胞计数增高。

**【鉴别诊断】**

**1. 先天性肠系膜囊肿** 囊肿密度均匀，接近水的密度，囊壁菲薄，多不能显示。

**2. 胰腺炎假性囊肿** 发生部位与胰腺关系密切，多见于胰腺内部和胰周的囊性占位，密度均匀时接近于水，密度不均时可见出血、钙化，有假包膜形成。胰腺的体积变大或缩小，胰周血管受推移或被包裹。临床多有血、尿淀粉酶增高的病史。

**3. 腹腔包裹性积液** 临床症状轻，邻近脏器有炎性渗出，增强扫描无囊壁环形强化。

**4. 腹腔坏死性肿瘤** 常伴腹水，表现为不规则软组织块影，呈"网膜饼征"，中央见低密度坏死区。周围纤维组织增生形成条状影，呈星芒状表现。肠系膜间血管影模糊。肠系膜僵硬，肠管固定，或受推移、聚拢等。

**5. 盆腔不典型畸胎瘤** 病变囊壁常有钙化，其内软组织成分有强化。

## 参 考 文 献

[1] 武秀媛. 56例结核性腹膜炎患者临床分析. 中华消化杂志, 2010, 30（10）：778-779.

[2] 刘倩颖, 王心静, 林明贵. 血清结核杆菌抗体检测在结核病的临床意义. 中国实验诊断学, 2014, 18（7）：1105-1107.

[3] 刘红, 黄永杰, 王静, 等. 结核感染T细胞斑点试验在疑似结核病患者诊断中的价值研究. 中华结核和呼吸杂志, 2014, 37（3）：192-196.

[4] Tao L, Ning HJ, Nie HM, et al. Diagnostic value of adenosine deaminase in ascites for tuberculosis ascites: a meta-analysis. Diagn Micr Infect Dis, 2014, 79（1）：102-107.

[5] Vaid U, Kane GC. Tuberculous peritonitis. Microbiology Spectrum, 2017, 5（1）：1-6.

[6] Shi YC, Zhang LF, Zhang YQ, et al. Clinical and laboratory diagnosis of intestinal tuberculosis. Chin Med J（Engl）, 2016, 129（11）：1330-1333.

[7] Yin WJ, Zheng GQ, Chen YF, et al. CT differentiation of malignant peritoneal mesothelioma and tuberculous peritonitis. Radiol Med, 2016, 121（4）：253-260.

[8] 余日胜, 章伟敏, 李蓉芬. 结核性腹膜炎的CT影像表现及其病理基础. 中华结核和呼吸杂志, 2002, 25（4）：243-244.

[9] Wang SB, Ji YH, Wu HB, et al. PET/CT for differentiating between tuberculous peritonitis and peritoneal carcinomatosis. Medicine（Baltimore）, 2017, 96（2）：e5867.

[10] 卢春燕, 闵鹏秋, 刘荣波. 继发性化脓性腹膜炎CT特征表现及其解剖、病理基础. 中国普外基础与临床杂志, 2006, 13（1）：116-119, 124.

[11] Weltman DI, Yu J, Krumenacker J, et al. Diagnosis of acute appendicitis: comparison of 5- and 10-mm CT sections in the same patient. Radiology, 2000, 216（1）：172-177.

[12] Naoum JJ, Mileski WJ, Daller JA, et al. The use of abdominal computed tomography scan decreases the frequency of misdiagnosis in cases of suspected appendicitis. Am J Surg, 2002, 184（6）：587-589.

[13] 卢春燕, 闵鹏秋, 陈卫霞. 不同病因所致化脓性腹膜炎的 CT 表现特征. 临床放射学杂志, 2005, 24（2）: 139-142.

[14] Choi AL, Jang KM, Kim M, et al. What determines the periportal free air, and ligamentum teres and falciform ligament signs on CT: Can these specific air distributions be valuable predictors of gastroduodenal perforation? Eur J Radiol, 2011, 77（2）: 319-324.

[15] Kim HC, Yang DM, Kim SW, et al. Gastrointestinal tract perforation: evaluation of MDCT according to perforation site and elapsed time. Eur J Radiol, 2014, 24（6）: 1386-1393.

[16] Winter BM, Gajda M, Grimm MO. Diagnosis and treatment of retroperitoneal abscesses. Urologe A, 2016, 55（6）: 741-747.

[17] Rubilotta E, Balzarro M, Lacola V, et al. Current clinical management of renal and perinephric abscesses: a literature review. Urologia, 2014, 81（3）: 144-147.

[18] 唐云华, 张向阳, 熊羊. 肾周脓肿合并腰大肌脓肿的诊治体会（附 16 例报告）. 医学临床研究, 2015, 32（3）: 605-607.

[19] Coelho RF, Schneider-Monteiro ED, Mesquita J, et al. Renal and perinephric abscesses: analysis of 65 consecutive cases. World J Surg, 2007, 31（2）: 431-436.

[20] 张海深, 王勇, 钟涛. MSCT 对肾周间隙桥隔增厚分型的评价. 实用放射学杂志, 2012, 28（4）: 561-563.

[21] Liu XQ, Wang CC, Liu YB, et al. Renal and perinephric abscesses in West China Hospital: 10-year retrospective-descriptive study. World J Nephrol, 2016, 5（1）: 108-114.

[22] 闵鹏秋, 严志汉, 杨恒选, 等. 急性胰腺炎累及肾旁后间隙的螺旋 CT 表现及其解剖基础. 中华放射学杂志, 2005, 39（4）: 379-382.

# 第二节　寄生虫及原虫感染

## 一、腹腔包虫

### 【概述】

包虫病（hydatid disease）又称棘球蚴病（echinococcosis），是由棘球绦虫的幼虫寄生于哺乳动物体内所致的一种人兽共患疾病。目前感染人体的包虫病主要分为囊型包虫病（cystic echinococcosis，CE）和泡型包虫病（alveolar echinococcosis，AE）2 种类型，分别由带绦虫科棘球绦虫属的 2 种绦虫即细粒棘球绦虫（*Echinococcus granulosus* Batsch）和多房棘球绦虫（*Echinococcus multilocularis* Leuckart）所致。包虫病通常主要原发于肝脏，其余脏器包括腹腔等的包虫病较为少见，这是由感染途径决定的，即虫卵通过被污染的手或食物进入消化道→胃液消化虫卵脱壳→六钩蚴幼虫进入十二指肠壁微小静脉→经门静脉血循环至肝→发育成包虫病灶。腹腔包虫病包括肠管、肠系膜、腹膜、大网膜及盆腔脏器上的包虫病，除了个别经血液循环的原发性感染外，大多数是继发于肝、脾及腹部其他器官的包虫由于外伤破裂或因行包虫摘除术或行穿刺时不慎囊液溢漏致大量的头节、囊液等散落在腹膜、肠袢间、网膜间所致。在没有发生并发症前，腹腔包虫病患者的临床症状不明显，患者可因病灶压迫毗邻的脏器出现相应的临床症状或偶然触及腹部包块而就诊，多数患者还能追溯到既往的肝包虫病、腹腔包虫病史及手术史，而发生囊型包虫病囊肿破裂入腹腔时患者表现为突发的腹痛，可伴有过敏反应，严重者出现过敏性休克。目前包虫病的诊断主要依靠流行病学史、临床表现、影像学特征和免疫学检测，而影像学在包虫病的诊治中具有重要的临床价值。

### 【病理学表现】

囊型包虫呈囊状，内含液体，圆形或卵圆形，单囊或多囊，在病理结构上具有完整的包虫囊膜包裹包虫囊液、囊砂和头节，长度由不足 1cm 至 10cm 以上，巨大的虫体可达 30cm。组织学检查可见囊壁分为两层，外层为角皮层，内层为生发层，生发层向内长出许多原头节或生发囊。其生长发育过程中可出现子囊，使其囊肿具有多房特征或者内部有分隔，形成多子囊型包虫囊肿。囊肿的变性可使囊液成分变化，囊液浑浊、黏稠、囊壁及其内容物出现钙化；因创伤、营养障碍或服用药物等原因包虫囊肿的内囊膜可从外囊上剥离而游离于包虫囊液中，形成特征性的囊膜剥离征象；囊肿破裂入胆道堵塞胆管，可出现肝内外胆管扩张征象，破入肝周围腔隙则造成邻近腹腔间隙的积液，或继发包虫在腹膜腔或盆腔内种植性播散。包虫囊肿破裂后极易继发感染，而感染后的包虫囊肿，其囊液成分发生改变，外囊明显增厚，由富血供的肉芽组织形成脓肿壁包裹包虫囊肿。泡型包虫是由无数长度为 1～30mm 不规则的棘球蚴囊组成的泡状结构。基本表现为灰白色海绵状的实性包块，小囊泡的角皮层发育不完整，生发层不断以外殖芽生的方式产生子囊向周围浸润生长蔓延，同时囊液不断外漏造成周围组织坏死和组织反应，使病变与正常组织间界限不清；病灶内部的实质部分多缺乏血供，故病灶中心常因营养障碍而发生变性和坏死，形成含胶冻状物的囊腔，使病灶具备不均质的特征，可显示"地图征"或"熔岩征"等；病灶内因变性坏死继发钙盐的沉积则出现数量不等、形态各异的钙化，其中小圈状钙化系小囊泡周围钙盐沉积所致，反映了其病理解剖特点，因而具有特异性诊断价值；病变内的坏死和纤维化使病灶所在的肝边缘收缩凹陷，与其他膨胀性生长的实性肿瘤不同；肝脏健叶（或段）的代偿性肥大则反映了病灶坏死和肝组织增生并存。肝门部的病灶或病灶发展过程中累及血管、胆管等结构时，可造成血管或胆管的狭窄、闭塞，并可像恶性肿瘤一样有远隔部位的血行转移。

**【影像学表现】**

**1. X线** 腹部X线平片多不能明确诊断，有时可见到腹腔包虫弧状、圈状、球状的钙化或完全钙化的包虫病症。位于腹膜后的包虫，静脉肾盂造影可发现肾下极受压向上抬举，肾下盏轻度积水，肾盏杯口圆钝，提示占位外压改变，消化道钡剂检查则显示沿脊柱向前、向上、向下推移肠管，盆腔的包虫造成输尿管压迫或移位。

**2. CT**

（1）腹腔囊型包虫：CT征象与肝包虫类似，但其囊壁往往较肝囊型包虫病灶更薄。目前囊型包虫采用的是第二十届包虫病国际大会上世界卫生组织包虫病专家工作组（WHO/IWGE）给出的基于影像形态学的分型[1]，即CE1（单囊型）、CE2（多子囊型）、CE3（内囊塌陷型）、CE4（实变型）、CE5（钙化型）。CT表现分别为[2-4]：①CE1型，表现为类圆形囊性病灶，内呈水样密度，囊壁较厚时能够显示，囊壁多有钙化，呈弧形、蛋壳样，厚薄不一，囊内容物钙化为无定型的条状或片状；②CE2型，呈现子囊征象，依据母囊囊液的含量及子囊的排列呈现"囊内囊"、"轮辐征"和"蜂房征"，母囊囊液密度高于子囊（图10-2-1，图10-2-2）；③CE3型，呈现"双壁征"，内囊壁塌陷，漂浮在囊液中表现为"飘带征"，如合并感染，囊内出现气体，呈现"水上浮莲征"；④CE4型，表现为实性软组织密度占位，多能见到较厚的囊壁，囊内密度不均，增强扫描病灶边界清楚，不强化；⑤CE5型，囊壁呈现厚壳状钙化，囊内容物密度增高，部分或全部钙化。

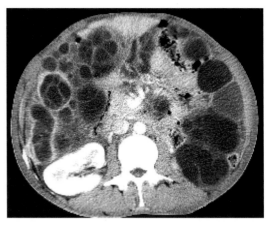

**图 10-2-1 腹腔多发囊型包虫**

CT增强扫描，右侧肝下间隙、双侧结肠旁间隙腹膜下及肠系膜间隙内多发囊型包虫，病灶呈单囊或多囊状，母囊囊液密度高于子囊，与腹膜相粘连，部分病灶囊壁可见钙化

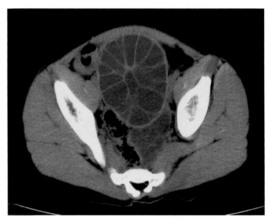

**图 10-2-2 盆腔多发囊型包虫**

CT平扫示盆腔内多房囊型包虫囊肿，多个子囊散在于母囊内，子囊相互拥挤使母囊呈现"桑葚状"及"轮辐征"，囊壁钙化不明显

（2）腹腔泡型包虫：泡型包虫在组织学上具有类似恶性肿瘤的浸润性生长特点，可通过直接蔓延或由淋巴和血行转移累及横膈、肺底、肾上腺、肾、腹膜后和背部软组织等结构，腹腔及其脏器的泡型包虫病较少见，多为肝脏病变直接侵犯或转移，表现特征基本类似于肝脏泡状棘球蚴病的特点[5]。CT表现为形态不规则的实性肿块，密度不均匀，呈低或混杂密度，边缘模糊不清；增强后病灶强化不明显，有时边缘有轻度强化；病灶内部及边缘可见小囊泡和钙化，病灶内钙化呈小圈状、颗粒状或不定型钙化，其中小圈状钙化最具有特征性，小囊泡与散在于其实质内的钙化同时并存（图10-2-3）；较大的病灶中央常发生液化坏死，呈"假囊肿"表现。

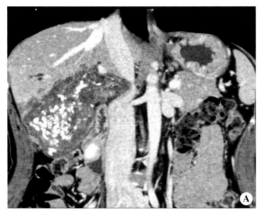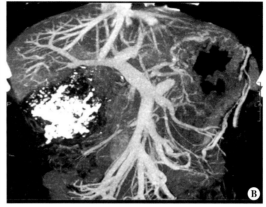

**图 10-2-3　腹膜后区泡型包虫**

A. 冠状面 CT 增强扫描，肝右后叶泡型包虫突向肝肾间隙内，病灶呈混杂密度实性占位，内可见颗粒状或小圈状的无定形钙化，边缘靠近肝实质区可见多个散在分布的小囊泡，下腔静脉局部受侵犯致狭窄；B.CTA 血管重建显示门静脉右支受侵犯

**3. MRI**

（1）腹腔囊型包虫：① CE1 型，为圆形、边缘光滑锐利的囊性病灶，呈长 $T_1$ 长 $T_2$ 信号，信号均匀；囊壁在 $T_2WI$ 上囊壁呈低信号，厚薄均匀一致。② CE2 型，呈现"囊中囊"影像，母囊内含有多个子囊时表现为"玫瑰花瓣征"或"轮辐征"；子囊信号在 $T_1WI$ 上低于母囊，在 $T_2WI$ 上高于母囊。③ CE3 型，塌陷的内囊悬浮于囊液中形成"飘带征"。④ CE4 型，内部信号混杂，MRI 对塌陷皱缩的内囊的显示优于 CT，表现为脑回状稍短 $T_2$ 信号，囊壁在 $T_2WI$ 上始终为低信号。⑤ CE5 型，囊壁钙化在 $T_1WI$ 和 $T_2WI$ 上均为低信号[6]。

（2）腹腔泡型包虫：病灶在 $T_1WI$ 上为低信号，在 $T_2WI$ 上多呈以低信号为主的混杂信号，病灶实性部分在 $T_2WI$ 上为低信号，而小囊泡、囊泡巢在 $T_2WI$ 及 MRCP 上呈稍高信号[8]（图 10-2-4）；DWI 可见泡型包虫病灶周围不连续的稍高信号的"浸润带"或"晕带征"[7]，此繁衍层逐渐衰老退行性变并有钙盐沉积，形成"钙化带"，对于病程较长的病灶，这两种病理过程相间出现，形成多层形态的"年轮征"，典型的钙化灶在 $T_1WI$ 和 $T_2WI$ 上均为低信号；病变内部可发生液化坏死，呈"熔岩征"表现，液化区在 $T_2WI$ 上为近似于水的高信号，增强扫描后病灶多无明显强化。

**【诊断要点】**

1. 有流行区的居住、工作、旅游或狩猎史；或有犬、牛、羊等家养动物或狐、狼等野生动物及其皮毛的接触史；或有在非流行区从事对来自流行区的家畜运输、宰杀、畜产品和皮毛产品加工等接触史。

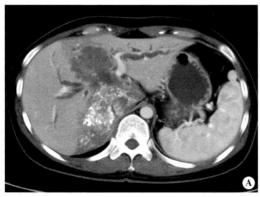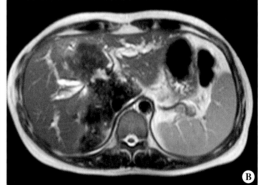

**图 10-2-4　肝泡型包虫侵犯腹膜后**

A. CT 增强扫描，肝肾间隙内泡型包虫与肝左内叶泡型包虫相连，病灶表现为不规则的实性肿块，边界不清，密度不均匀，呈低或混杂密度，强化不明显，病灶内部及边缘可见小囊泡和颗粒状、条片状钙化；B. MRI $T_2WI$ 示病灶为以低信号为主的混杂信号，病灶实性部分为低信号，内可见呈稍高信号的小囊泡及囊泡巢

2. 免疫学检测阳性。下列任何一项免疫学检查查出包虫病相关的特异性抗体或循环抗原或免疫复合物，则视为阳性：酶联免疫吸附试验，间接红细胞凝集试验，点免疫胶体金渗滤试验，免疫印迹试验。

3. CT 表现。①囊型包虫："子囊征" + 母囊囊液密度高于子囊，"双壁征"、"飘带征"或"水上浮莲征"，厚壳状钙化的囊壁伴或不伴囊内容物钙化。②泡型包虫：实性肿块 + 沙粒状、小圈状、年轮状钙化；"地图征"或"溶洞征" + 钙化特征。

4. MRI 表现。①囊型包虫：低信号囊壁 + "子囊征"，"飘带征""脑回征"。②泡型包虫：$T_2WI$ 上的低信号肿块 + 小囊泡征。

【鉴别诊断】

**1. 肠系膜囊肿**　囊肿密度均匀，接近水样密度，囊壁菲薄，多不能显示，囊壁及囊内多无钙化显示。

**2. 淋巴管囊肿**　儿童多见，发生部位多位于腹膜后，淋巴管囊肿有沿组织间隙蔓延的趋势。"爬行性生长"为淋巴管瘤较为特征性的影像学表现，囊肿填充组织间隙形成"塑形改变"，部分囊肿可见"血管穿行征"。

**3. 卵巢囊性病变**　卵巢子宫内膜异位症可形成巧克力囊肿，临床特点为进行性痛经，影像学表现为各囊的囊内 CT 密度或 MRI 信号强度不一，各囊的囊壁厚薄不一，囊壁及囊液多无强化。囊肿常与周围组织粘连，境界不清。浆液性囊腺瘤为多囊改变，囊壁及分隔较薄且规则，厚度小于3mm。囊内见乳头状突起，可伴有颗粒状钙化，增强后囊壁及间隔线样强化，壁结节轻中度强化，囊液无强化。

**4. 畸胎瘤**　多囊性病变内如发现脂肪密度 / 信号，可提示畸胎瘤，容易鉴别。

【研究现状与进展】

正电子发射计算机断层显像（PET/CT）。使用 $^{18}$F-FDG 作为示踪剂，$^{18}$F-FDG 标准采集（注射示踪剂后 1h）和延迟采集（注射示踪剂后 3h）的PET/CT 影像具有高的软组织密度分辨率，能够显示病变的形态、内部钙化特征及周围组织情况，其主要价值在于融合放射性药物摄取的程度来判断肝泡型包虫病（HAE）的生物学活性及药物治疗效果[9]，延迟采集被证实能够提高 FDG 摄取的敏感性，降低成像的假阴性率[10]，但不推荐作为诊断包虫病的常规检查手段。

# 二、丝虫病

【概述】

丝虫病（filariasis）是通过吸血节肢类动物叮咬而传播的一组寄生线虫类疾病，呈全球分布，主要流行于热带和亚热带[10, 11]。我国曾是丝虫病的重灾区，在山东、安徽、河南、上海、江苏、浙江、江西、福建、广西、广东、湖南、海南、湖北、贵州、四川和台湾等 16 个省（市、自治区）均有丝虫病流行，患者达 3000 多万人，其中慢性丝虫病患者达 540 万人，至 2006 年我国基本实现了全国消除丝虫病的目标，彻底阻断了丝虫病的传播，目前仅有散在发病。

现已知有 8 种类型丝虫病，在我国以班氏丝虫和马来丝虫引起的淋巴丝虫病及由盘尾丝虫所致"河盲症"对人类危害最为严重，两者均属淋巴丝虫病，血中带有微丝蚴的携虫者及患者都是丝虫病的传染源。我国传播丝虫病的蚊媒前者主要由库蚊传播，后者由中华按蚊传播[12]。男女老少均可感染丝虫病。流行区微丝蚴感染率高峰多在 21 ～ 30 岁。丝虫主要寄生于人体的淋巴系统，但 2 种丝虫的寄生部位有所不同，班氏丝虫除寄生在浅表淋巴系统的淋巴管和淋巴结外，多寄生于深部淋巴系统中，以腹腔、肾盂、腹股沟、精索等处多见，马来丝虫多寄生于上、下肢浅部淋巴系统，以下肢为多见。2 种丝虫引起丝虫病的临床表现很相似，急性期表现为反复发作的淋巴管炎、淋巴结炎和发热，慢性期表现为淋巴水肿和象皮肿。病原学诊断包括从外周血液、乳糜尿、抽出液中查见微丝蚴和成虫。

【病理学表现】

丝虫虫体、蜕皮及其代谢产物等可引起人体免疫学反应，促使局部淋巴管和淋巴结出现炎症，炎症区域嗜酸性粒细胞起着主要作用；还可造成淋巴流速减慢，淋巴管扩张，淋巴管周围嗜酸性粒细胞、浆细胞和巨噬细胞浸润，这种反复的慢性炎症过程引起淋巴管瓣闭锁不全，淋巴管内流体压增高，且淋巴管壁通透性增加，导致大量淋巴液漏入周围组织或腔室，产生坚硬的淋巴液肿或腹水。后期由于反复再感染，大量成虫在淋巴管内缠绕成团并死亡，成纤维细胞进入水肿区，使皮下结缔组织增生，进而皮肤粗糙、变厚，形成典型的象皮肿，或由于淋巴管的狭窄及淋巴结的变硬继发淋巴回流阻塞致顽固性腹水。

**【影像学表现】**

**1. X 线**　多为浆膜腔积液的表现，X 线可发现胸腔或腹腔内的积液。

**2. CT**　丝虫病可累及腹腔深部淋巴结组织，造成淋巴管炎，从而引起淋巴管阻塞、淋巴结炎，CT 可显示腹膜后淋巴结肿大，可有融合，伴胸腔积液、腹水，脾大并逐渐加重[13]。也有丝虫病引起肠系膜坏死性淋巴结炎的报道，CT 可显示肠系膜肿胀、增厚，形成块状，内可见坏死区。

**【诊断要点】**

1. 来自疫区，有丝虫感染病史，有相应的早期或晚期临床表现。

2. 末梢血液、鞘膜积液或乳糜尿查见微丝蚴。

3. 病变部位或淋巴活检出丝虫虫体。

4. 皮内试验血清丝虫抗体或循环抗原检测为阳性。

5. 影像学表现不作为主要诊断依据。

**【鉴别诊断】**

丝虫病早期应与各种原因引起的淋巴管炎、淋巴结炎相鉴别。对班氏丝虫病引起的鞘膜积液、腹水需与肝硬化腹水相鉴别，根据流行病学资料、病史、临床各项检查、有无肝损害等可以区分开来。

（蒋　奕　帕提曼　刘文亚）

## 参 考 文 献

[1] Jenkins DJ. WHO/OIE manual on Echinococcosis in humans and animals: a public health problem of global concern. Int J Parasitol, 2001, 31 (14): 1717-1718.

[2] 刘文亚, 谢敬霞, 李莉, 等. 盆腔棘球蚴病的 CT 诊断. 中华放射学杂志, 2003, 37 (1): 79-81.

[3] 肖榕, 段建国, 崔定一. 腹腔及腹膜后包虫病的 B 型超声及 CT 诊断. 中国医学影像学杂志, 2006, 14 (6): 416-418.

[4] 马立公. 腹腔及腹膜后包虫病的 CT 诊断 (附 28 例报告). 实用放射学杂志, 2000, 16 (6): 355-356.

[5] Stojkovic M, Rosenberger K, Kauczor HU, et al. Diagnosing and staging of cystic echinococcosis: how do CT and MRI perform in comparison to ultrasound? PLoS Negl Trop Dis, 2012, 6 (10): e1880.

[6] 中国医师协会外科医师分会包虫病外科专业委员会. 肝两型包虫病诊断与治疗专家共识 (2015 版). 中华消化外科杂志, 2015, 14 (4): 253-264.

[7] Sonmez G, Sivrioglu AK, Mutlu H, et al. Is it possible to differentiate between hydatid and simple cysts in the liver by means of diffusion-weighted magnetic resonance imaging? Clin Imaging, 2012, 36 (1): 41-45.

[8] Caoduro C, Porot C, Vuitton DA, et al. The role of delayed 18F-FDG PET imaging in the follow-up of patients with alveolar echinococcosis. Journal of Nuclear Medicine, 2013, 54 (3): 358-363.

[9] Reuter S, Grüner B, Buck AK, et al. Long-term follow-up of metabolic activity in human alveolar echinococcosis using FDG-PET. Nuklearmedizin, 2008, 47 (4): 147-152.

[10] Global programme to eliminate lymphatic filariasis: progress report for 2012. Wkly Epidemiol Rec, 2013, 88 (37): 389-399.

[11] World Health Organization. The world health report 1995. Geneva: WHO, 1995.

[12] 中华人民共和国卫生部. 中国消除淋巴丝虫病国家报告. 北京: 中华人民共和国卫生部, 2006.

[13] 王锦明, 赵妍玲, 耿斌, 等. 丝虫病累及胸腹部深部淋巴组织 1 例. 实用放射学杂志, 2008, 5 (24): 720.

# 第三篇

## 盆　腔

# 第十一章  泌尿系统

## 第一节  泌尿系统结核

### 一、肾结核

#### 【概述】

泌尿系统由肾、输尿管、膀胱和尿道组成。发生于泌尿系统的结核病称为泌尿系统结核病。泌尿系统结核最先发生、最主要的类型是肾结核。肾结核可下行形成输尿管结核、膀胱结核及尿道结核。此外，男性泌尿系统结核患者部分合并附睾结核，或单独患附睾结核，如不及时治疗可引起局部窦道形成。临床上应重视肺结核和其他结核患者的尿检查，这对于早期发现泌尿系统结核，提高其治疗效果有很大意义。

肾结核的典型症状为尿频，晚期有时会出现尿失禁的现象；尿常规检查表现为终末血尿，也可出现全程血尿，但较少见；肾结核的常见症状为出现脓尿；肾结核临床上可有发热、消瘦、盗汗、贫血和红细胞沉降率增快等全身结核中毒症状。

实验室检查：尿常规中 pH 呈酸性、脓尿、血尿、蛋白尿；尿涂片抗酸染色找结核分枝杆菌，连续 3 次尿培养结核分枝杆菌阳性。免疫学方法：检测血清及尿中的抗原、抗体、抗原抗体复合体（放射免疫测定法和酶联免疫法）。

#### 【病理学表现】

结核分枝杆菌随血流进入肾脏而形成感染灶，大多数病灶位于肾皮质，可自愈，若病变进展则侵犯髓质，形成干酪样脓肿，继而破入肾盏，造成感染扩散，并向下蔓延至输尿管和膀胱，肾盏发生干酪坏死，坏死物质经肾盏排出，病灶区形成空洞。当病变进一步扩展可由一个肾盏发展至成组肾盏，肾结核发展到晚期出现肾脏萎缩变小，结核病灶内可出现钙盐沉积，肾脏出现钙化（肾

自截）[1]。

#### 【影像学表现】

影像学检查对尽快明确病变部位与范围、对侧肾脏是否正常有重要意义。

**1. X 线**

（1）泌尿系统平片：患侧肾区可见斑点状钙化影，甚至发生全肾区的钙化。

（2）静脉肾盂造影（IVP）：早期表现为肾小盏边缘不整，如虫蚀状，随着病变进展，可见肾盂肾盏失去正常形态，广泛破坏，并有肾盂肾盏广泛积脓扩张，表现为空洞充盈不全、浅淡或完全不显影。

（3）尿路造影：早期表现为肾小盏边缘不整，呈虫蚀状，输尿管僵硬，边缘不整或不规则串珠状。

**2. CT**  可更好地显示肾脏大小、形态、密度和肾周异常。肾脏增大或缩小：增大以肾集合系统增大为主，肾实质局部或全部增厚，密度减低、不均匀，可有钙化。在晚期肾重度积水时，肾实质菲薄；缩小时呈桑葚状变形，皮质变薄，实质密度不均，部分合并钙化。可有多个囊状低密度影呈"花瓣状"改变（CT 值 10～30HU），肾盂肾盏扩张变形，壁增厚、纤维化。增强扫描肾实质强化不均匀，病变肾实质强化程度降低或无强化（图 11-1-1）。肾边缘模糊，肾周筋膜增厚，脂肪间隙混浊。可有肾门或腹膜后淋巴结肿大。

**3. MRI**  表现类似 CT 所见，患肾皮质变薄，肾实质的脓肿或空洞、扩张的肾盂肾盏，均呈长 $T_1$ 长 $T_2$ 改变，随着病情发展，结核干酪性病变多发生在肾外周部位，为边缘模糊的长 $T_1$ 长 $T_2$ 信号，与之相连的肾盏出现不同程度的变形，DWI 脓腔呈高信号。MRU 可显示脓腔、肾盂肾盏和输尿管变形、狭窄、扩张，以及小膀胱和对侧肾积水。

#### 【诊断要点】

1. X 线平片、造影、超声、CT、MRI 特征性表现。

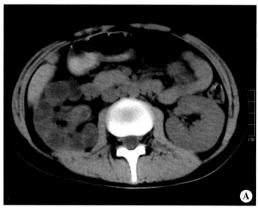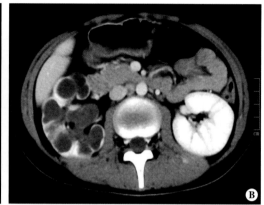

**图 11-1-1 肾结核**
A.CT 平扫示右肾重度积水，呈"花瓣状"改变；B.增强扫描，肾实质强化不均匀，病变无强化

2. 慢性膀胱炎临床表现，经抗感染药物久治不愈，是诊断泌尿系统结核的重要线索。

3. 尿常规检查，尿 pH 呈酸性。

【鉴别诊断】

**1. 髓质海绵肾** 先天性髓质囊性病变，集合管柱状或小囊状扩张（静脉肾盂造影乳头区呈"葡萄串样"或"毛刷状"改变，并可滞留一定时间），可见沿肾乳头及椎体分布的多发、簇状钙化或结石。

**2. 肾脓肿** 病程短，全身发热，感染症状明显，多无钙盐沉积，CT 表现为病灶脓肿壁较厚且均匀，增强扫描后病灶呈环形强化，脓肿内气 - 液平面或气泡影为其特征性表现。

**3. 黄色肉芽肿性肾盂肾炎** 相对少见，CT 表现：①多合并肾盂或肾盏结石；②肾实质内分叶状低密度区，一般无钙化，其内容物的 CT 值可低于水；③囊状扩张的肾盏壁较厚，而输尿管壁不厚；④往往对腰大肌等有较广泛的浸润。

【研究现状与进展】

随着现代影像技术的发展，MSCT 的应用为肾结核的诊断提供了很好的技术保障。扫描后 MPR 矢状位、冠状位重建及 CPR 可以很好地显示肾脏、输尿管形态、走行及其周围结构，尤其对肾盂积水、输尿管扩张病例，CPR 可将肾盂、输尿管、膀胱图像显示在同一平面，能很好地显示泌尿系统各脏器结构及周围脏器结构。

近年来，常规抽血行 T-SPOT.TB 是诊断肺外结核的新技术，利用结核分枝杆菌感染者的外周血单核细胞中存在的结核特异 T 淋巴细胞分泌 γ- 干扰素而设计的 T 细胞免疫斑点试验，通过斑点计数推测体内对结核分枝杆菌反应的 T 淋巴细胞，判断结核分枝杆菌感染[2]。此法准确率均优于其他常规影像检查方法。

# 二、输尿管结核

【概述】

输尿管为连接肾盂和膀胱的肌性管道，自肾盂起始后，在腰大肌前外缘下行，在髂总动脉分叉处进入骨盆腔，沿骨盆壁向后外侧下行，呈弧形进入盆腔。输尿管结核继发于肾结核，结核分枝杆菌侵袭输尿管，由黏膜层逐渐发展至黏膜下层及肌层，最终累及全层致输尿管增粗、僵直，甚至完全狭窄、梗阻。

患者多有肺结核或肾结核病史。如为肾结核继发引起的输尿管结核，在早期可有尿频、尿急、尿痛等膀胱刺激症状，当结核病变侵犯血管后可出现血尿症状。晚期输尿管梗阻可引起同侧上尿路积水继而出现腰痛。

【病理学表现】

病理学上输尿管结核在镜下见管腔明显狭窄，病灶区黏膜水肿、颜色苍白，粗糙糜烂样表现。继而管壁纤维化，并可引起肾盂积水，病理上病灶区的黏膜可见朗格汉斯细胞聚集，干酪样坏死表现。

【影像学表现】

**1. X 线** 静脉肾盂造影早期表现为输尿管粗细不均，管壁边缘粗糙，可呈串珠状外观；晚期表现为管壁挛缩、僵硬，有时见条形钙化，严重输尿管结核患者管壁短缩、硬化，管腔狭窄。

**2. CT** 扫描范围较广泛时，不仅能显示肾结核的影像特征，也能显示输尿管管壁的广泛增厚 及管腔狭窄（图 11-1-2），有时扫描也可见输尿管管壁内的钙化。

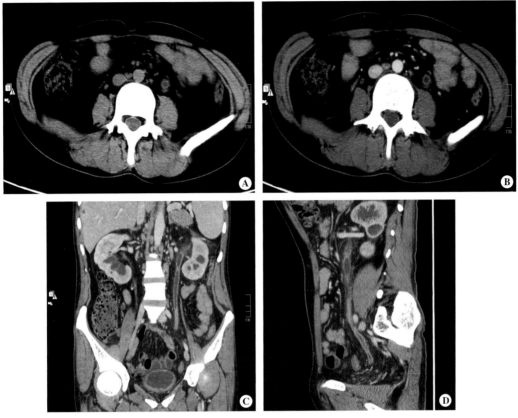

**图 11-1-2 输尿管结核**
A、B.CT 平扫示左侧输尿管管腔粗细不均匀，管壁增厚；C、D.CT 增强扫描，冠状面及矢状面图像示输尿管管壁增厚

**3. MRI** 对输尿管结核显示不良，有时可见输尿管管壁增厚及其周围渗出。当合并集合系统和输尿管狭窄、积水时，水成像可见显示输尿管僵硬、不规则，呈多发相间的狭窄和扩张，还可以显示积水的部位和程度。

**【诊断要点】**

输尿管结核确诊靠病史、结核分枝杆菌的确证实验及影像学检查结果，静脉肾盂造影检查及 CT 扫描对了解双侧肾累及范围、破坏程度及显示输尿管病变部位有明显优势。

**【鉴别诊断】**

**1. 输尿管结石** CT 平扫检查可以显示透光的尿酸、黄嘌呤结石。输尿管密度高于软组织及血凝块，结石周围输尿管管壁增厚，呈"边缘征"。

**2. 输尿管息肉** 多见于 40 岁以下青壮年。病史长，造影见细而长的充盈缺损，其表面光滑，范围较输尿管肿瘤大，多在 2cm 以上，甚至可达 10cm，透视下可见移动，呈"指状"。部位多在近肾盂输尿管连接处。CT 显示略低软组织密度结节，增强扫描后强化不明显。

**3. 输尿管肿瘤** 肿瘤所在部位管壁环形或偏心性增厚，局部圆形或边界清楚的软组织密度肿块，大于 5cm 的肿块密度多不均匀，边缘不规则，肿瘤偏心性生长常提示肿瘤侵及壁外组织。

**4. 囊性输尿管炎** 主要是由慢性炎症引起，输尿管内可见小囊状充盈缺损，病变较小时，输尿管边缘的轮廓呈虫噬样，与输尿管结核不易鉴别。若输尿管内见多发小气泡影，可资鉴别。

**【研究现状与进展】**

MSCT 扫描具备曲面重建与多平面重建扫描的功能，能够从多角度对尿路解剖结构与病变特征进行观察。采用最大密度投影（MIP）、多平面重建（MPR）、曲面重建（CPR）、容积再现（VR）等多种方式能够获得泌尿系统多角度成像。CT 三维重建后的图像有利于显示输尿管受累的部位及范围。

MRI作为泌尿系统结核影像诊断的有益补充，能够显示泌尿系统结核早期特征，如肾局限性肿大、皮质变厚、皮髓质分界不清，增强扫描时肾实质强化减低等。磁共振尿路造影（MRU）可见不规则肾轮廓、肾盏变圆钝，或可见肾盏旁脓肿。部分可见肾盂及输尿管壁增厚，增强扫描管壁呈轻度环形强化。对于输尿管结核，MRU能够很好地显示输尿管的间断性狭窄和扩张。

泌尿系统结核的影像检查方法很丰富，影像的表现也各有优势。运用影像手段诊断泌尿系统结核，重中之重是在诊断时考虑泌尿系统结核的可能性，掌握泌尿系统结核的各种影像表现，灵活分析出现的影像特征，尽量避免仅凭单一影像表现而忽略泌尿系统结核的诊断[3]。

## 三、膀胱结核

### 【概述】

膀胱结核继发于肾结核，多与肾结核及输尿管结核同时存在。膀胱结核早期病变表现为水肿、充血和浅表溃疡，晚期出现痉挛膀胱。当病变累及输尿管近膀胱入口时，可致肾、输尿管全程扩张积水。

结核性膀胱炎多数患者表现为尿频、尿急、尿痛，甚至血尿。如果膀胱结核症状进展，晚期表现为膀胱容量缩小，膀胱挛缩，每天排尿次数达十多次，甚至出现尿失禁等现象[4]。

### 【病理学表现】

膀胱结核可见病变从患侧输尿管开口，扩散至膀胱，起初黏膜充血发红，当结核结节形成，呈炎症改变，以后发生溃疡、肉芽肿，并向膀胱肌层扩展，纤维组织增生，瘢痕收缩，导致患侧输尿管开口狭窄。膀胱结核病变严重、广泛纤维化时，可形成挛缩性膀胱。

### 【影像学表现】

**1. X线** 排泄性尿路造影：单侧肾出现肾结核的影像学表现。晚期病例会出现健侧肾积水，肾功能有时同时受累。膀胱造影显示膀胱容量缩小，膀胱壁边缘粗糙，呈粗锯齿状。

**2. CT** 膀胱壁不规则增厚，膀胱腔缩小（图11-1-3）。

### 【诊断依据】

1. 患者有肾结核表现。

2. 临床上表现为尿频、尿痛、尿急及血尿。

3. 晚期严重者表现为肾功能减退。

4. 膀胱造影显示膀胱结核致膀胱容量缩小，边缘粗糙，粗锯齿状，并可见对比剂逆流到健侧输尿管和肾盂内。

### 【鉴别诊断】

**1. 非特异性膀胱炎** 女性多发，急性期黏膜充血水肿、出血、溃疡，溃疡一般较小。慢性期肌层有不同程度的增生和纤维化，膀胱容量缩小，但程度一般不如膀胱结核严重。排泄性尿路造影检查发现，肾、输尿管及膀胱无器质性病变，同时经抗生素治疗后症状有所缓解。

**2. 尿道综合征** 女性多发，临床上表现尿频、尿急、尿痛，并合并下腹部或耻骨上区隐痛。排泄性尿路造影示肾、输尿管及膀胱无器质性病变。

**3. 膀胱结石** 儿童多见，膀胱结石可出现尿流突然中断，排尿困难，改变体位后排尿困难症状可得到缓解。腹部平片可见斑点状高密度阳性结石影。膀胱镜检查有时可直接见结石。

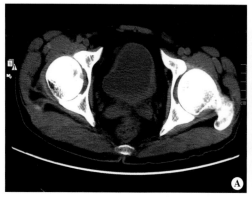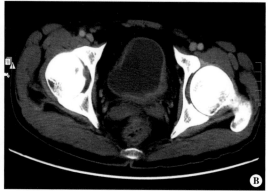

**图 11-1-3 膀胱结核**

A. CT平扫示膀胱腔缩小，膀胱壁不规则增厚；B. CT增强扫描示增厚的膀胱壁不均匀强化

【研究现状与进展】

MRU 是诊断泌尿系统疾病的新技术，优势在于不需要对比剂就能显示肾、输尿管全程及膀胱的形态。国外有学者研究 MRU 对泌尿系统结核的诊断指出，通过 MRU 及 CT、超声的辅助检查，在高达 95% 的泌尿系统结核患者中能发现异常病灶[5]。MRU 有助于显示中晚期肾结核肾实质内的脓腔或空洞。

（熊鑫鑫　张　源　张铁亮）

### 参 考 文 献

[1] Chaudhari AP，Ranganath R，Pavan M. Unusual presentation of renal tuberculosis. Iran J Kidney Dis，2011，5（3）：207-209.

[2] 张丽帆，刘晓清．干扰素释放分析 T-SPOT. TB 诊断结核感染临床应用进展．中国医学科学院学报，2009，31（4）：506-510.

[3] Figueiredo AA，Lucon AM，Srougi M，et al. Urogenital tuberculosis. Microbiol Spectr，2017，5（1）：1-16.

[4] Kul'Chavenia EV，Kholtobin DP. Diagnosis of tuberculosis of bladder. Urologiia，2014，（6）：37-40.

[5] Kollins SA，Hartman GW，Carr DT，et al. Roentgenographic findings in urinary tract tuberculosis. A 10 year review. Am J Roentgenol Radium Ther Nucl Med，1974，121（3）：487-499.

# 第二节　肾盂肾炎

## 一、急性肾盂肾炎

【概述】

急性肾盂肾炎（acute pyelonephritis，APN）是指肾盂肾盏及肾间质由非特异性细菌感染导致的炎症，约 70% 为尿路上行性感染，致病菌主要为革兰氏阴性菌，其中大肠埃希菌最常见，好发于中青年女性。成年男性一般较少发生，男性 50 岁以后由于前列腺增生，发病率有所上升。上行性感染的病变通常为单侧，也可为双侧；血源性感染的病变多为双侧。

临床上起病急骤，常有腰痛、肋脊角压痛、叩痛，伴有全身感染症状如发热、寒战、恶心、呕吐、白细胞总数升高等；可有尿频、尿急、尿痛等尿路刺激症状。

【病理学表现】

APN 病理改变主要为肾小管上皮细胞坏死及肾间质化脓性炎症，肾盂黏膜充血水肿，肾小管中大量中性粒细胞、淋巴细胞浸润，肾血管受压变窄，病灶可局限也可弥漫分布。

【影像学表现】

**1. X 线**　大多数患者腹部 X 线平片（kidney-ureter-bladder，KUB）和静脉肾盂造影（IVP）可正常，少数表现为弥漫型肾肿胀，肾盂肾盏系统窄小，充盈欠佳；传统的 IVP 难以直观显示肾实质破坏程度，存在一定局限性，临床上已很少开展。

**2. CT**　可反映肾受累范围、程度及有无存在并发症，对于评估病变、判断预后及随访等具有重要临床价值[1]。①局灶性低密度：病灶呈楔形或类圆形，密度可正常、减低或偶有增高（由于出血）。增强后在皮质期、髓质期呈低强化，由肾乳头向皮质表面延伸，在髓质期病变显示最为清楚。②条纹状低强化：与肾小管和集合管平行，排泄期出现，是 APN 的典型表现，形成机制是炎细胞、脱落碎片及间质水肿、血管痉挛引起肾小管阻塞、受压，导致对比剂进入减少或延迟。③其他征象：肾局部肿胀，肾盏形态消失，肾盂壁增厚（呈线样强化）（图 11-2-1），Gerota 筋膜及肾周间隙桥隔增厚。

**3. MRI**　由于间质水肿，大多肾实质病灶表现为长 $T_1$ 长 $T_2$ 信号（52.4%、64.3%），但有时 $T_1WI$ 呈等或低信号；$T_2WI$ 呈略高、等及低信号，常规检查对无脓肿的炎性病变诊断性较低。MRI 钆剂肾毒性低于 CT 碘剂，故多采用 MR 增强作为 APN 的重要辅助诊断。肾实质急性炎性病变 DWI 表现为水分子扩散受限，当其合并脓肿时，DWI 即表现为在扩散受限信号背景中更为最显著的异常信号灶（即脓腔，DWI 更高信号、ADC 图更低信号）（图 11-2-2）。

【诊断要点】

1. 患者多有明确的尿路感染史。

2. CT 平扫楔形低密度影，增强后呈低强化；典型强化方式呈条纹状低强化。

3. MR 平扫，$T_1WI$ 呈等或低信号；$T_2WI$ 呈略高、等及低信号；大多在 $T_1WI$、$T_2WI$ 上分别表现为低、高信号。

4. DWI 序列病灶呈高信号；当肾实质病变合并脓肿时，脓腔表现为 DWI 更高信号、ADC 图更低信号。

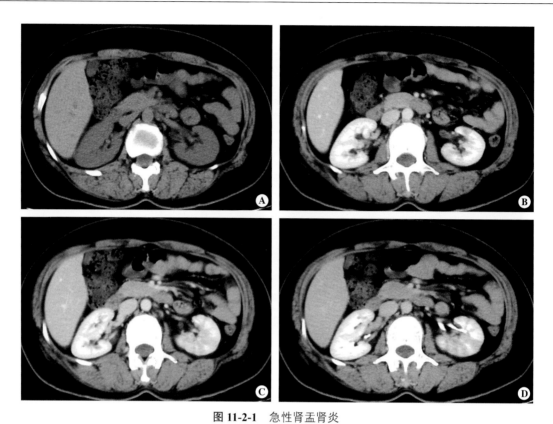

**图 11-2-1 急性肾盂肾炎**

A、B. CT 示左侧肾盂壁增厚，增强后肾盂壁呈线样强化；C、D. CT 增强扫描后病灶于髓质期、排泄期呈斑片状或楔形低强化（图片由河北医科大学第二医院 刘肖提供）

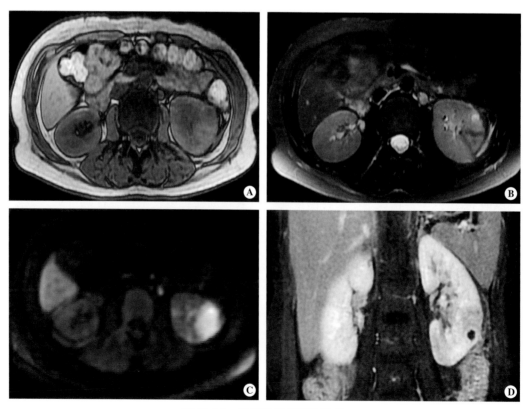

**图 11-2-2 肾盂肾炎伴脓肿形成**

A、B. MRI 示左肾下极可见斑片状稍长 $T_1$ 稍长 $T_2$ 信号，内含类圆形长 $T_1$ 长 $T_2$ 信号；C. DWI 病灶呈高信号，内可见更高信号灶，即脓腔；D. 增强后病灶呈低强化，脓肿壁呈环状强化（图片由河北医科大学第二医院 刘肖提供）

5. 实验室检查, 尿常规白细胞总数升高。

【鉴别诊断】

**1. 肾梗死** 多有基础疾病(如感染性细菌性心内膜炎、动脉粥样硬化、血管炎等易导致栓塞的疾病), 发病率约为 1.4%, 影像诊断依据是 DSA 及 CT 动脉期血管重建可以显示病变血管。肾梗死灶的病理变化是间质水肿、出血及凝固性坏死, DWI 呈扩散受限。

**2. 肾乏血供肿瘤** 乳头状肾细胞癌边缘不规则, 内可有钙化; 嫌色细胞癌发生钙化的比例较高, 增强后病灶内可见线样相对明显强化。少脂型血管平滑肌脂肪瘤更趋于楔形, 常见"劈裂征"。少数透明细胞癌 CT 表现不典型, 表现为低密度、低强化圆形病灶, 但其往往有包膜, 可供鉴别参考。

**3. 气肿性肾盂肾炎** 是一种严重的肾实质急性坏死性感染, 女性多发, CT 表现为肾增大, 肾实质多处破坏, 肾内及肾周低密度软组织影与弥漫性气体共存, 呈"菠萝征"。

【研究现状与进展】

**1. CT 灌注成像(CTP)** 袁涛等[2]研究表明, APN 病灶与对侧正常肾皮质相比表现为灌注明显减低及循环时间延长; APN 病灶血流量(BF)与超敏 C 反应蛋白(hs-CRP)呈负相关, 而 MTT 及 TTP 与 hs-CRP 呈正相关, 但血容量(BV)与 hs-CRP 无相关性; 糖尿病组(DM)APN 病灶 BF、BV 显著低于非糖尿病组(nDM), 但两组的循环时间无显著性差异, DM 组 hs-CRP 显著高于 nDM 组。国内外诸多研究表明, 炎症可导致 hs-CRP 水平迅速升高, 炎症消退时 hs-CRP 水平迅速下降, 且能反映其严重程度及判断预后, CTP 能够间接反映肾炎性病变的程度[3]。

**2. 磁共振扩散加权成像(DWI)** 近年来 DWI 技术成为影像诊断 APN 的热点。Rathod 等[4]报道 DWI 诊断 APN 敏感度为 95.3%, Vivier 等[5]研究表明 DWI 诊断 APN 敏感度为 100%, 特异度为 93.5%。DWI 对于 APN 的诊断有效性与 MRI 增强检查相当, 尤其对于不宜使用对比剂的患者。另有研究结果表明[6], APN 病灶 ADC 值与 PCT(降钙素原)呈负相关。国外学者已将 PCT(独特的炎症反应标志物)作为细菌感染的标志物及预后判断指标, 它不仅可用于 APN 的早期诊断, 且其水平变化与疾病的严重程度平行。APN 病灶 ADC 值与 PCT 之间存在一定程度的相关性, 但有待大样本研究进一步确定。

**3. 体素内不相干运动(IVIM)** 在肾病变的研究中, $f$ 值被证实与病变强化程度存在一定相关性, 能反映病变血供情况, 无须使用外源性对比剂(通常是引起肾毒性的一个危险因素), $f$ 值或许能成为评价病灶血管生成情况的无创性标志物[7]。

# 二、慢性肾盂肾炎

【概述】

慢性肾盂肾炎(chronic pyelonephritis, CPN)常由急性肾盂肾炎没有得到及时根治, 或者尿路解剖或功能上有异常情况者, 炎症持续或反复发生, 长期损害, 导致肾盂肾盏变形, 甚至形成瘢痕, 后期肾脏萎缩及肾脏排泄功能下降[8]。

临床表现为反复发热、尿频、尿痛, 迁延不愈超过半年, 实验室检查可出现肌酐、尿素氮升高、肾功能下降, 白细胞总数升高。

【病理学表现】

CPN 病理学改变包括肾小管不同程度扩张、萎缩及退变、肾组织活动性炎症与修复、纤维化及实质瘢痕形成和肾盂肾盏变形等。

【影像学表现】

**1. X 线** KUB 示肾影缩小, 表面呈波浪状, 对侧肾可代偿性增大, IVP 示实质内瘢痕形成致肾小盏变形呈杵状, 严重者肾盂肾盏广泛变形并扩张。

**2. CT** 两肾大小不一、表面凹凸不平、肾实质局限性变薄、瘢痕形成等, CT 增强扫描后肾脏排泄功能下降, 表现为皮质期肾脏强化程度减低, 皮髓质分界不清(表明肾功能减退); 肾盂肾盏变形、扩张积水, 肾盂壁增厚、强化(图 11-2-3)(由于碘对比剂对肾的毒副作用, 一般不宜行增强检查)。

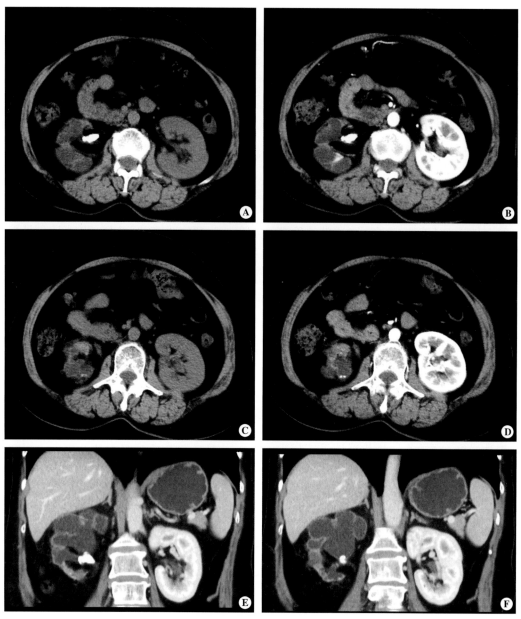

**图 11-2-3　慢性肾盂肾炎**

A. CT 示右侧肾盂可见结节状钙质高密度影；B. CT 增强扫描，皮质期肾实质强化程度低于对侧肾；C、D. 右侧肾盂壁增厚，增强后呈线样强化；
E、F. 右肾皮质局限性变薄，表面凹凸不平，肾盏变形、不同程度狭窄或扩张

**3. MRI**　肾脏形态改变与 CT 检查相仿，肾盂肾盏不同程度狭窄或扩张，扩张积水则表现为长 $T_1$ 长 $T_2$ 信号。

**【诊断要点】**

1. 患者多有明确的长期反复尿路感染史。

2. 影像表现，平扫肾盂肾盏变形，扩张积水，肾脏实质凹陷征，增强扫描示肾盂壁增厚、强化，肾功能减退等征象。

3. 实验室检查，慢性肾盂肾炎可出现尿素氮及肌酐升高、肾功能下降。

**【鉴别诊断】**

1. **肾结核后期**　肾外形可表现为萎缩，肾盂肾盏变形，肾功能减退，但病灶内出现钙化及输尿管壁的增厚为其特征性表现。

2. **肾发育不全**　分为单纯性肾发育不全和节段性肾发育不全：单纯性肾发育不全表现为肾均匀缩小，功能无异常，易于鉴别；节段性肾发育不全形态学表现和慢性肾盂肾炎类似，需结合临床病史，有时需进一步穿刺检查。

3. **肾血管性狭窄引起的肾萎缩**　患肾外形缩

小，增强后强化延迟，肾动脉造影检查可明确诊断，不仅可显示狭窄的血管，还可以肾实质显影浓度来估计其功能。

【研究现状与进展】

DTI 可以反映肾脏微观结构，尤其是肾小管的结构和功能，通过纤维束成像显示肾髓质的放射状排列结构。近年来有研究表明[9]，慢性肾盂肾炎组髓质 FA 值显著低于健康对照组（$P < 0.05$），而皮、髓质 ADC 值间均无统计学意义，病理变化在影响弥散前首先累及髓质，表明肾髓质 FA 值可能比 ADC 值更敏感，与 Gaudiano 等[10] 的研究结果一致。这对于慢性肾盂肾炎的诊断价值很大，DTI 的安全性和可重复性不失为随访复查的有效方法。

# 三、气肿性肾盂肾炎

## 【概述】

气肿性肾盂肾炎（emphysematous pyelonephritis，EPN）是由产气细菌感染肾实质，累及肾脏周围组织所引起的以肾实质、肾集合系统及肾周组织积气为特征的一种急性、严重、坏死性疾病。

气肿性肾盂肾炎以女性多见，男女比例约为 1：4[11]，最常见于女性糖尿病患者[12]。此外，泌尿系统梗阻、免疫系统损伤也与其发病密切相关[11]。产气菌大多为大肠埃希菌，其次为克雷伯菌、变性杆菌等[13]。气体成分为 $CO_2$、$H_2$、$N_2$、$NH_3$ 等，可蔓延至被膜下、肾周及肾旁间隙，并可延伸至对侧腹膜后间隙，甚或沿腰大肌向下进入精索及阴囊。此外，输尿管、肾盂或膀胱内若有气体，即为气肿性输尿管炎、肾盂肾炎或膀胱炎。

临床主要表现为发热、寒战、腹痛、血尿等，病情严重者可出现脓尿、肾功能受损、血小板减少、酸碱失衡，甚至出现休克。

【病理学表现】

本病为肾实质、肾周组织的急性感染及弥漫性坏死，主要表现为多发坏死灶融合形成脓气腔并沿肾周筋膜蔓延，严重者可出现脓毒血症。

【影像学表现】

**1. X 线**　X 线平片示患肾肾影增大，轮廓模糊不清，肾实质内或肾周气体形成。

**2. CT**　肾外形增大，肾实质可见多发破坏，肾内及肾周弥漫大量气体与肾实质内特征性斑点状或条纹状软组织影并存，典型者呈"菠萝征"，肾周筋膜增厚（图 11-2-4A）。增强扫描，根据肾实质的强化程度可评价肾功能有无减退甚至丧失（图 11-2-4B ～ D）。进展到后期可见膈下游离气体（为气体穿透肾脂肪囊进入腹腔所致）[14]。根据 CT 表现，分为 4 型[15]：Ⅰ 型，气体局限于集合系统（气性肾盂肾炎）；Ⅱ 型，气体位于肾实质内；ⅢA 型，气体或脓肿扩散至肾周间隙（肾纤维囊和肾筋膜之间），Ⅲ B 型，气体或脓肿扩散至肾旁间隙（肾筋膜之外的区域和邻近组织）；Ⅳ 型，双侧 EPN 或孤立肾患者。

【诊断要点】

1. 好发于血糖控制不佳的糖尿病患者或尿路梗阻患者，男女比例约为 1：4。

2. CT 是诊断该疾病最可靠的方法之一（由于 CT 对气体的检查优势）[16]，典型者呈"菠萝征"。

3. 临床多表现为发热、寒战、腹痛、血尿，甚至脓尿。

4. 实验室检查发现肾功能下降等。

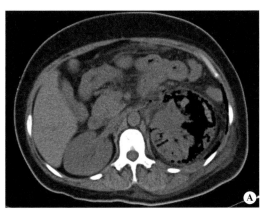
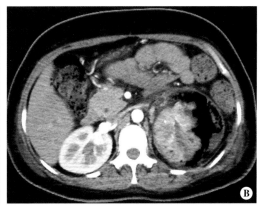

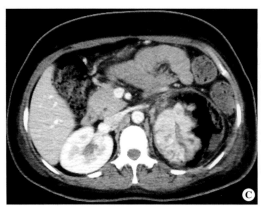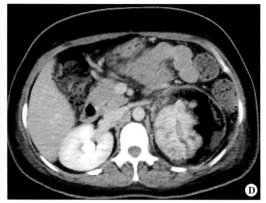

**图 11-2-4 气肿性肾盂肾炎**

A. CT 平扫示左肾实质明显破坏，正常结构消失，相应部位可见气体密度影及条纹状软组织密度影，腹膜后可见多发条状气体密度影；
B～D. CT 增强扫描后左肾呈不均匀强化，强化程度低于右肾，皮髓质分界不清，左侧肾前筋膜增厚

【鉴别诊断】

**1. 肾周脓肿** 患侧肾脏可增大，肾周筋膜增厚，腰大肌增粗，脓肿内可见气 - 液平面，但肾实质破坏程度及气体量不如气肿性肾盂肾炎弥漫广泛，增强后脓肿壁呈环形强化。

**2. 化脓性肾盂肾炎** 也可见肾内及肾周气体和炎症的蔓延，但气体通常为少量，且病程一般相对较长。

# 四、黄色肉芽肿性肾盂肾炎

【概述】

黄色肉芽肿性肾盂肾炎（xanthogranulomatous pyelonephritis，XGP）是一种罕见的特殊类型的慢性肉芽肿炎症，炎症始于肾盂，进而延伸破坏周围髓质和皮质形成多个脓腔，因脓腔周围有黄色肉芽组织围绕而得名[17]。该病起病隐匿，最终可导致弥漫性肾损害。

XGP 病因不明，可能与以下因素有关：①细菌感染，长期慢性炎症导致肾组织持续破坏，脂质释放，被组织细胞吞噬而形成黄色瘤细胞；②脂代谢障碍和免疫功能低下；③某些药物作用；④综合因素作用，如结石、梗阻及出血等[18]。

临床上以中年女性多见，常有反复尿路感染的病史[18]，且常见于合并糖尿病的患者[19]。单侧发病多见，以反复低热、局部疼痛和肿块，常伴贫血、红细胞沉降率增加、白细胞增多为特点。偶有血尿，肾功能不同程度受损，部分出现肝功能异常（多为 A/G 蛋白倒置、α 球蛋白升高，碱性磷酸酶升高），多伴有输尿管及肾结石。实验室检查中尿培养阳性，以大肠埃希菌和变形杆菌为多，沉渣涂片 80% 可找到泡沫细胞。

【病理学表现】

大体观患肾肿大，病变靠近肾盂，切面呈现灰黄色，常伴有出血、坏死及小动脉增厚（图 11-2-6E）。镜下可见黄色肉芽肿病变呈局限或弥漫的巨噬细胞浸润，胞质内富含被吞噬的类脂滴而呈泡沫状，故称为泡沫细胞或黄色瘤细胞，此外常见炎细胞、成纤维细胞和毛细血管增生，形成具有特征性的黄色肉芽肿结构。

炎症自肾盂累及髓质和皮质，常见肾盂积脓、肾实质脓肿及鹿角状结石（肾盂肾盏处），伴有不同程度的肾盂积水扩张。根据病变累及范围，分为局限型（约 15.4%）和弥漫型（约 84.6%）[20]。根据病变过程分为 3 期：Ⅰ 期（肾内期），仅局限于肾实质；Ⅱ 期（肾周期），累及肾脏及肾周筋膜；Ⅲ 期（肾旁期），累及肾脏及肾外脂肪组织、器官[21]。

【影像学表现】

**1. X 线**

（1）弥漫型：患肾肾影增大，轮廓模糊不清，常伴有结石；局限型也可伴结石，但肾外形可无变化。IVP 弥漫型可见肾盂肾盏变形，显影不良甚至不显影（因功能受损）。

（2）局限型：肾盂肾盏不同程度受压、变窄。

**2. CT**

（1）弥漫型：患肾肿大、肾实质内形成以肾盂为中心的多发囊性病灶，增强后病灶囊壁强化，

内部低密度坏死区无强化，可伴有肾结石（且多分布于肾盂或输尿管上段）、肾积水，肾盂壁增厚且均匀强化。XGP 实质部分呈渐进性强化，当病变局限于肾内时，病变的坏死腔或扩张积水的肾盏形成彼此不相通的脓腔，典型者可表现为"熊掌征"[22]，常伴肾实质菲薄、萎缩，表现为多分隔、多房的囊实性包块，此时分隔多为萎缩的肾实质，增强扫描通常为均匀、明显、持续强化（图 11-2-5）。当炎症突破肾包膜时，患肾形态被破坏，可见不规则多房囊实性包块，其内分隔更多、分房更不规则，增强扫描强化不均匀，可能是由于此时分隔多由炎性肉芽肿或纤维组织构成，

反复发作的炎症导致病变新旧不一。脓腔 CT 值为 -10～30HU，其高低依赖于脂肪含量的多少。肾窦区脂肪组织部分被慢性炎性组织取代，肾周筋膜增厚，肾旁间隙模糊，严重者可累及腰大肌、腹后壁，甚至形成皮肤瘘。

（2）局灶型：多为局限性不规则肿块，界限不清，突出于肾脏轮廓外或位于肾实质内，等或略高密度，增强后相对于肾实质呈相对低强化，有时为囊状低密度区，增强后强化不明显，仅表现为囊壁轻度强化，病灶内脂肪沉积及灶周肾实质多发微小脓肿时表现更典型。

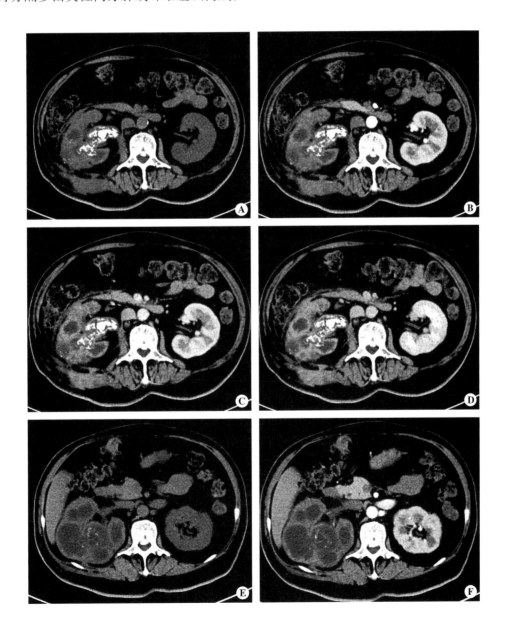

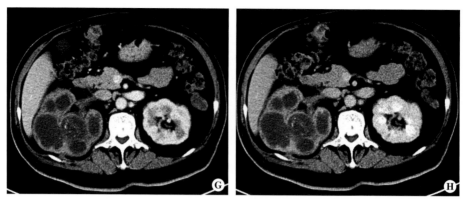

**图 11-2-5　黄色肉芽肿性肾盂肾炎 CT 表现**

A～D. CT 示右侧肾盂壁增厚，肾盂肾盏内可见多发钙质高密度结石影，增强后肾盂壁呈线样渐进性强化；E～H. 右肾实质内可见多发囊性低密度影，以肾盂为中心分布，呈多分隔、多房的囊实性包块，肾实质菲薄、萎缩（图片由大连医科大学附属第二医院 边杰 提供）

**3. MRI**　患肾增大，轮廓不规则，$T_1WI$ 混杂中低信号，$T_2WI$ 不均匀高信号，肾实质内可见单发或多发形态不一囊状信号，积水/囊变为长 $T_1$ 长 $T_2$ 异常信号；DWI 示脓腔呈高信号，积水呈低信号。增强后病变壁不均匀强化，患肾周围出现炎症表现（图 11-2-6A～D）。此外，能够显示病变侵犯范围也是 MRI 的优势。

**【诊断要点】**

1. 反复泌尿系统感染史。

2. CT 平扫，肾实质内形成以肾盂肾盏为中心的单发或多发囊性病灶，不与肾盏相通，CT 值为 −10～30HU。

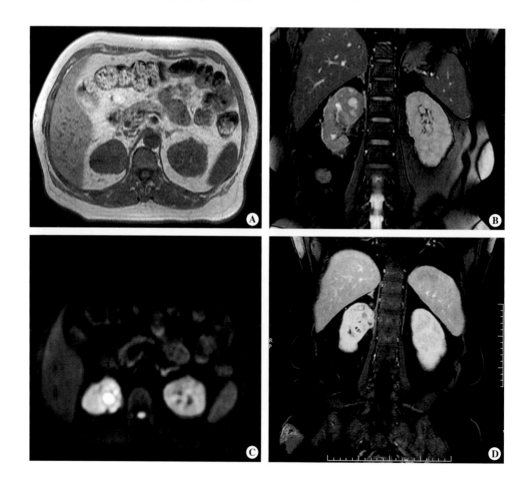

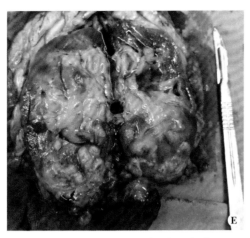

**图 11-2-6 黄色肉芽肿性肾盂肾炎**

A、B. MRI 示右肾实质内可见多发形态不一囊状信号，$T_1WI$ 呈低信号，$T_2WI$ 呈高信号；C. DWI 示脓腔呈高信号；D. 增强后病变壁不均匀强化；E. 术后标本，患肾肿大，肾组织破坏、脓肿和肉芽组织形成，切面呈现灰黄色（图片由保定市第二医院 周志强提供）

3. MRI 表现为 $T_1WI$ 呈混杂中低信号，$T_2WI$ 呈不均匀高信号，增强后病变壁呈不均匀强化。

4. 结合实验室检查，必要时行 B 超引导下穿刺活检。

【鉴别诊断】

**1. 肾结核** 伴有多发空洞的肾结核，与 XGP 表现类似。结核空洞与肾盏穿通，增强可见对比剂进入；可见点状、壳状甚至弥漫性钙化；结核分枝杆菌常沿输尿管进一步导致输尿管及膀胱结核，甚至引起对侧泌尿系统病变，部分肾周寒性脓肿形成。而 XGP 单侧发病多见，肾实质内微小脓肿围绕肾盏，与肾盏相通较少。

**2. 肾癌** 局灶性 XGP 与肾癌鉴别困难。后者表现为肾实质内密度不均软组织肿块，可有出血、坏死、钙化等，增强后多呈明显不均匀强化，如外侵则肾周筋膜增厚，肾周脂肪间隙消失，腹膜后淋巴结及肾静脉亦可受侵。而 XGP 炎症范围广泛，常伴肾筋膜及腰大肌增厚粘连。

**3. 肾脓肿** 多起病急骤，CT 增强扫描呈环形强化，此为脓肿壁，中心低密度区为脓腔，部分脓腔内可有气体，若出现液平面则为典型影像学表现。

**4. 肾盂肾盏积水** 弥漫性 XGP 与肾盂肾盏积水易混淆。积水多由梗阻性疾病引起，肾盂肾盏扩张呈分叶状、壁薄、清晰、光滑、密度均匀，周边肾皮质较薄，肾周筋膜无增厚。

【研究现状与进展】

XGP 早期缺乏典型临床及影像学表现，术前较难确诊，且易误诊，与肾脏恶性肿瘤鉴别困难。黄晶晶[17]等通过研究 XGP 诸多影像特征对其进行分析进而与囊实性肾盂鳞状细胞癌（squamous cell carcinoma，SCC）进行鉴别，研究结果表明：囊实性肾盂 SCC 最大分隔厚度更大，分隔边缘毛糙、强化不均，实质期强化程度与皮质期相当或略低于皮质期。另外，出现淋巴结不均匀强化、不伴肾盂结石、囊腔与肾盂相沟通、肾静脉充盈缺损及肾盂壁厚度不均匀征象，同时近期出现肉眼血尿明显时，多提示囊实性肾盂 SCC，反之，则多提示 XGP，并提出影像表现不典型的 XGP 和囊实性肾盂 SCC 不易鉴别，需要手术或活检后确诊。

（殷小平 孟 欢）

**参 考 文 献**

[1] Das CJ，Ahmad Z，Sharma S，et al. Multimodality imaging of renal inflammatory lesions. World J Radiol，2014，6（11）：865-873.

[2] 袁涛，刘肖，全冠民，等. 急性肾盂肾炎 CTP 特点及与 CRP、糖尿病的相关性. 临床放射学杂志，2018，37（1）：79-83.

[3] Namazi MR，Parhizkar AR，Jowkar F. Serum levels of hypersensitive-C-reactive protein in moderate and severe acne. Indian Dermatol Online J，2015，6（4）：253-257.

[4] Rathod SB，Kumbhar SS，Nanivadekar A，et al. Role of diffusion-weighted MRI in acute pyelonephritis：a prospective study. Acta Radiol，2015，56（2）：244-249.

[5] Vivier PH，Sallem A，Beurdeley M，et al. MRI and suspected acute pyelonephritis in children：comparison of diffusion-weighted imaging with gadolinium-enhanced T1-weighted imaging. Eur Radiol，2014，24（1）：19-25.

[6] 刘肖，全冠民，李雪庆，等. 急性肾盂肾炎 ADC 值及与降钙素原相关性的初步研究. 放射学实践，2018，33（1）：51-54.

[7] 邢春华，陈宏伟，崔兴宇. 腹部 IVIM-DWI 应用研究及进展. 国际医学放射学杂志，2015，38（4）：335-338.

[8] 陈磊. 慢性肾盂肾炎的临床及 CT 表现. 现代医用影像学，2018，27（2）：496-497.

[9] 彭君，杨茂生，杨连军，等. 对照 CT 增强扫描探讨扩散张量成像对疑似慢性肾盂肾炎的诊断价值. 医学影像学杂志，2016，26（7）：1250-1254.

[10] Gaudiano C，Clementi V，Busato F，et al. Diffusion tensor imaging and tractography of the kidneys：assessment of chronic parenchymal diseases. Eur Radiol，2013，23（6）：1678-1685.

[11] Bhat RA，Khan I，Khan I，et al. Emphysematous pyelonephritis：outcome with conservative management. Indian J Nephrol，2013，23（6）：444-447.

[12] Mahesan T，Reddy UD，Chetwood A，et al. Emphysematous pyelonephritis：a review of a rare condition. Current Bladder Dysfunction Reports，2015，10（3）：207-211.

[13] van der Vliet HJ，Niessen HW，Perenboom RM. Myocardial air collections as a result of infection with a gas producing strain of *Escherichia coli*. J Clin Pathol，2004，57（6）：660-661.

[14] 何国珍，毛会芬，张安兴. 糖尿病并气肿性肾盂肾炎误诊为急性肾盂肾炎临床分析. 临床误诊误治，2014，27（12）：52-54.

[15] Huang JJ，Tseng CC. Emphysematous pyelonephritis：clinicoradiological classification，management，prognosis，and pathogenesis. Arch Int Med，2000，160（6）：797-805.

[16] Tsu JHL，Chan CK，Chu RW，et al. Emphysematous pyelonephritis：an 8-year retrospective review across four acute hospitals. Asian Journal of Surgery，2013，36（3）：121-125.

[17] 黄晶晶，袁阳光，韩丽莹，等. 黄色肉芽肿性肾盂肾炎与囊实性肾盂鳞状细胞癌的 CT 鉴别诊断. 临床放射学杂志，2018，37（11）：1883-1887.

[18] 李松年. 中华影像医学：泌尿生殖系统卷. 北京：人民卫生出版社，2002.

[19] Addison B，Zargar H，Lilic N，et al. Analysis of 35 cases of Xanthogranulomatous pyelonephritis. ANZ J Surg，2015，85（3）：150-153.

[20] 翟振兴，尚攀峰，王志平. 黄色肉芽肿性肾盂肾炎 1 例报告并文献复习. 国际泌尿系统杂志，2017，37（3）：424-425.

[21] Malek RS，Elder JS. Xanthogranulomatous pyelonephritis：a critical analysis of 26 cases of the literature. J Urol，1978，119（5）：589-593.

[22] Xiang H，Han J，Ridley WE，et al. Bear paw sign：Xanthogranulomatous pyelonephritis. J Med Imaging Radiat Oncol，2018，62：56.

# 第三节　肾脓肿与肾周脓肿

## 【概述】

肾脓肿（renal abscess）是指全身某一部位化脓性感染或细菌经血运到达肾皮质引起局部或全肾组织感染，也可为尿路逆行感染所致，起初多为急性局灶性细菌性肾炎表现，随着病程进一步发展，病灶中出现液化坏死即形成肾脓肿，约50% 的肾脓肿感染蔓延至肾被膜并侵入肾周间隙而形成肾周脓肿[1]。肾脓肿发病率较低，但有报道称成人死亡率约为 5.4%[2]。目前公认的发病因素包括泌尿系感染、糖尿病等。糖尿病作为危险因素可增加其发生概率，研究发现，糖尿病患者伴发肾脓肿的住院时间明显长于无糖尿病的肾脓肿患者[3]。

肾脓肿起病急骤，多表现为高热、寒战、食欲缺乏等脓毒血症症状。患侧腰痛，肾区可有压痛及叩击痛，可触及腰部包块。实验室检查，尿中有大量脓细胞，外周血白细胞总数显著增高，中性粒细胞增高尤为明显。

## 【病理学表现】

肾脓肿有 3 种感染途径[4]。①经血运播散引起，尤其是尿培养阴性者，为发病前身体某一部位感染灶，如疖、痈等经血行播散到肾皮质，在肾皮质形成多个小脓肿，感染进一步发展，扩大、融合形成肾痈，最后发展为脓肿。病灶多位于肾皮质，与肾皮质丰富的血流和淋巴供应有关，金黄色葡萄球菌为主要致病菌，如继续发展，则融合成肾脓肿，甚至蔓延、破溃成肾周脓肿。②由下尿路逆行感染造成。与肾内反流、膀胱输尿管反流或尿路梗阻感染有关，病灶多位于肾皮髓质交界区，主要致病菌为大肠埃希菌，由肾实质局限性炎症液化坏死导致脓液积聚。③由肾周炎性病变直接扩散导致。

## 【影像学表现】

**1. X 线**　本病 KUB、IVP 可表现为患侧腰大肌影消失，脊柱突向健侧，患侧肾影增大，肾盂肾盏可受压变形。

**2. CT**　分为 3 期。①早期：平扫表现为肾实质内不规则低密度影，边界模糊；增强后呈轻度强化，强化程度低于正常肾实质。②急性期：又称为急性局灶性细菌性肾炎，平扫呈圆形低密度影，边界清晰；增强后病灶周围轻度强化。③脓肿形成期：平扫表现为肾实质内圆形低密度影，其内可有更低密度区；增强后肾脓肿壁由于含丰富的血管呈环形强化，为典型表现，其内坏死无强化（图 11-3-1）。不典型者可表现为结节状强化、壁结节强化、无规则不均匀强化等。病灶中如发现气体密度则为脓肿典型征象。肾脓肿发展成慢性者，则其中央的坏死区以肉芽组织充填，呈不规则不均质结构。

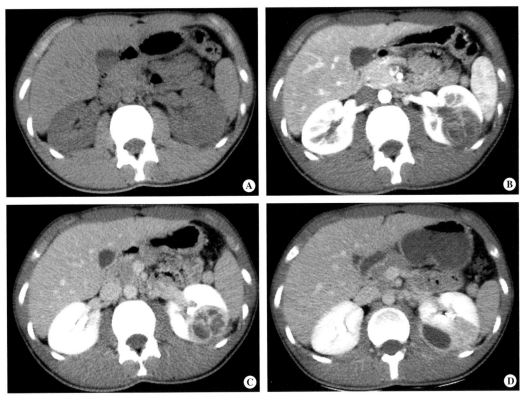

**图 11-3-1　肾脓肿**

A. CT 平扫示左肾肿胀，内可见不规则稍低密度影，边界欠清，密度不均；B. CT 增强扫描，动脉期示病灶壁和分隔强化，呈蜂窝状；C. 延迟期示病灶壁及分隔进一步强化；D. 治疗后病灶范围缩小，并可见包膜下积液

当肾周组织间隙受累时，即形成肾周脓肿。此时肾周脂肪囊模糊或完全消失，并出现渗出改变，同时肾周筋膜有不同程度的增厚；若脓肿累及肾旁组织如腰肌等，则这些组织内也可出现低密度区或不规则的增厚变形。

**3. MRI**　与 CT 表现相似。成熟期脓肿表现为脓腔呈 $T_1WI$ 低信号和 $T_2WI$ 高信号，增强扫描后，病灶周边发生环状强化，DWI 脓腔内脓液呈明显高信号（图 11-3-2）。

**【诊断要点】**

1. 患者多有化脓性感染史或泌尿系统感染史，部分患者合并糖尿病。

2. CT 平扫，肾实质内或肾周可见圆形或不规则低密度影，其内可有更低密度区。

3. MR 平扫，脓液 $T_1WI$ 呈低信号，$T_2WI$ 呈高信号，DWI 序列脓液呈明显高信号。

4. 典型特点，增强扫描呈内壁光滑完整的环形强化，脓腔内出现气体密度信号则为其特征性表现。

5. 实验室检查，尿中有大量脓细胞，外周血白细胞总数显著增高，中性粒细胞增高尤为明显。

6. 与肾肿瘤难以鉴别者可进行肾穿刺活检。

**【鉴别诊断】**

**1. 囊性肾癌**　起病隐匿，CT 表现为不规则囊实性肿块，囊壁厚薄不一，大部分有壁结节，增强扫描示实性部分、囊壁及壁结节明显强化，而肾脓肿延迟扫描可出现明显的环状延时强化征象，其病理基础可能为炎症水肿导致动脉血管床受压从而引起对比剂流入和流出延迟，可与肾肿瘤相鉴别。另外，经抗感染治疗后肾脓肿大小及内部结构均有明显变化。

**2. 肾包虫感染**　CT 表现为大囊内可见不同密度的子囊，囊壁有弧线状或蛋壳状钙化为其显著特征。

**3. 肾结核**　多见于 20 ～ 40 岁青壮年，CT 表现为单侧或双侧肾脏内见多发性囊状病变，周边或囊腔内见不规则钙化，多伴有肾盂肾盏变形，临床病史较长，可见尿频、尿急症状。

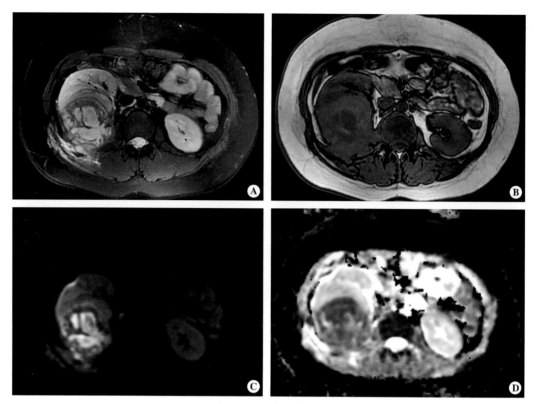

**图 11-3-2　肾周脓肿**

A. MRI T$_2$WI 示右肾后方不规则混杂信号影，实性成分呈稍长 T$_2$ 信号，其内为多发囊性长 T$_2$ 信号，邻近腹壁软组织呈混杂长 T$_2$ 信号；
B. T$_1$WI 实性成分呈等 T$_1$ 信号，其内脓腔呈长 T$_1$ 信号，邻近腹壁软组织呈稍长 T$_1$ 信号；C、D. DWI 示脓腔内呈明显高信号，ADC 图呈低信号

【研究现状与进展】

**1. DWI**　可评价肾炎性病变的扩散特征，并与肾细胞癌（RCC）进行鉴别诊断。RCC 与脓肿均表现为扩散受限，但这并不是恶性病变特有征象，相反，脓肿扩散受限程度更大，取决于其内液体成分，脓肿内液性区 DWI 呈扩散明显受限，而 RCC 囊性部分表现为扩散不受限。区分 RCC 与炎性病变，当 ADC 取值 $1.41 \times 10^{-3}$mm$^2$/s 时，分析具有高敏感度（100%）和特异度（78.1%）[5]。因此，扩散受限方式和 ADC 值可以对不确定的肾脏病灶提供额外的功能成像信息。MRI-DWI 可避免静脉注射对比剂，对肾功能不全患者具有重要价值。

**2. CT 能谱成像**　能谱 CT 作为一种功能性影像检查技术，在临床中应用广泛。研究显示，宝石能谱 CT 对肾脓肿诊断正确率为 97.78%[6]，另外能谱图像可通过碘 - 水基物质分离去除增强后的碘从而获得虚拟平扫（virtual non-contrast，VNC）图像[7]。能谱 CT VNC 对肾脏病变的研究较少[8]，刘东权等[9]研究表明，在肾脏占位性病变（肾及肾盂恶性肿瘤、良性肿瘤、感染性病变如肾脓肿等）诊断方面，能谱 CT VNC 可以代替传统 CT 真实平扫（TNC），VNC 技术减少了扫描次数，节省了扫描时间，同时减少了患者受辐射剂量，但在病变本身的影像特征方面，如密度、有无分隔及钙化等，尚需进一步完善。

（殷小平　孟　欢）

**参考文献**

[1] 吴阶平. 泌尿外科学. 2 版. 济南：山东科学技术出版社，2004.

[2] Lee BE, Seol HY, Kim TK, et al. Recent clinical overview of renal and perirenal abscesses in 56 consecutive cases. Korean J Intern Med, 2008, 23（3）: 140-148.

[3] Ko MC, Chiu AW, Liu CC, et al. Effect of diabetes on mortality and length of hospital stay in patients with renal or perinephric abscess. Clinical Science, 2013, 68（8）: 1109-1114.

[4] Chaudhry S, Bolt R. Bilateral renal abscess in a previously healthy 11-year-old girl. Eur J Pediatr, 2010, 169（11）: 1423-1425.

[5] Goyal A, Sharma R, Bhalla AS, et al. Diffusion-weighted MRI in inflammatory renal lesions: all that glitters is not RCC. Eur Radiol, 2013, 23（1）: 272-279.

[6] 杨蕾，张光奎. 宝石能谱 CT 在肾脏结节检查中的应用. 世界最新医学信息文摘，2017, 17（21）: 11-12.

[7] 李明英，张成琪，邓凯．CT能谱成像对肺内良恶性肿块诊断的初步研究．中华放射学杂志，2013，47（5）：410-413.

[8] 田士峰，刘爱连．双能CT虚拟平扫进展及临床应用．国际医学放射学杂志，2014，37（1）：54-57.

[9] 刘东权，应碧伟，李强，等．能谱CT虚拟平扫在肾脏占位病变的应用探索．临床放射学杂志，2017，36（12）：1831-1834.

# 第四节　肾真菌病

## 【概述】

肾真菌病是一种严重的、可能危及生命的肾脏感染性疾病，其感染的病原体多为念珠菌、曲霉菌、黏菌、隐球菌等[1]。糖尿病、白血病、HIV感染、免疫抑制状态、膀胱导尿管留置及长期使用抗生素是真菌感染的高危因素。

肾真菌病可由血行性播散或逆行性尿路感染所引起，可以影响肾脏实质或集合系统并引起皮质脓肿或肾盂内真菌球。真菌球是由真菌菌丝和炎症细胞聚集形成的，较巨大者可伴发尿路梗阻[2]。

尿道白色浑浊物是肾真菌病常见的首发症状，大多数病例同时伴有尿路刺激症状。肾盂内真菌球形成并发尿路梗阻者，可表现为肾绞痛、发热、排尿困难、寒战、呕吐或排尿量减少[2]。查体可见肾区压痛和叩击痛。实验室检查主要有尿液真菌涂片及尿液真菌培养，但标本易被污染，有时需要反复多次尿培养。双侧肾脏感染可引起血尿素氮和肌酐增高、$\beta_2$微球蛋白增高。

肾真菌病患者常会伴发气肿性肾盂肾炎（EPN），EPN是一种危及生命的肾脏坏死性感染，常见于糖尿病及尿路梗阻患者。在影像中可观察到在肾实质内或肾盂内有气体存在，气体量的多少视病变的严重程度而定。在肾真菌病中，引起EPN的常见的真菌致病菌包括热带念珠菌、白色念珠菌、隐球菌和烟曲霉菌。EPN的早期诊断是至关重要的，因患者可能会迅速进展到感染性休克状态。一般认为CT引导下经皮穿刺注射抗真菌药物可以降低EPN死亡率[3]。

## 【病理学表现】

肾真菌病早期病理改变为中性粒细胞浸润和化脓性炎，常表现为小脓肿形成。肉芽肿形成多见于肾真菌病的慢性期，在镜下巨噬细胞和多核巨细胞胞质内外可发现真菌。在部分病例中，当真菌侵犯血管致血栓形成和局灶性梗死时镜下可见广泛的坏死区域。真菌球主要由集合系统内真菌菌丝聚集形成，可同时伴有炎症细胞碎片、脱落的肾乳头碎片和黏液等[4]。

## 【影像学表现】

肾真菌病可由血行性播散或逆行性尿路感染所引起，不同感染方式的影像学表现也有所不同。血行性播散型多为多发肾实质内脓肿而形成，表现为肾内多发不均匀低密度影。逆行性尿路感染可形成真菌球，表现为集合系统内的不规则充盈缺损影。

**1. 血行播散型**

（1）CT：平扫为单侧或双侧肾脏增大，肾实质内见单发或多发低密度影，密度不均匀，增强扫描病灶强化不明显。较大的脓肿灶多有分隔的倾向，分隔厚薄不均，增强后表现为蜂窝状或网格状强化[5]。

（2）MRI：平扫时病灶在$T_1WI$上呈稍低信号，$T_2WI$上呈稍高信号，边界欠清，信号不均匀，脂肪抑制序列上部分病灶周围可见"晕征"，动态增强扫描病灶强化不明显；当脓腔形成时，其壁厚薄不均，呈中度延迟性强化，内壁表面可见"虫蚀"样改变，病灶内见延迟强化的分隔状影及中心无强化蜂窝状坏死区。肾周筋膜增厚，周围可见渗出表现[6]。

**2. 真菌球型**

（1）CT：CT平扫为肾盂内等密度、椭圆形、界限清楚的单发或多发病灶，边缘可伴有微小钙化。增强扫描时，肾盂腔内病变一般无明显强化，轮廓较清晰，排泄期显示病变与集合系统管壁无粘连。

（2）MRI：病变呈等信号，边缘稍低信号，周围有尿液影环绕（$T_2WI$序列病变周围有高信号线影）。肾盂壁是在病变外侧且与病变分离的等信号边界影[7]。MRU显示肾盂肿胀伴不规则充盈缺损影，可有肾积水表现。

**3. 气肿型**　CT平扫可表现为肾盂扩张，肾皮质变薄，肾脏集合系统内见明显的气体影，肾盂轮廓可被气体清晰地勾勒出来[7]（图11-4-1）。

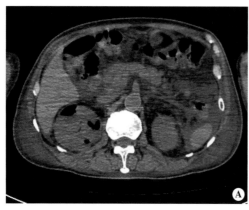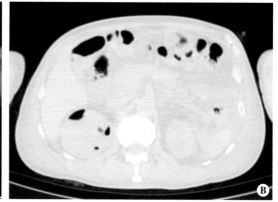

**图 11-4-1 气肿性肾盂肾炎**
A.CT 平扫，软组织窗示肾皮质变薄，肾脏集合系统内见明显的气体影；B.肺窗更加清晰地显示肾脏集合系统内明显的气体影

**【诊断要点】**

1.CT 和 MRI 的特征性表现，多发脓肿形成，表现为"晕征"、真菌球等。

2.多合并糖尿病、白血病、HIV 感染、免疫抑制状态、膀胱导尿管留置及长期使用抗生素等高危因素。

3.可出现尿路刺激症状、肾绞痛、发热、排尿困难、寒战、呕吐或排尿量减少等临床表现，但一般不具特异性。

4.实验室检查有一定意义。

5.抗细菌治疗效果差；抗真菌治疗后，影像学表现逐渐恢复正常，则支持肾真菌病的诊断。

**【鉴别诊断】**

**1.肾脏的其他炎性脓肿性病变** 如炎性假瘤、黄色肉芽肿性肾炎及急性局灶性细菌性肾炎，可与肾真菌病形成的脓肿影像表现类似，鉴别困难，需结合病史。抗真菌治疗后，影像表现逐渐恢复正常，则支持肾真菌病的诊断。

**2.血行播散性肾真菌病需与原发性肾癌相鉴别** ①肾癌多发生在一侧，且单发，占位效应明显；而血行播散性肾真菌病通常为多灶性，占位效应不明显。②肾癌增强扫描强化明显，强化程度可高于邻近的肾皮质；而肾真菌病通常强化不明显[8]。③肾癌可伴有扩散、转移征象，周围无炎性渗出表现，肾周筋膜一般不增厚，有助于鉴别。④结合临床病史及实验室检查有助于鉴别。

**3.肾真菌球需与肾盂癌相鉴别** 肾盂癌通常增强后有强化，并附着于肾盂壁。而肾真菌球增强后无明显强化，且与肾盂壁分离。

**4.肾真菌球需与血凝块及结石等相鉴别** 血凝块在 CT 平扫上表现为高密度影，MRI 梯度回波序列上可见"晕征"表现。结石在 CT 平扫上呈致密影，MRI 表现为在 $T_1WI$、$T_2WI$ 上均无信号。它们都可以通过影像学检查来鉴别。尿液真菌培养将明确诊断。

**【研究现状与进展】**

有研究表明[9]，真菌性脑脓肿的 ADC 值要高于细菌性脑脓肿。较高的 ADC 值可能是由于真菌性脓肿较细菌性脓肿有着更低的细胞密度和出血概率。虽然发生的部位不同，但脓肿形成的病理过程类似，肾真菌病的脓肿也可能有较细菌性肾脓肿更高的 ADC 值。因此 DWI 可以对于肾真菌病与细菌性肾脓肿的鉴别诊断提供更多的帮助。

（吴广宇 张 山）

## 参考文献

[1] Ahuja A，Aulakh BS，Cheena DK，et al. Aspergillus fungal balls causing ureteral obstruction. Urol J，2009，6（2）：127-129.

[2] Lee SW. An aspergilloma mistaken for a pelviureteral stone on non-enhanced CT：a fungal bezoar causing ureteral obstruction. Korean J Urol，2010，51（3）：216-218.

[3] Kamaliah MD，Bhajan MA，Dzarr GA. Emphysematous pyelone-phritis caused by Candida infection. Southeast Asian J Trop Med Public Health，2005，36（3）：725-727.

[4] Praz V，Burruni R，Meid F，et al. Fungus ball in the urinary tract：a rare entity. Can Urol Assoc J，2014，8（1/2）：E118-E120.

[5] Kawashima A，Sandler CM，Goldman SM，et al. CT of renal inflam-matory disease. RadioGaphics，1997，17（4）：851-866.

[6] 李健，张静坤，龚洪翰，等 . 急性早幼粒细胞白血病化疗后伴肾真菌感染一例 . 临床放射学杂志，2016，35（6）：978-979.

[7] Jegannathan D，Ramanathan K. Renal fungal ball-two case reports and review of literature. BJR Case Rep，2016，2：20150247.

[8] Lonergan GJ，Pennington DJ，Morrison JC，et al. Childhood pyelo-

nephritis: comparison of gadolinium-enhanced MR imaging and renal cortical scintigraphy for diagnosis. Radiology, 1998, 207（2）: 377.

[9] Mueller-Mang C, Castillo M, Mang TG, et al. Fungal versus bacterial brain abscesses: is diffusion-weighted MR imaging a useful tool in the differential diagnosis? Neuroradiology, 2007, 49（8）: 651-657.

# 第五节　肾肉芽肿性血管炎

## 【概述】

肉芽肿性血管炎（granulomatosis with polyangiitis, GPA）既往称为韦格纳肉芽肿病（Wegener granulomatosis, WG），是一种病因不明的自身免疫性疾病。该病的病变主要累及上、下呼吸道和肾脏，病变早期通常以鼻黏膜和肺组织的局灶性肉芽肿性炎症为主，继而发展为弥漫性的血管坏死性肉芽肿性炎症。目前认为未经治疗的 GPA 患者预后较差，约 80% 的 GPA 患者经临床或病理学证实有肾脏受累[1]。

GPA 肾脏受累的典型临床表现为急进性肾小球肾炎，血尿、蛋白尿、水肿、少尿、肾功能急进性恶化。然而，有时肾脏受累的起病隐匿，仅伴有轻度或中度肾功能不全，或伴有蛋白尿和（或）血尿。

## 【病理学表现】

肾 GPA 的病理学表现差异很大，包括活动性病变（如毛细血管外炎症细胞增殖和纤维蛋白样坏死）及慢性肾损伤引起的病变（如间质纤维化和肾小球硬化等）。肾 GPA 存在一定程度的肾小球硬化、间质纤维化和肾小管萎缩[2]。寡免疫复合物型新月体坏死性肾炎（pauci-immune crescentic necrotizing glomerulonephritis）是其主要的病理学表现，10% ～ 30% 的病理活检中可观察到活动性的肾小球外小血管炎。一般临床病例中较少观察到间质肉芽肿（发生率在 5% ～ 12%[3]），但是当观察到寡免疫复合物型新月体坏死性肾炎伴有间质肉芽肿时，则强烈提示 GPA 的诊断。

## 【影像学表现】

保留肾脏正常形态的局限性 GPA 是罕见的。在大多数情况下，肾 GPA 会发生严重进行性坏死性肾小球肾炎，并导致肾功能迅速恶化，可能会迅速进展到瘢痕萎缩肾和慢性肾衰竭。表现为假瘤的肾 GPA 则更为罕见，它是一种非特异性的浸润性病变，在 $T_1WI$ 和 $T_2WI$ 上呈等信号，与许多其他肾脏肿块难以区分。由于肾 GPA 假瘤性病变仅有零星的病例报道[4-6]，其影像学特征缺乏相应的文献支持。有研究表明[7]，肾 GPA 假瘤性病变的影像学表现可能与其他器官 GPA 相一致。

**1. CT**　肺 GPA 的 CT 表现为大小不一的结节，较大的结节内可有中央空化表现。肾脏病变中也可观察到类似的影像学改变。在增强 CT 上，这些肾脏肿块的中心部分表现为轻微或无强化，周围有边界模糊的稍高强化晕，强化程度仍弱于邻近的肾实质[8]（图 11-5-1A、B）。

**2. MRI**　眶部和鼻部的假瘤性病变在 $T_1WI$ 和 $T_2WI$ 上均呈低信号，注射螯合物后病变中呈中度或轻度增强。而肾脏的假瘤性病变在 $T_1WI$ 上呈等信号，$T_2WI$ 上均呈低信号（中央坏死区表现为高信号），以及动态增强扫描病灶强化程度弱于邻近肾实质[7]（图 11-5-1C、D）。

## 【诊断要点】

肾 GPA 缺乏特异性的影像学表现，诊断需结合临床及其他系统的表现。当诊断存在困难时，必要时可行活检以提供诊断的病理依据。

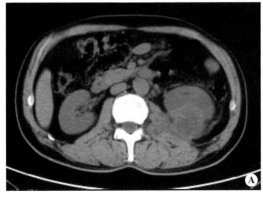
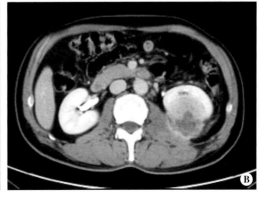

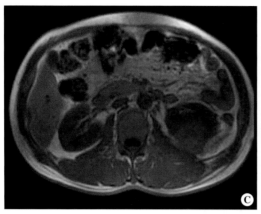
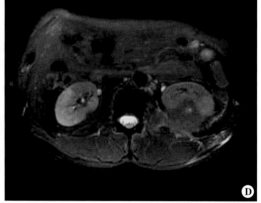

图 11-5-1　肾肉芽肿性血管炎

A. CT 平扫示左肾中份背侧团块灶，边界模糊；B. 增强扫描示病灶边缘环形强化，强化程度低于正常肾实质，中央可见无明显强化区；C. MRI 示病灶呈等稍高信号；D. T$_2$WI 呈低信号

**【鉴别诊断】**

1. 以非局限性的肾小球肾炎为表现的肾 GPA 需与其他类型的肾炎相鉴别。由于影像学缺乏特异性，通常需要肾穿刺病理相鉴别。

2. 以炎性假瘤为表现的肾 GPA 需与其他的浸润性病变相鉴别，如移行细胞癌、集合管癌、淋巴瘤和其他非肿瘤性假瘤，如黄色肉芽肿性肾盂肾炎和软斑病。肾脏假瘤的强化程度较弱，而肿瘤性病变通常有特异性的强化方式。肾脏假瘤一般不伴有肾门旁及后腹膜淋巴结肿大。肾 GPA 假瘤性病变缺乏特异性的影像学特征，与其他种类的肾脏假瘤性病变的表现类似，鉴别困难，需结合病史，必要时可行活检以提供诊断的病理依据。

**【研究现状与进展】**

虽然目前报道的肾 GPA 的影像学表现缺乏特异性，但影像学检查不仅有助于发现病变，也有助于指导活检和监测药物治疗的有效性。

（吴广宁　张　山）

**参 考 文 献**

[1] Hoffman GS, Kerr GS, Leavitt RY, et al. Wegener granulomatosis: an analysis of 158 patients. Ann Intern Med, 1992, 116 (6): 488-498.

[2] Hauer HA, Bajema IM, van Houwelingen HCV, et al. Renal histology in ANCA-associated vasculitis: differences between diagnostic and serologic subgroups. Kidney Int, 2002, 61 (1): 80-89.

[3] Javaud N, Belenfant X, Stirnemann J, et al. Renal granulomatoses: a retrospective study of 40 cases and review of the literature. Medicine, 2007, 86 (3): 170-180.

[4] Leung N, Ytterberg SR, Blute ML, et al. Wegener's granulomatosis presenting as multiple bilateral renal masses. Nephrol Dial Transplant, 2004, 19 (4): 984-987.

[5] Vandergheynst F, van Gansbeke D, Cogan E. Wegener's granulomatosis masquerading as a renal cancer: a case report and review of the literature. Clin Exp Rheumatol, 2006, 24 (5): 584-586.

[6] Negi A, Camilleri JP, Matthews PN, et al. Wegener's granulomatosis presenting as a disappearing renal mass. Rheumatology, 2006, 45 (12): 1554.

[7] Verswijvel G, Eerens I, Messiaen T, et al. Granulomatous renal pseudotumor in Wegener's granulomatosis: imaging findings in one case. Eur Radiol, 2000, 10 (8): 1265-1267.

[8] Frigui M, Hmida MB, Kechaou M, et al. Wegener's granulomatosis presenting as multiple bilateral renal masses: case report and literature review. Rheumatol Int, 2009, 29 (6): 679-683.

# 第六节　膀　胱　炎

## 一、膀胱结核

**【概述】**

泌尿生殖系统结核大多是继发于肺及肺外器官（胃、小肠、淋巴结）的结核病灶。膀胱结核是泌尿系统结核的一部分，可分为顺行性感染及逆行性感染。顺行性感染多由含有结核菌的尿液从黏膜上沿输尿管蔓延继发所致，故膀胱结核与泌尿生殖系统结核同时存在，病变轻重关系到泌尿系统结核的预后。逆行性感染的病例中，卡介苗膀胱灌注治疗浅表性膀胱癌是最常见的医源性感染原因，除尿频外，多伴有尿痛、脓尿、血尿等，经抗结核治疗后可以好转[1]。

【病理学表现】

膀胱结核以膀胱三角区最先受累，形成溃疡，以后可累及整个膀胱。肌壁受累后膀胱壁纤维化和肌层破坏，致膀胱容积缩小。膀胱溃疡和纤维组织增生如影响到对侧的输尿管口，可使管口狭窄或失去正常的括约肌功能，造成对侧健肾引流不畅，最后可引起肾盂积水而损害肾功能。

【影像学表现】

膀胱结核可同时累及肾及输尿管，且多有肺部结核等病史[2]。

1. X线 尿路X线膀胱造影时，膀胱结核早期改变不明显，有时可见到膀胱边缘稍粗糙。晚期膀胱挛缩变形，容积缩小，边缘不规则。当病变侵及对侧输尿管口引起狭窄时，则出现该侧肾盂及输尿管积水。

2. CT 膀胱壁增厚伴钙化，膀胱挛缩，多同时并发上尿路结核（图11-6-1）。

3. MRI 膀胱壁不规则增厚，见多发钙化或干酪样坏死，膀胱挛缩。

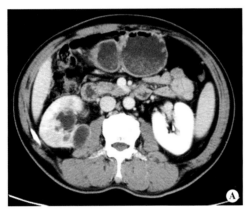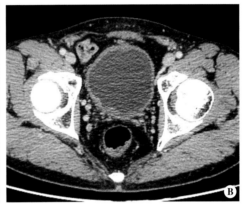

图 11-6-1 膀胱结核

A. CT增强扫描示右肾实质多发无明显强化囊样灶，右侧肾盂肾盏扩张；B. CT增强扫描示膀胱体积较小，膀胱壁增厚、毛糙

【诊断要点】

1. 膀胱结核常与泌尿生殖系统结核同时存在。

2. 临床主要表现为尿频、尿急、尿痛并偶尔伴有膀胱区疼痛，尿液检查及其他实验室检查可帮助诊断。

3. 膀胱镜检查＋组织活检可确诊。

【鉴别诊断】

膀胱结核主要与其他类型的膀胱炎相鉴别，但影像学表现欠典型，单纯从影像学表现鉴别较困难，主要结合临床病史、尿液检查及泌尿系统其他部位的结核影像征象来辅助鉴别诊断。

## 二、细菌性膀胱炎

【概述】

细菌性膀胱炎是由细菌感染所致，分急性细菌性膀胱炎与慢性细菌性膀胱炎两种。本病的发病率女性明显高于男性。女性多为上行感染，在男性常继发于前列腺炎、前列腺增生、结石、上尿路感染等。急性细菌性膀胱炎起病较急骤，有严重的尿急、尿频、尿痛、血尿、脓尿及下腹疼痛，有时有急迫性尿失禁，排尿时尿道烧灼感。慢性细菌性膀胱炎呈持续性或反复性膀胱刺激症状，如尿急、尿频、尿痛等[3]。

【病理学表现】

细菌性膀胱炎以浅表膀胱炎症多见，病变仅累及黏膜、黏膜下层，可见黏膜充血、水肿、多发点状或片状出血或淤血，偶见表浅溃疡或脓苔覆盖，肌层很少受侵犯，病变以尿道内口及膀胱三角最明显。镜下所见除黏膜水肿外，还有黏膜脱落，毛细血管明显扩张，多数白细胞浸润可延伸至肌层。炎症有自愈倾向，愈后不留瘢痕。如治疗不彻底或有异物、残余尿、上尿路感染等情况，炎症可转为慢性。

【影像学表现】

1. X线 在急性期X线膀胱造影见膀胱壁增厚，大小无明显变化，边缘较为模糊，慢性期膀胱体积变小，边缘不规则，可呈锯齿状改变，有时可见膀胱、输尿管反流和膀胱憩室。

**2. CT** 急性膀胱炎无异常所见或显示膀胱壁轻度弥漫性增厚，慢性期可见膀胱体积缩小，壁增厚，壁的内缘呈锯齿状改变，有时可见与膀胱相连的水样低密度囊腔，即假性憩室[4]（图 11-6-2）。

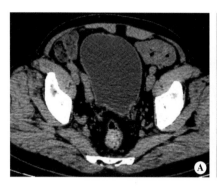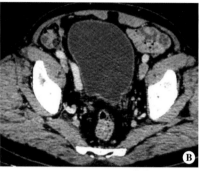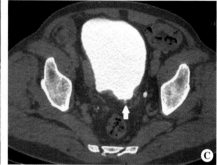

图 11-6-2 细菌性膀胱炎

A. CT 平扫膀胱未见明显异常；B. CT 增强扫描示后壁可疑异常强化；C. 膀胱后壁见假性憩室（白箭头）

【诊断要点】

1. 细菌性膀胱炎常不具有特征性的影像学表现。

2. 患者存在尿频、尿急、尿痛并偶尔伴有膀胱区疼痛等症状时提示膀胱炎的诊断。除结合患者的病史及体征，还应做尿液检查及其他实验室检查。

【鉴别诊断】

临床中影像学检查一般不作为细菌性膀胱炎的常规检查手段[5]。

## 三、腺性膀胱炎

【概述】

腺性膀胱炎是膀胱黏膜的一种特殊类型的病理改变，主要特征是膀胱移行上皮的增生和化生，其病因和发病机制目前尚不完全清楚，但大多数学者认为与以下因素有关：①下尿路感染；②下尿路梗阻或异常（如尿道狭窄、尿道外口肉阜、膀胱颈肥大、前列腺增生、神经源性膀胱等）；③残余尿（易于细菌定植生长）；④其他长期慢性刺激（如结石、息肉、肿瘤、泌尿系置管或异物等）[6]。

目前，临床上根据膀胱镜下观察结果将腺性膀胱炎分为以下类型：①慢性炎症型，膀胱黏膜较粗糙，血管纹理增生；②滤泡增生型，膀胱黏膜局部可见大小不等的隆起和滤泡样结构；③乳头瘤样型，表现为带蒂的乳头样肿物，表面多呈绒毛状，冲水飘动；④肠腺瘤样型（红润型），

膀胱黏膜充血、水肿，色鲜红，外观似血凝块。临床一般将慢性炎症型和小范围滤泡增生型归类为低危型，此类疾病一般极少进展为恶性肿瘤；而大范围的滤泡增生型、乳头瘤样型、肠腺瘤样型归类为高危类型，高危型易进展为膀胱癌[1]。

【病理学表现】

腺性膀胱炎的发病机制仍未完全明了。一般认为，长期慢性刺激使膀胱黏膜上皮增生，并向黏膜固有层增殖形成 Brunn 细胞巢，进而腺性化生形成腺性膀胱炎。镜下根据病理形态可分为 2 类：典型腺性膀胱炎由柱状或立方上皮组成的管腔样结构构成中心部分，并且周边与移行上皮具有清晰的边界；肠型腺性膀胱炎为肠上皮化生导致固有层形成腺体样结构，并且具有大量分泌黏液的杯状细胞。另外有一种特殊类型，即红润型腺性膀胱炎，也称为肠腺瘤样腺性膀胱炎，具有很高的恶性倾向[7, 8]。

【影像学表现】

腺性膀胱炎可呈局限性增厚或隆起，一般表面较光滑，当出现膀胱壁广泛增厚时，增厚的膀胱壁厚薄较一致，病变主要局限于黏膜层，较少累及肌层，膀胱外壁光滑，无膀胱外壁浸润。少数病例可见病变向壁外生长，膀胱轮廓不清晰，周围脂肪间隙模糊、消失，增强肿块呈明显强化，较大的肿块可伴坏死区，盆腔内可见肿大的淋巴结。

**1. 超声** 相对便捷，患者经济负担相对较小，故其应用越来越广泛。根据超声影像表现可将腺

性膀胱炎分为4种类型：扁丘状增厚型、乳头结节型、弥漫增厚型及混合型。彩色多普勒血流成像表现为病变内相对稀少的血流信号，呈短棒状或点状，血管分布沿膀胱壁走行。

**2. CT** 对腺性膀胱炎的诊断具有高灵敏度。

平扫可发现膀胱壁规则或不规则增厚，表现为软组织密度，形态多样，可呈结节状、乳头状或扁丘状；增强扫描大多数呈不均匀强化；延迟扫描时病灶可表现为边界清楚的充盈缺损（图11-6-3）。

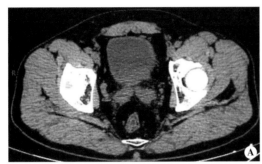
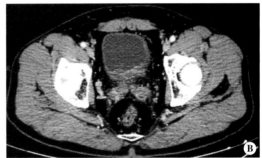
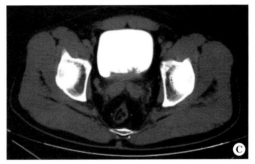

图 11-6-3 腺性膀胱炎

A.CT平扫可见膀胱后壁不规则增厚，局部呈结节状；B.增强扫描呈不均匀强化；C.延迟扫描，病灶表现为边界清楚的充盈缺损

**3. MRI** 对病变的诊断更为准确，对于显示病变部位、范围及与周围组织器官的关系更有优势。腺性膀胱炎 $T_1WI$ 呈等低信号，$T_2WI$ 呈稍高信号，DWI一般无扩散受限，增强扫描病灶无明显强化或轻度强化[9]。

【诊断要点】

1. 腺性膀胱炎的影像特点包括宽基底、轻度强化、病灶边缘光整、膀胱外壁光滑、无盆腔淋巴结转移等特点，同时肿瘤于MRI上无蒂样结构，扩散不受限是其重要的影像学特征。

2. 临床主要表现为尿频、尿急、尿痛并偶尔伴有膀胱区疼痛，诊断除结合患者的病史及体征，还应做尿液检查及其他实验室检查。

3. 对膀胱炎的诊断最有意义的是膀胱镜检查+组织活检。活检组织的病理结果为诊断膀胱炎的金标准。活检时要特别注意组织选取的部位、范围及深度，且一定要多点取材。

【鉴别诊断】

**1. 膀胱乳头状瘤** 乳头瘤样型腺性膀胱炎表现为带蒂乳头状物，常误诊为乳头状瘤。乳头状瘤组织学上起源于正常膀胱黏膜，有细长蒂，其内可见清楚纤维组织及血管的中心束，故彩超下乳头状物内部可探及血流信号，增强CT或MR上可见蒂样结构，且强化程度较腺性膀胱炎的乳头瘤样结构更显著。而乳头瘤样腺性膀胱炎为腺性膀胱炎的乳头状物，表面光滑，宽基底，病灶多乏血供。

**2. 膀胱癌** 膀胱癌的发病部位、影像学表现与部分腺性膀胱炎存在重叠，在CT上易发生误诊，目前更推荐使用MR进行鉴别诊断，膀胱癌一般扩散加权成像可见显著的高信号，而腺性膀胱炎则一般以等或稍低信号为主。

【研究现状与进展】

目前已有将超声造影（contrast-enhanced ultrasound，CEUS）[10] 及超微血管显像技术（super microvascular imaging，SMI）[11] 应用于腺性膀胱炎诊断的报道，CEUS 和 SMI 可提高膀胱病变部位的血流显示率及基底部穿支血管的显示率，对于腺性膀胱炎的鉴别诊断具有一定价值。

## 四、出血性膀胱炎

### 【概述】

出血性膀胱炎是指因各种损伤因素对膀胱产生的急性或慢性损伤，导致膀胱广泛性出血，常见于肿瘤患者接受治疗过程中，多由抗癌药物的毒性（如环磷酰胺）、盆腔高剂量照射引起的放射性损伤（放射性膀胱炎）、病毒感染[12] 等引起。出血性膀胱炎也是骨髓移植常见的并发症，在无预防措施情况下发生率高达 40% ～ 68%，给予适当的抗病毒预防后，发生率降至 0 ～ 25%[13]。出血是出血性膀胱炎最突出的表现，严重时可能危及生命。膀胱镜检查可以确诊出血性膀胱炎，在大量急性出血时，膀胱镜还可以用于出血点定位、电灼治疗。

### 【病理学表现】

出血性膀胱炎以涉及整个膀胱的弥漫性膀胱黏膜炎症与出血为特点。出血范围可以从极少（显微镜尿检时每个高倍视野中 5 ～ 50 个红细胞）到大量。膀胱黏膜最初会发生水肿，而后出现进行性动脉内膜炎，导致组织缺氧，局部缺血、坏死、萎缩和纤维化，可伴有黏膜和黏膜下层出现易扩张的扩张型脆性毛细血管。

### 【影像学表现】

膀胱壁增厚、毛糙，膀胱腔内可见稍高密度积血/凝血信号[13]。出血性膀胱炎通过膀胱镜检查可以确诊，影像学检查主要用于与造成膀胱出血的肿瘤性病变相鉴别（图 11-6-4）。

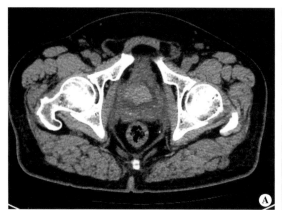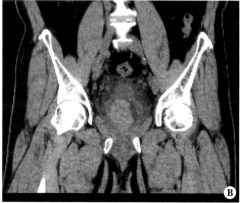

图 11-6-4　出血性膀胱炎
A、B. CT 平扫膀胱壁增厚、毛糙，膀胱腔内可见稍高密度积血影

### 【诊断要点】

1. 有肿瘤相关疾病或骨髓移植等治疗史，以血尿为主要临床表现。

2. 影像可见膀胱内的积血/凝血块，但无合并肿瘤的影像学证据。

3. 膀胱镜检查+组织活检可确诊。

### 【鉴别诊断】

出血性膀胱炎主要与肿瘤合并膀胱出血/积血进行鉴别诊断。需要注意的是，在进行影像学检查时，不单单要考虑原发于膀胱的肿瘤，有时也要注意存在上尿路肿瘤或周围其他肿瘤（如前列腺癌、直肠癌等）侵犯膀胱合并大量出血/积血的可能性。

## 五、嗜酸性粒细胞性膀胱炎

### 【概述】

嗜酸性粒细胞性膀胱炎是膀胱局部嗜酸性粒细胞发生超敏反应引起的疾病。其病因尚不清楚，但多认为与各种刺激如细菌、药物、异体蛋白及食物性变应原等有关。这些变应原作为免疫刺激物，在膀胱形成免疫复合物，导致嗜酸性粒细胞浸润，破坏膀胱组织，继而引起溶酶体释放，使膀胱炎症进一步加重。不同的变应原所引起的嗜酸性粒细胞性膀胱炎的严重程度也有所不同，药物和食物性变应原易导致弥漫性膀胱炎，而寄生虫引起的损害则为局部性。该病临床表现缺乏特异性，常见症状有尿频、尿急、尿痛、血尿和耻骨上疼痛。病变累及膀胱颈和尿道时，还可以表现为排尿困难、尿潴留、尿失禁，有时可导致严重并发症，国内报道的病例最常见并发症为上尿路积水[14, 15]。

【病理学表现】

嗜酸性粒细胞性膀胱炎大体标本多可见膀胱黏膜红斑、水肿、溃疡、天鹅绒样改变，也可以乳头状和葡萄状肉瘤增殖性改变为主，有时见有黄豆粒或绿豆粒大小的结节呈细颗粒状突起。当病变弥漫或邻近输尿管开口，输尿管下端可因受累局部变窄，引起继发性双侧上尿路积水。镜下病理可见以嗜酸细胞为主的炎症细胞在膀胱壁各层间质的浸润，可伴有纤维化。由于部分患者病变以向深处浸润为主，通过膀胱镜取病理组织虽然创伤性相对较小，但可能会难以明确诊断，所

以应尽量多部位取材并且达肌层，必要时取全层膀胱壁组织。病理学表现可分为急性期和慢性期：急性期大量嗜酸性粒细胞浸润，黏膜充血水肿纤维化、肌细胞破坏，且以黏膜层及黏膜下层较重；慢性期嗜酸性粒细胞增多并不显著，主要表现为不同程度的慢性炎症反应。

【影像学表现】

嗜酸性粒细胞性膀胱炎在影像学上缺乏特异性，鉴别诊断较困难，多表现为膀胱壁弥漫性或不规则增厚，也可表现为结节状、团块状占位病灶[16]。

**1. 超声**　有时可阴性。典型影像学特点：呈堤围状的以黏膜为主的弥漫性膀胱壁增厚，外壁一般清晰光滑，增厚的组织内有动脉血流信号。在疾病晚期，膀胱壁会变小挛缩，并可能出现肾积水。

**2. 排泄性尿路造影**　通常无异常，部分病例可见膀胱壁不规则或充盈缺损，病变加重时可示一侧或双侧上尿路积水，严重者可有一侧肾丧失功能。

**3. CT**　膀胱壁增厚是最常见的影像学表现，膀胱壁弥漫性增厚一般超过10mm。增强扫描，可见黏膜线样持续强化或延迟强化（图11-6-5）。

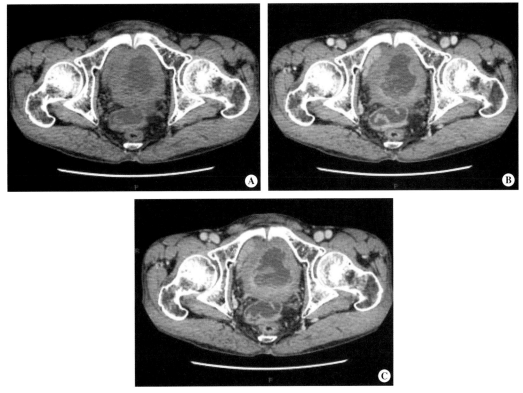

图 11-6-5　嗜酸性粒细胞性膀胱炎

A. CT平扫示膀胱壁弥漫性增厚；B. CT增强扫描，动脉期示膀胱壁强化，黏膜线显示明显；C. CT增强扫描，静脉期示膀胱壁黏膜线强化更加明显，呈渐进性增强表现

**4. MRI** 在诊断该疾病中有一定意义，$T_2WI$ 一般呈低信号、DWI 呈等或稍高信号。可能与其组织内细胞浸润、纤维组织增生的情况有关。MRI 增强扫描与 CT 增强时相类似，可见病灶呈渐进性强化。

【诊断要点】

1. 嗜酸性粒细胞性膀胱炎常不具有特征性的影像学表现。

2. 主要靠膀胱镜检查及组织活检明确诊断。

【鉴别诊断】

嗜酸性粒细胞性膀胱炎需要与膀胱横纹肌肉瘤、其他类型膀胱炎、脐尿管炎、脐尿管癌及膀胱肿瘤相鉴别[16]。

**1. 脐尿管炎** 脐尿管是胎儿连接脐和膀胱顶之间的管道，一般出生前即完全闭合。当脐尿管未完全闭合，尿液反流可刺激产生脐尿管炎。临床脐尿管炎以尿频、尿急和尿痛为主。影像学检查表现为膀胱容积减小，壁弥漫增厚，但膀胱壁增厚以前壁中线区为主，且一般脐尿管残端会有锥样增厚。

**2. 脐尿管癌** 主要为黏液腺癌，男性多发，影像学表现为膀胱顶部中线部位肿块，与前腹壁粘连，肿块常向膀胱壁外生长，也可突入腔内，肿块可为囊性、实性或囊实性，50% ～ 70% 可有边缘点状、线状钙化，增强检查强化较明显。

**3. 膀胱横纹肌肉瘤** 横纹肌肉瘤是儿童较为常见的间充质源性肿瘤，一般在儿童病例中易与嗜酸性粒细胞性膀胱炎相混淆。膀胱横纹肌肉瘤起源于黏膜下肌层，形成同时向膀胱腔内外突出的肿块，其中沿膀胱壁形成葡萄状肿块是其典型表现，肿瘤中央区常发生不同程度的坏死。

**4. 膀胱尿路上皮癌** 发病年龄常为 50 ～ 70 岁，肿瘤以膀胱侧壁、后壁和三角区多见，顶部及前壁少见。影像学表现与嗜酸性粒细胞性膀胱炎有重叠，有研究认为 DWI 有助于鉴别诊断，但由于类似研究所涉及的样本量较小，需要进一步研究来明确其价值[17]。

# 六、碱性沉着性膀胱炎

【概述】

碱性沉着性膀胱炎也称为钙化性膀胱炎、结痂性膀胱炎，是一种罕见的膀胱炎症疾病，最早由 François[18] 首先报道。常因感染尿素分解菌引起，其中以解脲棒杆菌最为常见，细菌分解尿素后，尿液变成碱性，促使尿液中无机盐沉淀于膀胱底部，呈片状、黄白色、坚硬扁平或略隆起的病变，周围可见炎性增厚的黏膜。碱性沉着性膀胱炎患者多存在特殊的易感因素，如长时间导尿留置、长期住院使用广谱抗生素或免疫抑制治疗等。症状上多表现为持续性排尿困难，尿道不适，腰痛和肉眼血尿。当存在无菌脓尿、尿液呈碱性、CT 显示膀胱存在特殊形态的钙化病灶时需要考虑该病。碱性沉着性膀胱炎确诊需要细菌培养结果，条件许可时行 DNA 聚合酶链式反应测序。

【病理学表现】

碱性沉着性膀胱炎急性期病理表现为黏膜广泛溃疡和固有层血管增多，镜下膀胱黏膜被浸润的急慢性炎症细胞及弥漫性营养不良性钙化所取代。慢性期可见固有层慢性炎症反应伴有黏膜下层明显的血管增生。

【影像学表现】

碱性沉着性膀胱炎 CT 上可见膀胱壁弥漫增厚，伴有散在分布的钙化灶，结合病史及相关实验室检查可进行诊断[19]（图 11-6-6）。

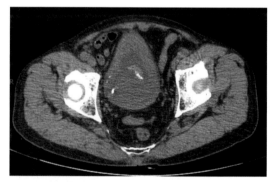

**图 11-6-6 碱性沉着性膀胱炎**
CT 平扫示膀胱壁弥漫增厚，伴有散在分布的钙化灶

【诊断要点】

1. 有长时间导尿留置、长期住院使用广谱抗生素或免疫抑制治疗史。

2. 膀胱壁增厚伴散在分布的钙化。

3. 确诊需要细菌培养，条件许可时行 DNA 聚合酶链式反应测序。

【鉴别诊断】

碱性沉着性膀胱炎需要和血吸虫病、结核病、坏死性尿路上皮癌等相鉴别。

# 七、气肿性膀胱炎

## 【概述】

气肿性膀胱炎（emphysematous cystitis）是一种罕见下尿路感染的并发症，其特征是膀胱壁受产气细菌的感染导致膀胱壁内和（或）膀胱腔内积气，疾病的严重程度从无症状性气尿（高达7%的病例）到暴发性气肿性膀胱炎[20, 21]。最早于1926年由Hueper[22]首次报道，国内少见报道。气肿性膀胱炎主要发生于免疫功能低下者，患者大多合并糖尿病病史或存在化疗引起的免疫抑制，在糖尿病伴有慢性尿路感染、导尿管置入、尿道出口梗阻或神经源性膀胱的患者中更易诱发。最常见的致病菌是大肠埃希菌、肺炎克雷伯菌和产气肠杆菌，产气真菌如白色念珠菌也可导致气肿性膀胱炎[23, 24]。

在临床上，气肿性膀胱炎患者可有多种非特异性表现，如血尿、排尿困难、尿潴留、恶心、呕吐、腹部疼痛或不适等，也可从有轻微症状的尿路感染发展到急腹症和感染性休克[23]，气尿为本病的特征临床表现，但发生率较低。实验室检查示血白细胞总数升高，尿常规检查可见白细胞及红细胞，尿细菌培养呈阳性。

## 【病理学表现】

膀胱镜下检查可见全膀胱黏膜附着有弥漫性脓苔，黏膜层可见小气泡分布，膀胱镜挤压气泡可呈"沼泽样"释放气体。其病理基础一般认为是致病菌经血行、淋巴管或膀胱上皮进入膀胱壁内，而高血糖、高尿糖有利于细菌生长，细菌酵解膀胱壁组织内大量的葡萄糖而产生$CO_2$气体，形成壁内的气泡，气泡破溃后进入膀胱腔内，膀胱内同样产生大量气体，形成较大气-液平面。

## 【影像学表现】

由于气肿性膀胱炎症状、体征的非特异性，其诊断主要依据影像学检查。X线表现典型时可见膀胱呈"气抱球"样及膀胱内气-液平面。气体较少时易与肠管内气体影相混淆，出现漏诊。B超检查早期可见膀胱壁改变，气体较多时，受气体影响会给诊断带来困难。CT检查是诊断气肿性膀胱炎的首选方法。CT图像上常可见膀胱壁增厚毛糙，膀胱腔内出现气-液平面，膀胱壁有泡状气体影，气体连接呈串珠状、条状（图11-6-7）。CT检查较其他影像学检查敏感，能够发现腹部X线平片不能发现的气肿性膀胱炎，并且能更精确地观察病变的程度与严重性[25]，特别是对膀胱壁内微小气泡的发现具有重要意义，可以通过测量CT值或调节窗宽、窗位来确定是否为较小气泡影。

## 【诊断要点】

1. X线和CT的特征性表现，膀胱呈"气抱球"样及膀胱内气-液平面。

2. 结合血尿、气尿、排尿困难、尿潴留、恶心、呕吐、腹部疼痛不适等临床表现。

## 【鉴别诊断】

本病影像学表现相对较典型，一般较少与其他类型的膀胱疾病相混淆。当膀胱周围的肠道与膀胱存在瘘管（特别是继发于乙状结肠憩室炎）时，膀胱内也会存在一些气肿性膀胱炎的影像学表现，需注意鉴别诊断。

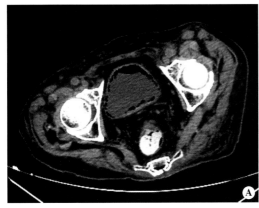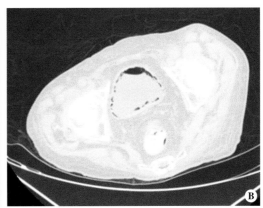

**图 11-6-7 气肿性膀胱炎**

A、B. CT平扫软组织窗和肺窗，膀胱壁增厚、毛糙，膀胱腔内出现气-液平面，膀胱壁有泡状气体影，气体连接呈串珠状、条状

## 八、黄色肉芽肿性膀胱炎

【概述】

黄色肉芽肿性病变可发生于人体多个器官或组织，如肾脏、胰腺、卵巢、阑尾、胆囊、脑、结肠和后腹膜、子宫内膜、唾液腺等。肾脏是泌尿系统中黄色肉芽肿较常见的发生部位，而黄色肉芽肿性膀胱炎（xanthogranulomatous cystitis，XC）是一种极罕见的良性且由非特异性感染所致的特殊类型的慢性炎症。本病可发生于任何年龄，以50岁左右的成人多见，女性多于男性，儿童发病相对较少。尿培养及病理培养可找到大肠埃希菌或变形杆菌，患者常有尿路感染既往史，临床表现缺乏特异性，故诊断十分困难，多于手术后确诊。黄色肉芽肿性膀胱炎属于炎性病变，故预后良好。

【病理学表现】

显微镜下可见膀胱肌层有大量黄瘤细胞，即泡沫细胞，其实质为含有脂质的巨噬细胞、多核巨细胞、非特异性炎细胞（淋巴细胞或浆细胞等）浸润。泡沫巨噬细胞，尤其是颗粒小巨噬细胞，PAS染色强阳性。

【影像学表现】

超声可作为黄色肉芽肿性膀胱炎的首选方法，其敏感性较高，但缺乏特异性[26]。CT扫描是发现本病的主要检查方法，其MRI表现与CT类似。

**1. 超声** 表现为膀胱肿块，好发于膀胱顶部及侧壁，肿块较大，周边累及面广，其内可存在无回声区或囊状结构[27]。

**2. CT** CT平扫见膀胱壁弥漫增厚，块状软组织密度影可跨越膀胱壁生长；增强后病灶呈轻度强化，膀胱外部分可见"囊变"样中度强化影（图11-6-8）。

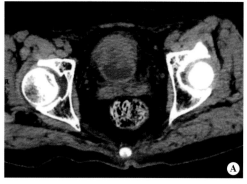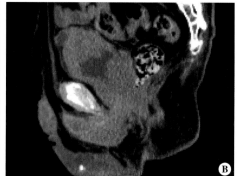

**图 11-6-8 黄色肉芽肿性膀胱炎**

A、B.CT平扫横断位、矢状面示膀胱前壁及顶壁块状软组织密度影，边缘模糊，内部密度不均

**3. MRI** T₁WI上呈中等信号，内部信号不均，可见条索状液化或坏死信号；T₂WI上内部信号升高，与尿液信号相似或稍低。

【诊断要点】

黄色肉芽肿性膀胱炎影像学表现均缺乏特异性，故诊断时需要结合病史及病理学表现。

【鉴别诊断】

本病主要需与膀胱癌相鉴别，但是由于极罕见，所以缺乏典型的影像学特征进行鉴别诊断，如怀疑该病，仍首推进行膀胱病灶的活检。

## 九、其他特殊类型膀胱炎

### （一）滤泡性膀胱炎

【概述】

滤泡性膀胱炎（follicular cystitis，FC）是一种罕见的膀胱非特异性炎症性疾病，好发于老年女性，最早由Cruveilhier在1856年描述，发病的主要因素是尿路感染、膀胱梗阻和膀胱功能障碍[28]，通常认为是由长期慢性炎症反复刺激膀胱黏膜发展而来。滤泡性膀胱炎的临床表现类似于其他慢性膀胱炎，如排尿困难和尿频，可伴有血尿，病程迁延，反复发作。其非特异性在 40 多年前被描述为：滤泡性膀胱炎是一种病因不明、发病机制不清、预后难预测的疾病[28]。

【病理学表现】

膀胱镜检查可见白色或粉红色结节，常以红斑黏膜为背景，最常见发生在膀胱三角区。组织学上可见大量浆细胞和淋巴细胞，淋巴滤泡散在膀胱黏膜和黏膜下层。典型的特征是黏膜内发育良好的包含有生发中心的淋巴滤泡，周围有规律分布的淋巴细胞，上覆的尿路上皮可显示轻度异型性或移行性表现[29, 30]。

【影像学表现】

**1. 超声**　超声检查是首选方法，根据超声声像图表现可分为结节型、乳头状型和弥漫滤泡型。典型超声表现如下[31]：

（1）病变多发生于膀胱三角区、膀胱颈或底部及输尿管开口旁，膀胱壁不均匀增厚、不光滑，可见单发或多发的团块状或片状突起突向膀胱内，多为高回声，病变基底部膀胱壁回声连续、无中断，局限于黏膜层，病灶造成膀胱腔容积减小。

（2）膀胱黏膜呈小梁小房样改变。

（3）若膀胱三角区病变严重，可导致输尿管口阻塞，对应超声表现为单侧或双侧输尿管扩张，肾盂积水扩张。

（4）彩色多普勒可见点状血流信号。

**2. CT**　无特异性，主要表现为膀胱壁增厚、毛糙。

【诊断要点】

1. 超声表现，病变基底部膀胱壁回声连续、无中断，局限于黏膜层。

2. 结合好发于老年女性，病程迁延，反复发作，长期尿路刺激征进行诊断。

【鉴别诊断】

**1. 膀胱恶性肿瘤**　膀胱内局限性占位，可伴有膀胱肌层连续性中断。

**2. 其他慢性膀胱炎**

（二）放射性膀胱炎

【概述】

随着放疗技术的发展，放射治疗（放疗）已成为恶性肿瘤的主要治疗手段之一。当放射线照射到子宫、宫颈、前列腺等部位的恶性肿瘤时，膀胱会不可避免地受到放射性损伤。有 50% ~ 60% 的患者在盆腔照射 3 ~ 4 周或更短的时间内，就会出现放射性膀胱炎（radiation cystitis），并可能长期存在[32]。放射性膀胱炎的主要临床表现为尿频、尿急、尿痛及顽固性血尿，病变严重时还可出现顽固性、难以控制的动脉型出血。

【病理学表现】

膀胱镜下检查可见黏膜充血、水肿、糜烂、毛细血管扩张甚至破裂，严重时膀胱壁可有溃疡、膀胱阴道瘘形成。

【影像学表现】

影像学检查包括肾超声检查 IVP 或 CT 尿路造影。

**1. 超声**　膀胱壁增厚、内壁毛糙，其中以后壁三角区为著，并可探及突起。

**2. 静脉肾盂造影**　有助于评估泌尿生殖道解剖异常（如狭窄、瘘管形成）。

**3. CT**　膀胱壁增厚、内壁毛糙，后壁三角区增厚隆起（图 11-6-9）。CT 扫描也有助于膀胱瘘的诊断。对膀胱瘘患者的发现包括以下几点[33]：

（1）膀胱内积气（90%）。

（2）经口或经直肠给药的对比剂进入膀胱（20%）。

（3）局灶性膀胱壁增厚（90%）。

（4）邻近肠壁增厚（85%）。

（5）腔外团块多伴有气体（75%）。

【诊断要点】

1. 膀胱壁增厚、内壁毛糙，其中以后壁三角区为著。

2. 有明确的盆腔放射治疗史，出现突发性、反复性肉眼血尿，或伴尿频、尿急、尿痛等膀胱刺激症状。

（三）间质性膀胱炎

【概述】

间质性膀胱炎（interstitial cystitis，IC）又称膀胱黏膜下纤维化或 Hunner 溃疡。典型的 IC 病史为下腹会阴部疼痛，膀胱充盈时加重，排尿后缓解。由于憋尿疼痛，继而发生尿频及夜尿增多。IC 属于排他性诊断，需要除外其他引起相同症状的疾病。

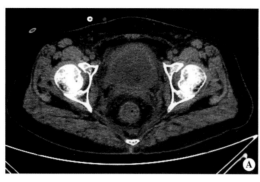
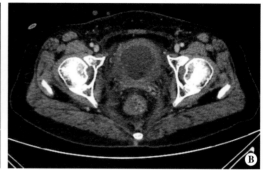

**图 11-6-9 放射性膀胱炎**

A. CT 平扫示膀胱壁增厚、毛糙，周围脂肪间隙模糊，子宫未见；B. 增强扫描，膀胱壁可见强化

【病理学表现】

间质性膀胱炎主要病理表现为膀胱壁肌层纤维化，导致膀胱容量明显缩小。显微镜下可见黏膜变薄或剥落，黏膜下层毛细血管扩张，呈现炎症征象，肌层中血管减少，淋巴管扩张，可见肥大细胞及淋巴细胞浸润。

【影像学表现】

**1. 排泄性尿路造影** 一般无异常，合并反流时在造影片上可见肾盂积水、膀胱容量减少表现。

**2. 膀胱造影** 膀胱容量减少，有时发现膀胱输尿管反流。

**3. CT 和 MRI** 膀胱体积较小，膀胱壁增厚、毛糙（图 11-6-10）。

【诊断要点】

1. 膀胱容量减少，有时伴有膀胱输尿管反流。

2. 结合下腹会阴部疼痛，膀胱充盈时加重，排尿后缓解进行诊断。

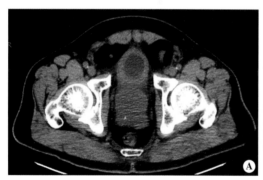
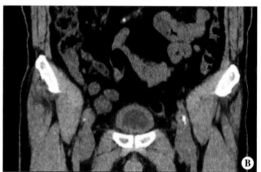

**图 11-6-10 间质性膀胱炎**

A、B. CT 平扫示膀胱体积较小，膀胱壁增厚、毛糙

【鉴别诊断】

**1. 腺性膀胱炎** CT 常呈隆起性病变或膀胱壁局限性增厚，病变可累及整个膀胱壁，但大部分病例病灶比较局限，影像表现和囊性膀胱炎相似，是同一病理过程的 2 个阶段。

**2. 膀胱结核** 后期同样出现膀胱挛缩，但泌尿系造影可同时显示肾结核的典型改变。

（吴广宇 徐帅帅 刘桂勤 陆 阳 许建荣）

**参 考 文 献**

[1] Jacob JT, Nguyen MLT, Ray SM. Male genital tuberculosis. Lancet Infect Dis, 2008, 8（5）：335-342.

[2] Matos MJ, Bacelar MT, Pinto P, et al. Genitourinary tuberculosis. Eur J Radiol, 2005, 55（2）：181-187.

[3] Chung A, Arianayagam M, Rashid P. Bacterial cystitis in women. Aust Fam Physician, 2010, 39（5）：295-298.

[4] Schull A, Monzani Q, Bour L, et al. Imaging in lower urinary tract infections. Diagn Interv Imaging, 2012, 93（6）：500-508.

[5] Chow LC, Sommer FG. Multidetector CT urography with abdominal compression and three-dimensional reconstruction. Am J Roentgenol, 2001, 177（4）：849-855.

[6] 王宁，叶章群，陈志强. 腺性膀胱炎的新认识. 中华泌尿外科杂志，2017，38（3）：235-237.

[7] Pacheco II，MacLeod RJ. CaSR stimulates secretion of Wnt5a from colonic myofibroblasts to stimulate CDX2 and sucrase-isomaltase using Ror2 on intestinal epithelia. Am J Physiol Gastrointest Liver Physiol，2008，295（4）：G748-G759.

[8] Shi XY，Bhagwandeen B，Leong ASY. CDX2 and villin are useful markers of intestinal metaplasia in the diagnosis of Barrett esophagus. Am J Clin Pathol，2008，129（4）：571-577.

[9] 胡晓林，宋晓明，陈奕杉，等. 腺性膀胱炎的影像学诊断价值比较. 实用放射学杂志，2017，33（10）：1636-1638.

[10] 刘启平，陈红燕，朱慧，等. 超声造影在膀胱占位性病变诊断中的应用价值. 肿瘤影像学，2018，27（4）：285-288.

[11] 刘启平，王燕，陈红燕. 超微血管显像技术对膀胱占位性病变的诊断价值. 中国临床医学影像杂志，2017，28（12）：869-880.

[12] Merwid-Lad A，Trocha M，Chlebda-Sieragowska E，et al. Effect of carvedilol on cyclophosphamide-induced hemorrhagic cystitis in rats. Pharmacol Rep，2013，65（1）：67.

[13] 吴迪，张梅，贺鹏程，等. 非血缘异基因造血干细胞移植后出血性膀胱炎病例分析. 西安交通大学学报（医学版），2014，35（2）：284-285.

[14] 武建军，董隽，曾强，等. 嗜酸细胞性膀胱炎 1 例并国内文献 179 例临床特征分析. 疑难病杂志，2015，14（10）：1059-1063.

[15] Ebel Sepulveda LF，Foneron A，Troncoso L，et al. Eosinophilic cystitis：review and two case reports. Actas Urol Esp，2009，33（4）：443-446.

[16] van den Ouden D. Diagnosis and management of eosinophilic cystitis：a pooled analysis of 135 cases. Eur Urol，2000，37（4）：386-394.

[17] Wang HJ，Pui MH，Guo Y，et al. Preliminary study of diffusion-weighted MRI in the preoperative diagnosis of cystitis glandularis. Clin Radiol，2016，71（9）：937. e1-e4.

[18] François J. La cystite incrustée. J Urol Méd Chir，1914，5：35-52.

[19] Zheng J，Wang G，He W，et al. Imaging characteristics of alka-line-encrusted cystitis. Urol Int，2010，85（3）：364-367.

[20] Habetz VJ，Matthews CC，Durel RM. Clinical images-A quarterly column：emphysematous cystitis. Ochsner J，2014，14（4）：529-531.

[21] Amano M，Shimizu T. Emphysematous cystitis：a review of the literature. Intern Med，2014，53（2）：79-82.

[22] Hueper W. Cystitis emphysematosa. Am J Pathol，1926，2：159-165.

[23] Thomas AA，Lane BR，Thomas AZ，et al. Emphysematous cystitis：a review of 135 cases. BJU Int，2007，100（1）：17-20.

[24] Gangadhar P，Gogate YV，Walia R，Bhansali A. Emphysematous cystitis in a patient with type-2 diabetes mellitus. Indian J Endocrino l Metabol，2011，15（Suppl 1）：S55-S57.

[25] Ahmad M，Dakshinamurty KV. Emphysematous renal tract disease due to *Aspergillus fumigatus*. J Assoc Physicians India，2004，52：495-497.

[26] 郭建桥，高静娟，赵法亮，等. 黄色肉芽肿性膀胱炎 1 例并文献复习. 临床泌尿外科杂志，2012，27（5）：344-346.

[27] 何远流，刘村，曲飞，等. 黄色肉芽肿性膀胱炎的声像图表现. 中华超声影像学杂志，2002，11（5）：319-320.

[28] Sarma KP. On the nature of cystitis follicularis. J Urol，1970，104：709-714.

[29] Zaharopoulos P. Cytologic manifestations of cystitis follicularis in urine specimens. Diagn Cytopathol，2002，27（4）：205-209.

[30] Petersen RO，Sesterhenn I，Davis CJ Jr. Urologic Pathology. Philadelphia，PA：Lippincott Williams & Wilkins，2008.

[31] 李兴肇，宋军，张德华，等. 滤泡性膀胱炎的超声诊断三例. 中华医学杂志，2016，96（33）：2678-2679.

[32] 邵起辉. 出血性放射性膀胱炎的治疗及其体会. 中国医药指南，2012，10（8）：76-77.

[33] Goldman SM，Fishman EK，Gatewood OM，et al. CT in the diagnosis of enterovesical fistulae. Am J Roentgenol，1985，144（6）：1229-1233.

# 第十二章　男性生殖系统

## 第一节　前列腺炎

前列腺炎（prostatitis）有不同的分类方法。按传统分类是将其分为急性细菌性前列腺炎（acute bacterial prostatitis，ABP）、慢性细菌性前列腺炎（chronic bacterial prostatitis，CBP）、慢性非细菌性前列腺炎（chronic nonbacterial prostatitis，CNP）和前列腺痛（prostatodynia，PD）。

新的分类法为美国国立卫生研究院（National Institutes of Health，NIH）分类法，包括：Ⅰ型，急性细菌性前列腺炎（ABP）；Ⅱ型，慢性细菌性前列腺炎（CBP）；Ⅲ型，慢性前列腺炎 / 慢性骨盆疼痛综合征（chronic prostatitis/chronic pelvic pain syndrome，CP/CPPS），分为ⅢA（炎症性 CPPS）和ⅢB（非炎症性 CPPS）2 种亚型；Ⅳ型，无症状性前列腺炎（asymptomatic inflammatory prostatitis，AIP）。

### 【概述】

Ⅰ型主要为病原体感染，主要致病菌为大肠埃希菌，感染途径以血行、尿道逆行多见，大多数为单一病原菌感染。常表现为突然发病、寒战、发热、疲乏无力等症状，可出现尿频、尿急、尿不尽及排尿困难，甚至发生急性尿潴留，伴有耻骨上及会阴部疼痛。急性前列腺炎未及时诊断或治疗无效者可进展为前列腺脓肿（abscess of prostate），常见于糖尿病、AIDS 等免疫力低下患者中。查体有耻骨上压痛，尿潴留者可于耻骨上触及膀胱。直肠指检示前列腺肿大、触痛、形态不规则，形成脓肿时可触及波动感。前列腺按摩为此型患者禁忌。

Ⅱ型也主要为病原体感染，主要致病菌为葡萄球菌，以逆行感染为主。病原体持续存在和感染复发可能是由于前列腺结石和尿液反流。常表现为下尿路感染反复发作。直肠指检示前列腺形态不规则、质硬，可按摩前列腺获取前列腺按摩液（expressed prostatic secretion，EPS）。

Ⅲ型发病机制未明，病因学非常复杂，可能是由于特殊病原体感染、盆底神经肌肉异常活动及免疫异常等多种因素共同作用的结果。常表现为排尿异常及骨盆区疼痛。直肠指检示前列腺形态不规则，质硬，可触及小结节，盆底肌肉紧张度增加，盆壁可有压痛。

Ⅳ型无明显临床症状，常于其他相关疾病检查时偶然发现。

肉芽肿性前列腺炎（granulomatous prostatitis，GP）少见，可分为 4 类：①非特异性 GP，最常见，多继发于尿路感染；②医源性 GP，经尿道术后或针吸活检术后；③特异性 GP，病原体包括细菌、真菌及病毒等；④系统性肉芽肿病，包括过敏性肉芽肿病（Churg-Strauss 综合征）和韦格纳肉芽肿病。直肠指检示前列腺不规则，可触及结节，软硬不一。

实验室检查，Ⅰ型 EPS 白细胞总数升高，血液 / 尿液细菌培养结果阳性；Ⅱ型 EPS 白细胞总数升高，细菌培养结果阳性；Ⅲ型 EPS 细菌培养结果阴性，ⅢA 型 EPS 白细胞总数升高，ⅢB 型 EPS 白细胞正常。

### 【病理学表现】

急性前列腺炎发生部位为前列腺腺体和腺管，可为局灶也可弥漫分布，腺体充血水肿伴渗出，可为浆液纤维素性、脓性或血性，炎症细胞浸润腺体和周围间质组织。发生坏死者形成脓肿，可单个也可多发。

慢性前列腺炎腺泡周围有炎症细胞浸润，渗

出较少，发生纤维性变时腺体缩小、变硬，膀胱颈也可发生纤维化。

**【影像学表现】**

**1. CT** 急性前列腺炎表现为前列腺体积增大，边缘毛糙，密度减低，前列腺与闭孔内肌间隙变窄或消失，可有单侧或双侧提肛肌增厚、毛糙。形成脓肿时前列腺内可见低密度区，增强扫描脓肿壁呈环形强化，特征性表现为脓腔内积气与气-液平面。慢性前列腺炎因慢性炎性增殖和纤维化可表现为前列腺体积缩小[1,2]。

**2. MRI** 急性前列腺炎表现为前列腺弥漫性增大，$T_2WI$ 外周带呈弥漫不均匀低信号、斑片状或非结节样低信号（图 12-1-1），DWI 表现为无或轻度扩散受限，动态对比增强（dynamic contrast-enhanced，DCE）时间信号曲线呈流入型或平台型。形成典型前列腺脓肿时 MRI 表现具有特征性：脓肿壁 $T_1WI$ 呈等或稍高信号，$T_2WI$ 呈低信号；脓腔 $T_1WI$ 呈低信号，$T_2WI$ 呈高信号，DWI 呈明显高信号，ADC 值减低，其内可见 $T_2WI$ 低信号分隔，脓腔内积气时 $T_1WI$、$T_2WI$ 呈双低信号并可

伴气-液平面，增强扫描脓肿壁呈环形强化，脓腔无强化，脓肿内分隔可见强化（图 12-1-2）。MRI可以确定病变侵犯范围，突破前列腺包膜向两侧累及闭孔内肌、肛提肌时可见肌肉增粗、信号增高、边缘模糊，增强扫描可见强化；向后累及直肠周围时直肠周围系膜脂肪信号不均，$T_2WI$ 脂肪抑制序列显示更佳[2-5]。

肉芽肿性前列腺炎 MRI 表现分为结节型和弥漫型。结节型 $T_2WI$ 呈与肌肉类似的极低信号小结节，多为结核性前列腺炎。弥漫型主要累及外周带，$T_2WI$ 信号减低，受累外周带呈肿胀性改变，前列腺包膜光滑、张力增高（图 12-1-3）。两型均可出现脓肿[6,7]。

**【诊断要点】**

1. CT 和 MRI 的特征性表现。形成脓肿时典型 MRI 表现为脓腔 $T_2WI$ 高信号、DWI 扩散受限，增强扫描脓肿壁环形强化。

2. 结合病史和临床表现。

3. 若影像学未能确诊，必要时可行前列腺穿刺活检。

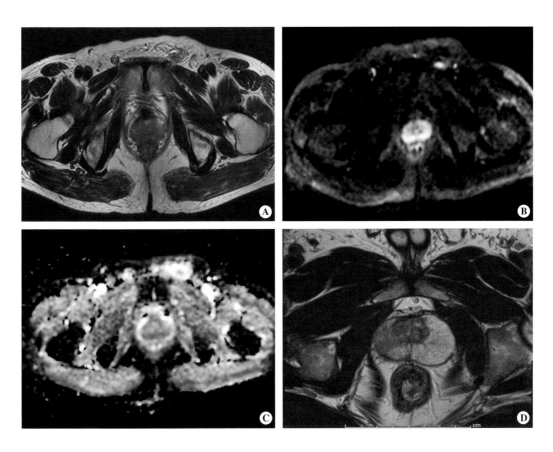

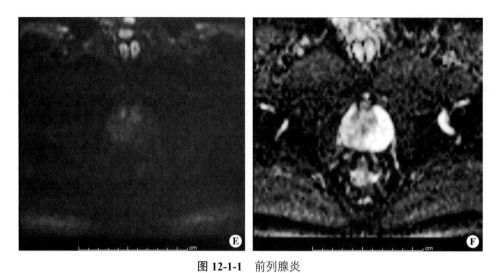

图 12-1-1　前列腺炎

A ～ C. MRI 示前列腺外周带呈弥漫不均匀低信号，轻度扩散受限；D ～ F. 前列腺外周带右可见斑片状、非结节样 T$_2$WI 低信号，轻度扩散受限

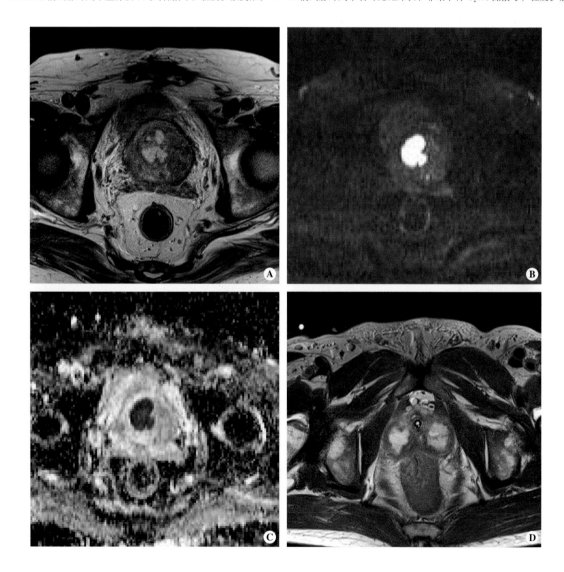

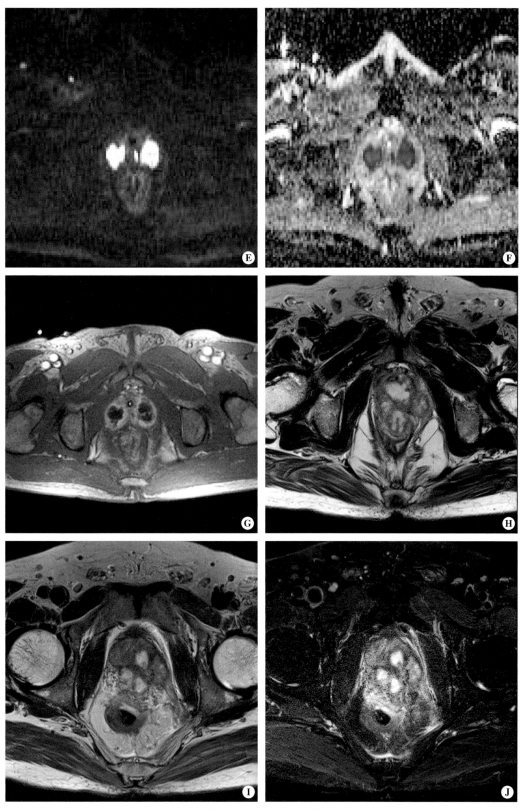

图 12-1-2　前列腺脓肿

A ～ C. 前列腺单个脓肿，MRI T$_2$WI 示脓腔呈高信号，脓肿壁呈低信号，DWI 脓腔呈明显高信号，ADC 图呈低信号；D ～ G. 前列腺多发脓肿，其内可见分隔，增强扫描脓肿壁及分隔强化；H ～ J. 前列腺脓肿突破包膜累及左侧肛提肌，左侧肛提肌肿胀增粗、信号增高，T$_2$WI 脂肪抑制序列显示直肠前壁、前列腺脂肪间隙信号增高（图片由天津市第一中心医院 程悦提供）

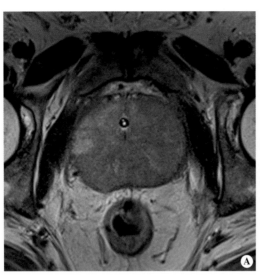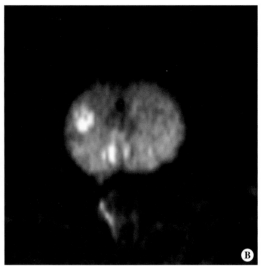

**图 12-1-3　弥漫型肉芽肿性前列腺炎**

A、B. 前列腺呈肿胀性改变，MRI 示外周带 T$_2$WI 弥漫性信号减低，其内可见脓肿形成，DWI 扩散受限（图片由天津市第一中心医院 程悦提供）

【鉴别诊断】

**1. 前列腺增生**　主要表现为中央带或移行带体积增大，T$_2$WI 可见混杂信号结节，外周带受压变薄。

**2. 前列腺癌**　好发于外周带，T$_2$WI 呈结节样或不规则均质低信号，ADC 值多低于前列腺炎及正常前列腺组织，动态增强时间信号曲线多呈流出型。

【研究现状与进展】

**1. 磁共振波谱**（magnetic resonance spectrum，MRS）　通过 MRS 测量（胆碱＋肌酸）/枸橼酸盐 [（Cho+Cr）/Cit] 的值来辅助诊断及鉴别诊断前列腺炎，正常前列腺组织代谢特征为高 Cit 峰和低 Cr、低 Cho 峰，前列腺炎因病变区域的 Cit 含量降低，Cit 峰下降或消失，Cho 峰变化不明显，（Cho+Cr）/Cit 值升高[8, 9]。

**2. 磁敏感成像**（susceptibility weighted imaging，SWI）　SWI 能够反映肿瘤组织的微循环状况，与 DCE-MRI 具有相似性，可辅助进行前列腺炎与前列腺癌的鉴别。前列腺炎时血流速度加快，血管壁相对完整，出血少见。而前列腺癌时易发生微出血致组织磁敏感性增加，信号降低[10]。

（殷小平　张　宇）

**参考文献**

[1] 任永祥，区携乐，罗汉超. 成年期前列腺炎的临床表现与 CT 诊断.实用医学影像杂志，2007，8（3）：178-180.

[2] 任静，耿江红，徐健，等. 前列腺脓肿的 MRI 表现及 ADC 值定量分析.实用放射学杂志，2015，31（7）：1136-1139.

[3] 李娜，程悦，沈文. 多参数 MRI 对前列腺脓肿的诊断价值.实用放射学杂志，2014，30（12）：2016-2019.

[4] 王伟，邵志红，王国良，等. 多模态磁共振成像对前列腺外周带弥漫病变的鉴别诊断中华临床医师杂志（电子版），2016，10（9）：1233-1237.

[5] Schull A，Monzani Q，Bour L，et al. Imaging in lower urinary tract infections. Diagn Interv Imaging，2012，93（6）：500-508.

[6] Lee SM，Wolfe K，Acher P，et al. Multiparametric MRI appearances of primary granulomatous prostatitis. Br J Radiol，2019，92（1098）：20180075.

[7] 程悦，沈文，季倩，等. 肉芽肿性前列腺炎的 MRI 诊断价值.临床放射学杂志，2014，33（12）：1883-1886.

[8] 周芳，张同华，陈建新，等. 前列腺炎的 MRI 及 MRS 初步研究.临床放射学杂志，2011，30（9）：1334-1336.

[9] 徐正道，张同华，陈建新，等. MRS 鉴别外周带前列腺炎与前列腺癌的初步研究.临床放射学杂志，2013，32（6）：847-850.

[10] 闫祥德，王良，冯朝燕，等. 磁敏感成像技术与磁共振动态增强扫描对前列腺癌和前列腺炎鉴别诊断价值的对比分析.临床放射学杂志，2016，35（2）：233-237.

# 第二节　前列腺结核

【概述】

前列腺结核的发生率在男性生殖系统结核中占第一位，常与泌尿生殖系统结核或其他脏器结核同时存在。早期症状不明显，有时表现为慢性前列腺炎症状，晚期病例由于前列腺组织受到破坏而可出现血精、血尿、射精疼痛、精量减少、排尿困难等，由于早期缺乏特异性临床表现而常被误诊为前列腺癌或前列腺炎。

前列腺结核可能由泌尿系统结核下行感染，生殖道结核的直接蔓延或血行播散引起，也可能由弥散性肺结核的血行播散引起。还有报道[1]，前列腺结核可由预防膀胱癌复发的卡介苗（Bacillus Calmette-Guérin，BCG）膀胱内灌注引起。

实验室检查尿常规时尿红细胞、白细胞可阳性，尿液呈酸性，红细胞沉降率加快者可以进一步检查尿沉渣找抗酸杆菌，也可进行尿 TB-DNA 检测。血清前列腺特异性抗原（PSA）值是诊断前列腺癌的重要指标，但前列腺结核亦可致 PSA 值升高。

【病理学表现】

前列腺结核的确诊依赖组织病理学检查。典型的病理改变为上皮样肉芽肿、朗格汉斯细胞和干酪样坏死，抗酸染色（＋）。但穿刺活检存在假阴性结果，有时需要反复穿刺。

【影像学表现】

影像学检查对前列腺结核的诊断具有重要的参考价值。经直肠超声探查是诊断前列腺结核的有效方法之一，CT 能反映前列腺结核的慢性炎症改变，而 MRI 对前列腺结核的诊断价值最大，是目前被认为检查该病最理想的影像学方法。

**1. 超声**　病变早期，由于结核结节的形成、周围组织的变性而形成强弱相间的混合型回声，空洞期形成弱回声，纤维化时则形成高回声。

**2. CT**　结核结节呈低密度，当出现干酪样变时，显示腺体内密度不均，可伴钙化。

**3. MRI**　有文献[2,3]表明对于结节型的前列腺结核一般 $T_2WI$ 呈低信号，$T_1WI$ 呈等信号，增强扫描病灶以边缘强化为主，边界较清晰，在 DWI 和 ADC 图上也呈低信号；而对于弥漫型的前列腺结核，虽然其 $T_2WI$ 也呈低信号，但其 DWI 呈高信号而 ADC 图呈低信号（图 12-2-1）；脓肿在前列腺结核中较少见，当伴有脓肿时，$T_2WI$ 呈高信号，DWI 呈高信号，ADC 图呈低信号。也有文献[4]认为，前列腺结核 $T_2WI$ 上呈稍高信号，DWI 呈稍高信号，ADC 图呈低信号，而脓肿在 $T_2WI$ 和 DWI 上都呈明显高信号，增强后病灶明显强化而脓肿壁环形强化。

【诊断要点】

1. 有结核病史或卡介苗膀胱灌注史。

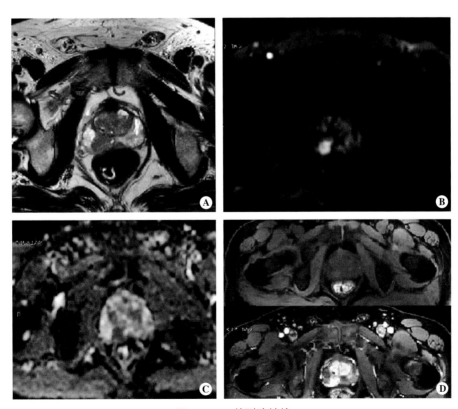

**图 12-2-1　前列腺结核**
A. MRI $T_2WI$ 示右侧外周带 6～7 点钟位置片状低信号；B. DWI 信号增高；C. ADC 值降低；D. 注入对比剂后可见显著强化

2. 前列腺结核影像学诊断以 MRI 为主，一般 $T_1WI$ 呈等信号，其 $T_2WI$ 可呈低或稍高信号，DWI 可呈低、稍高或高信号，ADC 图呈低信号；当伴有脓肿时，$T_2WI$ 和 DWI 上可呈明显高信号，增强后脓肿环形强化。

3. 尿常规见红细胞、白细胞，尿沉渣找到抗酸杆菌可确诊。

4. 病理学检查见肉芽肿。

**【鉴别诊断】**

**1. 前列腺癌** 目前前列腺影像学报告主要参考 PI-RADS 评估系统，但是按照该系统进行评估一般很难将前列腺结核与前列腺癌相鉴别；如临床病史或实验室检查有怀疑前列腺结核的依据，推荐短期内进行前列腺 MR 随访，通常肿瘤在短期内变化不显著，而前列腺结核则正好相反，可予以鉴别。

**2. 前列腺增生** 移行带在 $T_2WI$ 上可见完整包膜结节或大部分完整包膜的结节及匀质的局限性的无包膜结节；DWI 上可无异常或呈线形、楔形高信号；ADC 图上也可无异常或呈线性、楔形低信号。

**3. 前列腺炎** 急性前列腺炎或慢性前列腺炎急性发作时，$T_2WI$ 为混杂信号；慢性前列腺炎表现为前列腺内信号混杂不均，$T_2WI$ 可见外周带不均匀低信号，部分可伴有更低信号的钙化。

**【研究现状与进展】**

磁共振波谱正迅速成为一种可靠的诊断工具，其原理是计算（胆碱＋肌酸）/ 枸橼酸盐的比率，以证明代谢变化。在癌组织中，该比率升高，恶性上皮细胞降低了合成和分泌枸橼酸盐的能力，并产生了更高水平的含胆碱化合物。当比率大于 0.86 时，则被认为是前列腺癌。前列腺结核是一种良性炎症，没有明显的细胞增殖加速和枸橼酸代谢破坏，因此其代谢状况应在正常范围内。前列腺波谱可能有助于区分前列腺癌及前列腺结核[5]。

（吴广宇 陆 阳 许建荣）

**参考文献**

[1] Lee SY, Choi SH. Treatment experience for incidentally diagnosed asymptomatic prostate tuberculosis in a patient with history of BCG intravesical therapy. Urol Case Rep, 2018, 17: 39-41.

[2] Fonseca EKUN, Kaufmann OG, Leão LRS, et al. Incidentally detected tuberculous prostatitis with microabscess. Int Braz J Urol, 2018, 44 （2）: 397-399.

[3] Cheng Y, Huang L, Zhang X, et al. Multiparametric magnetic resonance imaging characteristics of prostate tuberculosis. Korean J Radiol, 2015, 16 （4）: 846-852.

[4] 何海青，陈邦文，杨爱春，等. 前列腺结核 MRI 诊断的临床价值. 医学影像学杂志, 2012, 22 （7）: 1186-1189.

[5] Chen Y, Liu M, Guo Y. Proton magnetic resonance spectroscopy in prostate tuberculosis. Urology, 2010, 75 （5）: 1065-1066.

# 第三节 睾丸 - 附睾炎

**【概述】**

睾丸 - 附睾炎和附睾炎是最常见的引起急性阴囊疼痛的原因，多由低位泌尿道感染逆行所引起[1]。超声仍然是对怀疑阴囊感染患者进行诊断的主要且高效的检查方式，然而 MRI 可对产生并发症的患者提供额外的有效信息。不恰当的治疗会引起附睾或睾丸肿胀，感染可突破包膜，从而形成脓肿。

急性附睾炎的致病菌主要有大肠埃希菌、假单胞菌属、产气杆菌、淋球菌和衣原体。一般认为病原菌是通过输精管管腔进入附睾，也可通过淋巴系统入侵。致病菌通过尿道进入尿路可以导致尿道炎、膀胱炎或前列腺炎，由此穿过淋巴系统或输精管侵入附睾及睾丸。细菌和病毒也可通过扁桃体炎、牙齿感染或全身感染如肺炎、感冒等进入血流导致附睾炎，若免疫力低下，则可合并发生睾丸炎。当附睾水肿严重时，可导致睾丸血供障碍或血管破裂，引起睾丸梗死。

慢性附睾炎一般是严重急性附睾炎不可逆的终末期，除在急性发作时有症状外，常无特异症状。体检可触摸到阴囊内肿块，附睾增厚并增大，无压痛。精索明显增粗，其中输精管直径增加。此类患者多伴有慢性前列腺炎。

睾丸及附睾脓肿多因细菌性睾丸 - 附睾炎治疗不充分引起，也可继发于创伤、梗死或腮腺炎，偶尔由结核病引起。临床上多起病隐匿，睾丸逐渐肿大，质硬而表面光滑，睾丸坠痛，有轻度触痛，常无典型急性睾丸炎的临床症状（发病急，多有寒战、高热，患侧睾丸肿痛，并向同侧腹股沟、下腹部放射），并可出现全身不适和胃肠道症状等。

**【病理学表现】**

病理改变为睾丸 / 附睾明显肿大，阴囊壁红肿，鞘膜脏层亦充血水肿。鞘膜腔内有浆液性渗出，睾丸实质肿胀较重，继而坏死、液化形成脓腔。脓肿切面呈局灶性坏死，可有黄色脓液流出，脓液由变性坏死的中性粒细胞和坏死溶解的组织碎屑构成，其内可含有致病菌，曲细精管上皮细胞可见破坏，严重者整个睾丸化脓形成脓肿。脓肿壁由充血带和纤维肉芽组织构成，肉芽组织溶解吸收坏死物后逐渐演变为纤维组织。脓肿周围的软组织多伴有明显的充血水肿，镜下可见大量炎症细胞浸润。慢性附睾炎纤维增生使整个附睾硬化，组织学上可看到广泛的瘢痕与附睾管闭塞，组织被淋巴细胞与浆细胞浸润。

【影像学表现】

1. CT　双侧附睾增大，密度不均匀，增强扫描可见强化；脓肿形成时可见结节样软组织密度影，境界尚清，CT 值为 27.5 ～ 34.5HU，增强后病灶可见环形强化。

2. MRI　附睾炎表现为附睾明显增大、水肿，增强扫描可见明显且持续的强化，延迟扫描可见延迟强化（图 12-3-1，图 12-3-2），邻近软组织可见

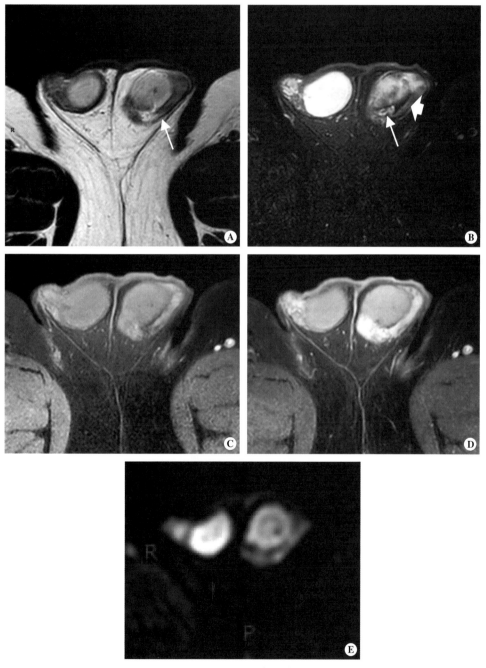

**图 12-3-1　左侧附睾 - 睾丸炎**

男性，36 岁，左侧睾丸肿痛。A、B. MRI 横断位 T$_2$WI（A）和横断位 SPAIR（B），左侧睾丸内信号不均，可见索条状、条片状低信号影，呈云絮状分布（箭头），左侧附睾肿大（箭头）；C. 横断位 T$_1$WI 脂肪抑制序列，左侧附睾肿大；D. 横断位 T$_1$WI 脂肪抑制增强扫描，左侧附睾斑片状明显强化；E. 横断位 DWI，左侧附睾及左侧睾丸局部高信号

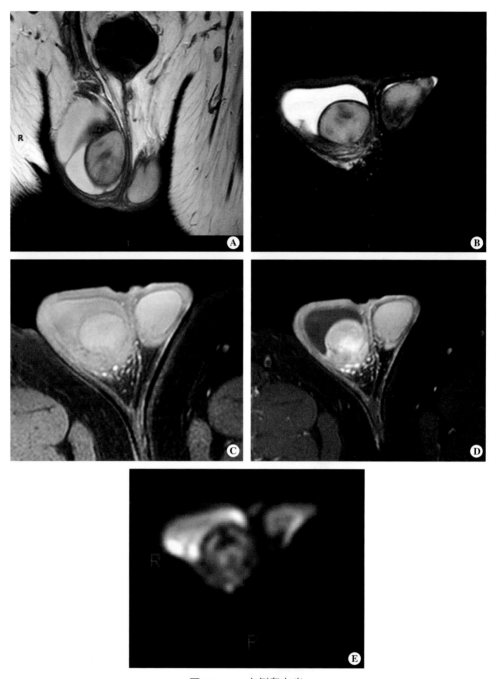

**图 12-3-2　右侧睾丸炎**

男性，43岁，右侧睾丸肿痛。A、B. MRI 冠状位 T$_2$WI（A）和横断位 SPAIR（B），右侧睾丸增大、肿胀，其内信号不均，可见索条状、条片状低信号影，呈云絮状分布；C. 横断位 T$_1$WI，右侧睾丸信号不均；D. 横断位 T$_1$WI 增强扫描，可见斑片状持续、延迟强化；E. 横断位 DWI，右侧睾丸局部高信号

典型炎症表现，表现为 T$_2$WI 脂肪抑制序列上的纤维索条状、条片状的高信号；睾丸炎表现为睾丸增大、肿胀，其内信号不均，可见索条状、条片状低信号影，呈云絮状分布，增强扫描可见持续、延迟强化。虽然阴囊 - 附睾炎在超声中较为多见，但是 MRI 能清晰界定感染和炎症的范围，从而在制订合适的清创术方案和经皮引流时提供帮助。

睾丸及附睾脓肿在 MRI 上表现为中央区域 T$_2$WI 液性高信号积聚，T$_1$WI 信号多样，边缘呈低信号，可见"靶征"，增强扫描可见明显强化，以边缘强化为主，并伴有邻近软组织强化，多期动态增强扫描可见病灶呈持续强化，延迟期扫描可见病灶呈环形延迟强化。DWI 上呈明显高信号，相应 ADC 图呈低信号，提示扩散受限[2,3]（图 12-3-3 ～图 12-3-5）。

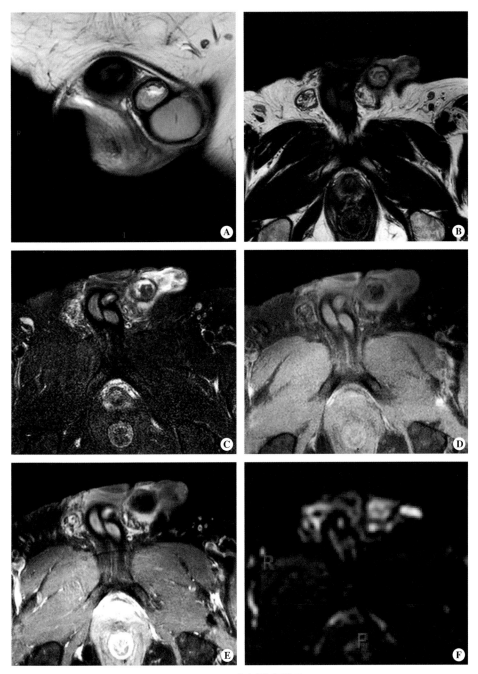

**图 12-3-3　左侧附睾脓肿**

男性，67 岁，左侧阴囊肿痛。A ～ D. MRI 冠状位 T$_2$WI（A）、横断位 T$_2$WI（B）、横断位 SPAIRD（C）和横断位 T$_1$WI 脂肪抑制序列（D），左侧附睾混杂信号占位，周围可见低信号，其内见长 T$_1$ 长 T$_2$ 信号，提示液化坏死；E. 横断位 T$_1$WI 脂肪抑制增强扫描，病灶明显强化，呈边缘强化，并可见病灶强化范围向周围"蔓延"；F. 横断位 DWI，病灶局部扩散受限

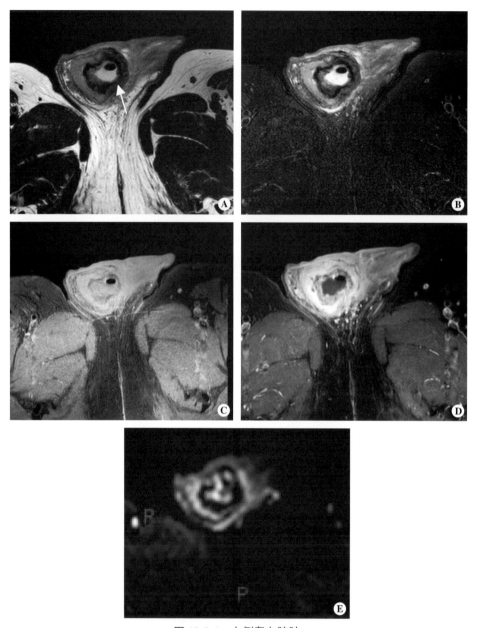

**图 12-3-4 右侧睾丸脓肿**

男性，66 岁，右侧睾丸肿痛伴皮肤破溃流脓。A、B. MRI 横断位 T₂WI（A）和横断位 SPAIR（B），右侧睾丸见一类圆形混杂信号影（箭头），边缘可见低信号，内部见高信号；C 横断位 T₁WI 脂肪抑制序列，结节呈等信号为主；D. 横断位 T₁WI 脂肪抑制增强扫描，睾丸内病灶明显强化，呈边缘强化，并可见病灶强化范围向周围"蔓延"；E. 横断位 DWI 示右侧睾丸病灶局部扩散受限

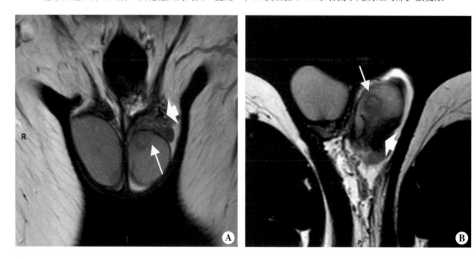

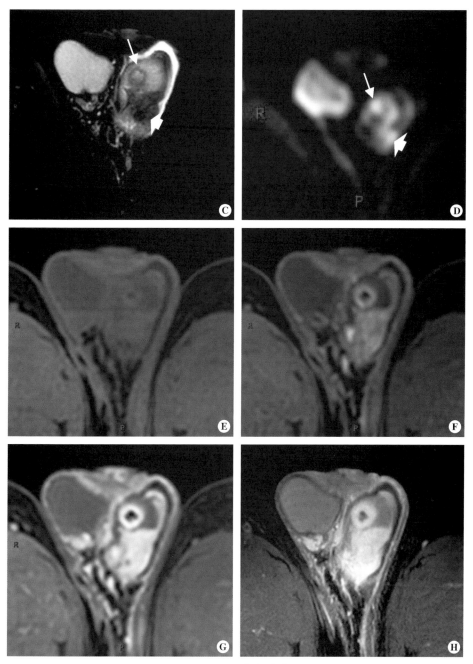

**图 12-3-5　睾丸脓肿**

男性，57 岁，左侧阴囊肿大伴疼痛 2 月余。A. MRI 冠状位 T$_2$WI，左侧附睾肿大（细箭头），左侧睾丸上极见一圆形等信号影（粗箭头），边缘可见低信号；B、C. 横断位 T$_2$WI（B）及横断位 SPAIR（C），可见左侧附睾肿大（细箭头），左侧睾丸上极类圆形等稍高信号影（粗箭头）；D. 横断位 DWI，左侧睾丸内病灶及左侧附睾扩散受限；E ~ H. 横断位 T$_1$WI 脂肪抑制（平扫）（E）、横断位 T$_1$WI 脂肪抑制序列（动脉期）（F）、横断位 T$_1$WI（静脉期）（G）和横断位 T$_1$WI（延迟期）（H），睾丸内结节及左侧附睾增强早期即强化，呈持续强化，并可见延迟强化，病灶强化范围向周围"蔓延"，睾丸内病灶呈环形强化除此之外，MRI 还可帮助显示通向皮肤的瘘管和窦道的形成，阴囊脓肿相关性瘘管与肛瘘表现类似[4]，表现为线样异常信号影，$T_1WI$ 呈低信号，$T_2WI$ 和脂肪抑制序列呈高信号。

【诊断要点】

1. 脓肿壁形成，可呈"靶征"。

2. 早期且持续的强化，延迟强化，边缘强化。

3. 扩散受限。

【鉴别诊断】

**1. 阴囊结核** 睾丸及附睾脓肿较少由阴囊结核引起，附睾结核 MRI 的表现常与病变所含成分（肉芽组织、纤维组织、干酪成分）有关。附睾结核渗出、增殖期，结节常由肉芽或纤维组织构成，与正常睾丸实质相比 $T_1WI$ 呈稍高信号，$T_2WI$ 呈低信号；附睾结核干酪坏死期结节呈囊实性，实性部分 $T_1WI$ 呈等或稍高信号，$T_2WI$ 呈低信号，囊性部分呈长 $T_1$ 长 $T_2$ 信号，CT 上可清晰地显示病灶内钙化。

**2. 阴囊血肿** 一般都有明确的外伤史，CT 表现为睾丸肿大，血肿呈高密度影（CT 值约为 80HU），MRI 上可见 $T_1WI$ 高信号，$T_2WI$ 信号较为多变。"黑环征"是慢性血肿的特征性表现，表现为增强扫描无强化的 $T_2WI$ 病灶边缘环形的低信号。

**3. 阴囊肿瘤** ①精原细胞瘤：是阴囊最为常见的恶性肿瘤，MRI 表现为团块状实性肿块，呈"结节堆积征"，平扫时肿块内相对低信号的索条状分隔，增强扫描后呈相对高信号是其特征性改变。精原细胞瘤较少出现囊变坏死，结合其 hCG 升高，一般不难鉴别。②混合性生殖细胞瘤：囊变坏死多见，肿块生长迅速，早期就可发生转移，多伴有肿瘤标志物（AFP、hCG）升高；增强扫描可见明显不均匀强化，区别于阴囊脓肿的环形强化及"靶征"。

**4. 单纯性阴囊囊肿** 表现为类圆形边界清晰光整的囊性病灶，壁薄，增强扫描无强化。

【研究现状与进展】

超声凭借其简便的操作、无辐射及实时动态等优势，目前仍然是发现和诊断阴囊脓肿的主要检查手段[5]。MRI 在阴囊脓肿的诊断中起到"问题解决者"的作用，根据 $T_1WI$、$T_2WI$、脂肪抑制和 DWI 等技术的表现，一般均可实现病灶内成分的分析，并凭借其高组织分辨率，可对病变进行有效定位，为临床手术和疗效评价提供有效信息。目前，尚未有特殊序列（如 IVIM 等）在阴囊脓肿中的应用报道。

## 参 考 文 献

[1] Nguyen HT. Bacterial infections of the genitourinary tract//Tanagho EA, Mc Aninch JW. Smith's general urology. 16th ed. New York: McGraw-Hill, 2004.

[2] Hartmann M, Jansen O, Heiland S, et al. Restricted diffusion within ring enhancement is not pathognomonic for brain abscess. Am J Neuroradiol, 2001, 22（9）: 1738-1742.

[3] Chan JHM, Tsui EYK, Luk SH, et al. Diffusion-weighted MR imaging of the liver: distinguishing hepatic abscess from cystic or necrotic tumor. Abdom Imaging, 2001, 26（2）: 161-165.

[4] O'Malley RB, Al-Hawary MM, Kaza RK, et al. Rectal imaging: part 2, Perianal fistula evaluation on pelvic MRI: what the radiologist needs to know. Am J Roentgenol, 2012, 199（1）: W43-W53.

[5] Parker RA III, Menias CO, Quazi R, et al. MR imaging of the penis and scrotum. RadioGraphics, 2015, 35（4）: 1033-1050.

# 第四节　精　囊　炎

精囊炎（seminal vesiculitis）的定义有广义和狭义之分。广义的精囊炎包括非特异性精囊炎和特异性精囊炎。非特异性精囊炎指精囊的一般性感染，常见病菌有大肠埃希菌、葡萄球菌、变形杆菌等。特异性精囊炎指一般感染性病菌以外的细菌或真菌等引起的感染，如精囊结核、淋球菌性精囊炎等。狭义的精囊炎专指非特异性精囊炎。精囊炎目前常用的是狭义定义。

【概述】

精囊炎的感染途径包括：①经尿道逆行感染，最为多见；②精囊邻近脏器的感染直接蔓延所致；③身体其他部位感染的致病菌通过血液循环和淋巴途径引起。

非特异性精囊炎可分为急性精囊炎和慢性精囊炎。急性精囊炎致病菌多为大肠埃希菌。经尿道逆行感染者有尿路刺激症状、会阴及直肠疼痛。血行感染者可有发热、畏寒、全身疼痛症状。直肠指检示精囊增大，伴触痛，脓肿形成者可触及波动感。慢性精囊炎大多数是由于急性精囊炎迁延不愈，部分无病因。临床常表现为血精，可迁延数月，也可引起尿路症状。精囊因长期慢性炎症可发生萎缩或纤维化，甚至影响生育功能。直肠指检示双侧精囊增大、质硬，有压痛。

精液检查：①前列腺按摩液培养未发现细菌而精液内有细菌，或精液与前列腺按摩液内细菌不同；②精液果糖正常值范围为 0.87 ～ 3.95g/L，长期慢性精囊炎可致其果糖含量降低。

【病理学表现】

急性精囊炎早期为囊壁充血水肿，可见白细胞浸润，腺管上皮细胞发生肿胀、脱落。进展期充血水肿加重，发生坏死时可形成脓肿，也可以蔓延至邻近组织。

慢性精囊炎时黏膜下肿胀，毛细血管内红细胞渗出进入腺腔，腺管上皮细胞发生萎缩脱落。精囊收缩时毛细血管破裂，出现血精。炎性渗出、精液潴留、无机盐结晶附着可形成精囊结石。

【影像学表现】

**1. CT**　急性精囊炎时精囊肿大，精囊膀胱三角变小或消失。形成脓肿时可见中央低密度，多发者可见多房改变，增强扫描脓肿壁强化，部分内可见气体。慢性精囊炎时精囊纤维化、变小，部分患者精囊内可见高密度结石影（图 12-4-1A）[1]。

**2. MRI**　精囊单侧或双侧肿大，精囊膀胱三角变小或消失。正常精囊在 $T_2WI$ 表现为蜂窝状高信号，精囊炎时呈不均匀高信号，腺管扩张（当 $T_2WI$ 精囊腺管内径＞5mm 即为扩张），壁增厚模糊（图 12-4-1B ～ D）。精囊炎伴出血时 MRI 信号具有一定特征性，$T_1WI$ 呈斑点或斑片状高信号，于脂肪抑制序列高信号更明显；$T_2WI$ 信号不一，可呈高信号、低信号或高低混杂信号（图 12-4-2）。形成精囊脓肿时，$T_1WI$ 呈低信号，边缘欠光滑，$T_2WI$ 呈高信号，病变可浸润周围脂肪间隙。增强扫描示精囊腺轻度强化，可能与精囊腺内纤维组织增生有关[2-5]。

【诊断要点】

1. CT 和 MRI 的特征性表现，精囊肿大、精囊膀胱三角变小或消失，可形成精囊结石，合并出血时 $T_1WI$ 呈高信号。

2. 结合病史和临床表现。

3. 若影像学未能确诊，可行精囊镜检查。

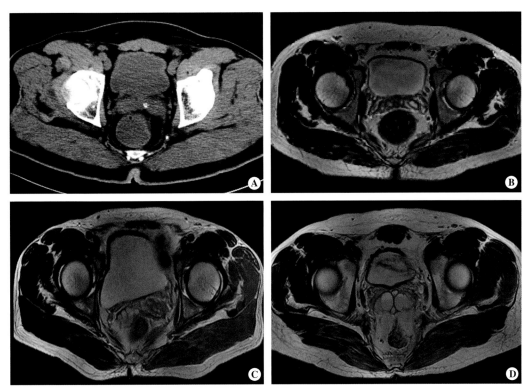

**图 12-4-1　精囊炎**

A. CT 平扫左侧精囊内可见高密度结石影，提示精囊炎；B. MRI $T_2WI$ 示双侧精囊呈不均匀高信号，壁增厚模糊；C. 左侧精囊 $T_2WI$ 呈不均匀高信号，壁增厚模糊；D. 双侧精囊腺管扩张，壁稍增厚

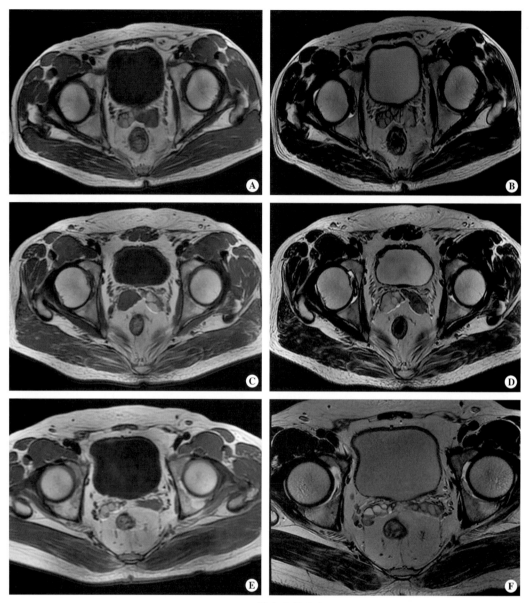

图 12-4-2　精囊炎伴出血

A、B. MRI 示右侧精囊 $T_1WI$ 呈高信号，$T_2WI$ 呈高信号；C、D. 左侧精囊 $T_1WI$ 呈高信号，$T_2WI$ 呈低信号；E、F. 右侧精囊 $T_1WI$ 呈高信号，$T_2WI$
呈高低混杂信号并可见分层

【鉴别诊断】

**1. 前列腺炎**　前列腺炎与精囊炎常同时发生，然而单纯的前列腺炎没有血精。

**2. 精囊结核**　多有其他部位特别是泌尿生殖系统的结核病史。直肠指检触及精囊浸润性结节。前列腺按摩液或精液中发现结核杆菌。

**3. 精囊囊肿**　较少见，常发生于一侧，MRI 呈典型囊性病灶，$T_1WI$ 呈低信号，$T_2WI$ 呈高信号。

**4. 精囊肿瘤**　原发性恶性肿瘤罕见，继发性肿瘤常见于前列腺癌、直肠癌或膀胱癌的侵犯，

MRI 可显示病变大小、范围及周围侵犯情况。

【研究现状与进展】

持续性血精患者可进行直肠内磁共振成像[6]，更利于准确发现血精原因。

（殷小平　张　宇）

**参 考 文 献**

[1] 王长水，刘家佩，郑贵宪，等．精囊腺炎的 CT 及临床表现．中国男科学杂志，1999，13（3）：178-179.

[2] 许卫红，付文兴，张明．MRI 是血精性精囊炎可靠的检查手段．医

药论坛杂志，2015，36（12）：162-164.

[3] 徐雪峰，张迅．核磁共振成像对顽固性血精症的诊断价值．中国性科学，2012，21（6）：18-21.

[4] 张其林，张凌，王智清，等．精囊腺炎的MRI诊断价值．华西医学，2006，21（3）：510-511.

[5] 沈新平，赵清洲，夏晰辉，等．MRI对血精性精囊炎的诊断价值．中国医师杂志，2005，7（3）：299-301.

[6] Prando A. Endorectal magnetic resonance imaging in persistent hemospermia. International Braz J Urol, 2008, 34（2）：171-177, 177-179.

# 第五节　阴囊结核

## 【概述】

泌尿生殖系统结核是由结核分枝杆菌所引起的最为常见的肺外结核。阴囊内结核多见于直接蔓延形成，也可见于血行播散。阴囊内结核较为少见，见于7%的结核患者。附睾尾部是血供最为丰富的地方，且是尿液逆流最前站，因此阴囊结核以附睾结核最为多见，且多起自附睾尾部，输精管也可受累。病灶可侵犯整个附睾，最后累及睾丸，单纯累及睾丸较为少见。

附睾结核好发于青壮年，尤其是性生活活跃的男性，60%的患者发病年龄为20～40岁，影响生育功能。附睾结核多以附睾无痛性肿物为首发症状，表现为阴囊肿胀，附睾可触及硬结，局限于附睾尾部或整个附睾，输精管变粗，可有串珠样小结节，可伴有轻度睾丸鞘膜积液。急性发作者阴囊局部出现红肿、疼痛；病程较长时，可形成寒性脓肿，当肿物与皮肤粘连时可破溃流脓，形成经久不愈的窦道。附睾结核起病隐匿，病程较长，症状较轻，查体可发现附睾结节，结核菌素试验呈阳性。

## 【病理学表现】

病理上病灶具有多种不同的成分，包括干酪样坏死、纤维化和肉芽肿。淋巴细胞围绕在肉芽肿周围，少量到中等量不等，可见上皮样细胞、多核巨细胞组成的结核样肉芽肿，中央有干酪样坏死。

## 【影像学表现】

超声是阴囊结核的首选检查方式，表现为患侧睾丸不同程度的肿大，边界不整，睾丸内见不均质低回声区，有的结构紊乱，部分呈网格状，可见液性暗区，光点分布和回声结节外形不规则，边界不清，内部回声不均匀，部分结节内可见强回声光斑，睾丸结构显示不清。

**1. CT**　患侧睾丸肿大，程度不一，呈肿块样，形态不规则，密度不均匀，平扫CT值为12～42HU，实质内可见斑点状钙化灶，并可见坏死液化区，实质与包膜分界不清，部分病例可合并鞘膜积液。强化后静脉期CT征象比较明显，实质部分呈不均质强化，低密度区不强化或呈环行强化，CT值比平扫增高30HU左右。在病理表现上，睾丸结核主要是干酪样变和纤维化。干酪样变在CT上表现为低密度区，实质部分表现为结核性肉芽肿性炎症，与包膜分界不清，阴囊隔与患侧睾丸融合。睾丸肿大，但阴囊隔没有呈弧形被压向健侧。结核病变较肉芽肿性炎症侵袭力强，可破坏包膜及阴囊。因此，CT显示病变睾丸实质与包膜分界不清，阴囊隔与病侧睾丸融合。

**2. MRI**　附睾结核MRI的表现与病变常由肉芽组织、纤维组织、干酪成分组成有关。附睾结核渗出、增殖期，结节常由肉芽组织或纤维组织构成，与正常睾丸实质相比在$T_1WI$上呈稍高信号，$T_2WI$上呈低信号，增强扫描结核结节呈明显较均匀的强化；病灶周围可见渗出，部分可累及睾丸及阴囊壁，与周围组织粘连明显，邻近的输精管可以增粗变硬，呈串珠状。

附睾结核干酪坏死期结节呈囊实性，实性部分$T_1WI$呈等、稍高信号，$T_2WI$呈低信号，囊性部分呈长$T_1$长$T_2$信号，增强扫描不均匀强化或环形强化，囊性部分是由结核中央干酪样坏死所致（图12-5-1，图12-5-2）。病程较长的患者可出现多发钙化，在MRI上常呈短$T_1$短$T_2$信号，但MRI对细小的钙化显示不敏感，此时可结合CT检查提高检出率，CT可在病灶内或病灶周围见砂砾样或点状钙化。

## 【诊断要点】

1. MRI $T_2WI$低信号，中央可有液性高信号，增强扫描强化明显。

2. 干酪坏死期可出现环形强化。

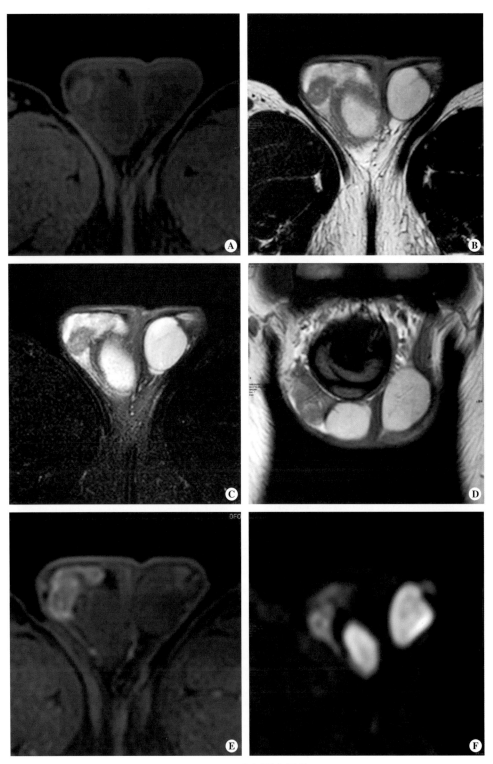

**图 12-5-1 右侧附睾结核**

男性，20岁，扪及左侧阴囊肿块，超声回报右侧附睾占位。A. 横断位 $T_1WI$ 脂肪抑制序列，右侧附睾不规则增大，信号不均匀，实性部分 $T_1WI$ 呈等、稍高信号；B ～ D. 横断位 $T_2WI$（B）、横断位 SPAIR（C）和冠状位 $T_2WI$（D），病灶中央低信号，周围高信号；E. 横断位 $T_1WI$ 脂肪抑制增强扫描，可见内部不均匀轻度强化，周围较明显的环形强化；F. 横断位 DWI，病灶扩散受限

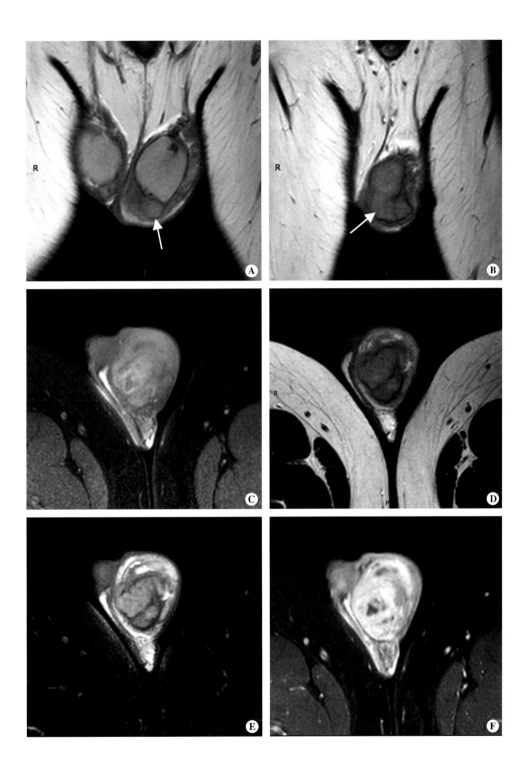

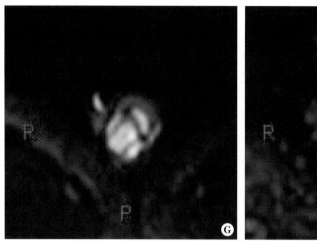
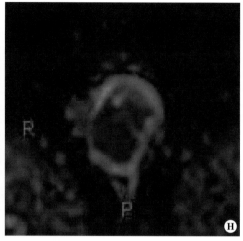

图 12-5-2 左侧附睾结核

男性，34 岁，左侧阴囊肿大，血浆结核分枝杆菌 T 细胞免疫反应（+）；结核分枝杆菌 -γ 干扰素体外释放试验（IGRA）（T-N）53.56 ↑。A、B. MRI 冠状位 T₂WI，左侧阴囊增大，睾丸形态正常，白膜完整、连续，肿块（箭头）位于阴囊内睾丸外；C. 横断位 T₁WI 脂肪抑制序列，左侧附睾团块状增大，信号不均匀，实性部分 T₁WI 呈等、稍高信号；D、E. 横断位 T₂WI（D）和横断位 SPAIR（E），肿块呈中央混杂高信号，周围可见低信号包膜；F. 横断位 T₁WI 脂肪抑制增强扫描，不均匀明显强化，周围较明显的环形强化，提示与周围组织存在粘连；G、H. 横断位 DWI（G）和 ADC 图（H），病灶扩散受限

3. 钙化。

【鉴别诊断】

**1. 阴囊脓肿** 常为单侧发病，伴有阴囊肿痛的症状，附睾或睾丸肿大，病灶边界不清，在 T₂WI 上呈高信号，伴精索增粗，增强扫描可见环形强化，呈"靶征"，强化明显、持续，延迟强化是其特点。

**2. 阴囊血肿** 睾丸血肿一般都有明确的外伤史，CT 表现为睾丸肿大，血肿呈高密度影，复查 CT 血肿较前变化较快，而结核变化较慢。MRI 上可见 T₁WI 高信号，T₂WI 信号较为多变，"黑环征"是慢性血肿的特征性表现，表现为增强扫描无强化的 T₂WI 病灶边缘环形的低信号。

**3. 阴囊肿瘤** 以睾丸肿瘤多见，其中又以精原细胞瘤最为常见。

（1）精原细胞瘤：MRI 表现为团块状实性肿块，呈现"结节堆积征"，平扫时肿块内的相对低信号的索条状分隔，增强扫描后呈相对高信号是其特征性改变。精原细胞瘤较少出现囊变坏死，

结合其 hCG 升高，一般不难鉴别。

（2）混合性生殖细胞瘤：囊变坏死多见，肿块生长迅速，早期就可发生转移，多伴有肿瘤标志物（AFP、hCG）升高。

（3）畸胎瘤：单纯性畸胎瘤是儿童最为多见的阴囊肿瘤，多表现为轮廓清晰的囊实性肿块，以囊性成分为主，皮样囊肿是畸胎瘤最常见的病理类型，表现为"洋葱皮"样或"靶环征"。

（4）淋巴瘤：也可出现囊变坏死及扩散，但淋巴瘤多见于 65 岁以上老年人，而阴囊结核以年轻男性多见，结合结核病史和临床表现不难鉴别。

【研究现状与进展】

阴囊结核发病率较低，超声仍然是其诊断和检出的主要方法，但是 MRI 凭借其组织特征性和较高的组织分辨率，能清晰地区分睾丸内和睾丸外的病灶，对病灶良恶性的鉴别和病灶内组织成分的分析提供有力的帮助。阴囊结核病灶内部的不同成分及所处时期，使其 MRI 信号可发生改变（表 12-5-1）。

表 12-5-1　阴囊结核的常规 MRI 表现

| | 附睾 | 睾丸 | $T_2WI$ | $T_1WI$ | 增强扫描 |
|---|---|---|---|---|---|
| Michaelides M et al. 2010[1] | 否 | 是（左侧） | 不均匀的高信号 | 低信号 | 周围强化 |
| Park KW et al. 2008[2] | 是（右侧） | 是（上份） | 均匀的低信号 | 多灶性高信号 | 无 |
| Tsili AC et al. 2008[3] | 是（双侧） | 是（双侧） | 多区域的低信号 | 多区域的高信号 | 明显强化 |
| Jung YY et al. 2005[4] | 是（左侧） | 否 | 低信号 | NA | 是 |
| Liu HY et al. 2005[5] | 是（双侧） | 否 | 不均匀的低信号 | 不均匀的低信号 | 轻度强化 |
| Okada H et al. 2003[6] | 是（右侧） | 是（双侧） | 多区域的低信号 | 多灶性高信号 | NA |
| Cramer BM et al. 1991[7] | 是（单侧） | 否 | 低信号 | NA | NA |
| Baker LL et al. 1987[8] | 否 | 是（单侧） | 不均匀的低信号 | NA | NA |

注：NA，尚无信息。

## 参 考 文 献

[1] Michaelides M, Sotiriadis C, Konstantinou D, et al. Tuberculous orchitis US and MRI findings. Correlation with histopathological findings. Hippokratia, 2010, 14（4）: 297-299.

[2] Park KW, Park BK, Kim CK, et al. Chronic tuberculous epididymo-orchitis manifesting as a non-tender scrotal swelling: magnetic resonance imaging-histological correlation. Urology, 2008, 71（4）: 755, e5-e7.

[3] Tsili AC, Tsampoulas C, Giannakis D, et al. Case report. Tuberculous epididymo-orchitis: MRI findings. Br J Radiol, 2008, 81（966）: e166-e169.

[4] Jung YY, Kim JK, Cho KS. Genitourinary tuberculosis: comprehensive cross-sectional imaging. Am J Roentgenol, 2005, 184（1）: 143-150.

[5] Liu HY, Fu YT, Wu CJ, et al. Tuberculous epididymitis: a case report and literature review. Asian J Androl, 2005, 7（3）: 329-332.

[6] Okada H, Gotoh A, Kamidono S. Multiple hypoechoic lesions in bilateral testes. Urology, 2003, 61（4）: 833-834.

[7] Cramer BM, Schlegel EA, Thueroff JW. MR imaging in the differential diagnosis of scrotal and testicular disease. RadioGraphics, 1991, 11（1）: 9-21.

[8] Baker LL, Hajek PC, Burkhard TK, et al. MR imaging of the scrotum: pathologic conditions. Radiology, 1987, 163（1）: 93-98.

# 第六节　阴茎海绵体硬结症

## 【概述】

阴茎海绵体硬结症（Peyronie's disease，PD）又称为阴茎纤维性海绵体炎、海绵体硬化病、海绵体纤维化等，是一种阴茎海绵体白膜和勃起组织之间的血管周围性炎症。它是一种以阴茎白膜纤维性斑块为特征的泌尿男科疾病，占泌尿外科男性就诊患者的 0.3% ～ 0.7%[1]。本病发病率随年龄的增高而增加，在中年人中最为多见，发病年龄为 45 ～ 60 岁，平均年龄为 53 岁，也可见于 20 岁左右的年轻人和 80 岁以上的老年人。本病有缓慢自发性消退的特征，有资料显示阴茎海绵体硬结症病程 1 ～ 5 年的患者中，14% 的患者病变自愈，40% 的患者病情进展，47% 的患者无变化。就症状而言，与勃起相关的疼痛随时间的变化而缓解，但阴茎所发生的畸形不可逆转。一般认为病程在 2 年以上、伴有 Dupuytren 挛缩，斑块已经发生钙化和阴茎弯曲度大于 45° 者病变无法自发性消退。

阴茎硬结症病因不明，可能与 Dupuyten 挛缩、鼓膜硬化、外伤、尿道器械操作、糖尿病、痛风、Peget 病、感染、自身免疫性疾病、HLA 异常及使用 β 受体阻滞剂相关，或为全身性纤维瘤样病的局部表现。目前多认为阴茎硬结症的诱发因素是创伤，是由于勃起的阴茎受到使之发生弯曲的力（buckling），从而导致损伤的结果其主要来自性活动相关的创伤，如暴力性生活等。此外，经尿道前列腺电切后留置导尿管，夜间勃起可造成阴茎损伤甚至白膜断裂。

阴茎硬结症的临床表现可以概括为早期和晚期三联症。早期三联症指阴茎结节、痛性阴茎勃起和（或）勃起时阴茎畸形；晚期三联症指阴茎硬结、勃起时稳定的阴茎畸形和勃起功能障碍。因为阴茎硬结症是进展性疾病，有些患者可以自愈或缓解，因此无须手术治疗，多采用维生素 E、对氨基苯甲酸（PABA）、秋水仙碱、他莫昔芬和皮质激素等治疗。

**【病理学表现】**

根据阴茎海绵体硬结症的病程，可将其分为3个阶段：炎性硬结、纤维性硬结和含钙化的混合性硬结。组织病理和免疫组化显示阴茎硬结斑块为斑痕组织，含有弹力纤维、胶原和纤维蛋白，其形成过程是一种局部的伤口异常愈合的过程。纤维蛋白原在人类阴茎海绵体硬结症的发病机制中发挥重要的作用。Smith间隙血管的损伤和出血、液体和纤维物质在此间隙内淤积，创伤激活机体修复机制，巨核细胞和中性粒细胞自白膜周围血管向病灶浸润，释放一系列细胞因子促进局部修复反应，使更多的纤维蛋白和胶原蛋白在局部沉积，而弹性纤维多被破坏和碎裂，最终导致了阴茎硬结症斑块的形成。斑块内含有大量的Ⅲ型胶原，在通常情况下Ⅲ型胶原参与伤口修复过程中的伤口收缩过程，造成了斑块的挛缩和阴茎勃起时畸形。TGF-$\beta_1$因子在此过程中发挥了重要作用，它能够促进胶原蛋白的翻译和合成，同时蛋白多糖和纤维连接蛋白的合成也增加，而胶原酶组织抑制因子生成增加，抑制胶原酶活性，避免了胶原的裂解。

**【影像学表现】**

纤维增生、硬化导致阴茎勃起时偏曲、疼痛，在体检时通常可发现明确的阴茎硬结。采用阴茎触诊结合临床病史常可使该病得到明确诊断，但由于斑块的解剖位置，单纯触诊有时难于疲软状态下扪及硬结，也较难发现位于阴茎内部（如位于两侧阴茎海绵体中间的白膜）的斑块，因此有38%～62%的患者在体检中未能发现病灶，且阴茎触诊时通常无法确定斑块是否伴钙化或为活动性炎症[2]。影像学检查一方面可印证临床诊断，另一方面还可用来评估斑块的性质、范围、是否存在活动性炎症，甚至斑块与阴茎内血管的关系，以指导临床选择合适的治疗方法。

阴茎硬结通常位于阴茎的背侧或两侧，即双侧阴茎海绵体的外上、内上和外下象限的白膜及白膜下区域，累及范围可达1.5～3cm。超声一直作为男性外生殖器病变的一线检查方法，对钙化的检出非常敏感，但超声对早期如炎性及纤维性硬结的敏感性并不够高，且受到检查者的经验、检查手法、机型等因素的影响，结果的判断也相对主观。阴茎根部始终是超声检查的盲区，较小的FOV也限制了超声在阴茎海绵体硬结症检测中的应用价值。

**1. CT** X线检查在检测钙化斑块中具有非常高的敏感性，CT平扫即可在阴茎海绵体白膜走行区域见点状或结节状的致密影，且由于拥有较大的FOV，CT可同时显示多处多个钙化硬结（图12-6-1），其检测效能高于超声。采用基于像素的后处理技术，CT还可对阴茎内所有的钙化进行量化，以更为标准化地显示阴茎钙化负荷。但阴茎硬结大多处于纤维性硬结阶段，受软组织分辨率的限制，X线和CT检查在显示阴茎海绵体硬结症中的价值非常有限。

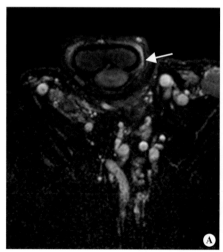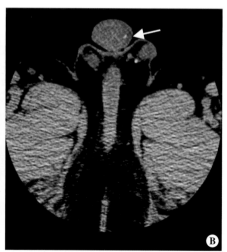

**图 12-6-1 阴茎海绵体硬结症（钙化硬结）**

A. MRI横断位SPAIR，左侧阴茎海绵体外侧白膜局部稍增厚，对钙化显示欠佳（箭头）；B. CT横断位平扫，左侧阴茎海绵体外侧白膜点状钙化灶（箭头），提示钙化硬结

**2. MRI**　作为一种无创、无辐射的影像学检查方法，MRI 可多方位成像。3.0T 高场强相对于传统的 1.5T 磁共振成像系统，扫描速度更快，软组织分辨率更佳，配合小表面线圈使用，能实现对临床无法触及且超声无法观察到的早期阴茎海绵体硬结症（炎症阶段）病变的检测。

（1）炎性硬结：表现为阴茎海绵体白膜局部增厚，$T_1WI$ 呈等信号，$T_2WI$ 呈高信号或混杂信号伴周围阴茎海绵体高信号（水肿），增强扫描可见强化（图 12-6-2）。

（2）纤维性硬结：表现为阴茎海绵体局部增厚，可呈结节状或斑片状，$T_1WI$ 低信号、$T_2WI$ 低信号，周围无或存在少许稍高信号影，增强扫描无或仅有轻度强化，呈小条状（图 12-6-3）。

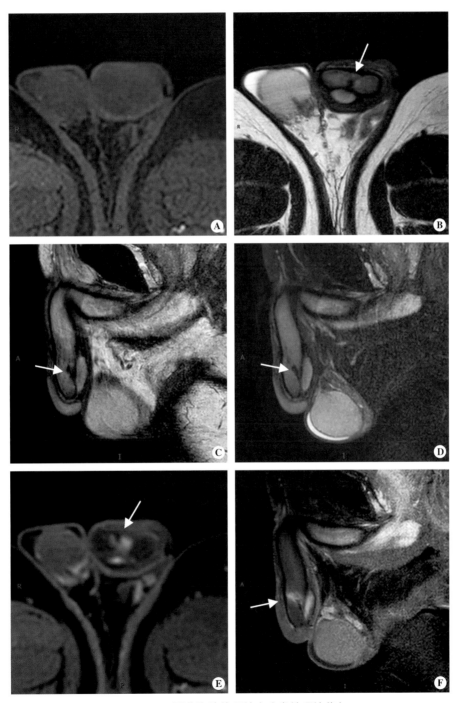

**图 12-6-2**　阴茎海绵体硬结症（炎性硬结节）

A～D. MRI 横断位 $T_1WI$（A）、横断位 $T_2WI$（B）、矢状位 $T_2WI$（C）和矢状位 SPAIR（D），阴茎海绵体远段中间白膜局部结节状增厚（箭头），$T_1WI$ 和 $T_2WI$ 均呈低信号（箭头）；E、F. 横断位脂肪抑制 $T_1WI$ 增强扫描（E）和矢状位脂肪抑制 $T_1WI$ 增强扫描（F），硬结及周围延迟强化（箭头）

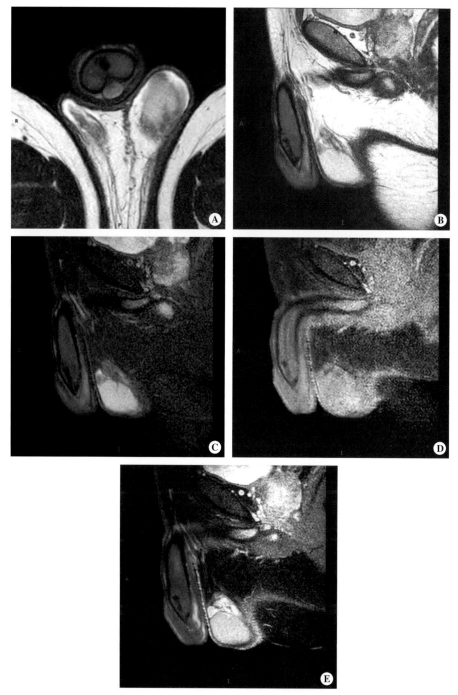

**图 12-6-3　阴茎海绵体硬结症（纤维性硬结）**

A ～ D. MRI 横断位 T₂WI（A）、矢状位 T₂WI（B）、矢状位 SPAIR（C）和矢状位 T₁WI（D），阴茎海绵体远段中间白膜局部结节状增厚，
T₁WI 和 T₂WI 均呈低信号；E. 矢状位 T₁WI 脂肪抑制增强，硬结强化不明显

（3）含钙化的混合性硬结：表现为阴茎海绵体白膜局部增厚呈结节状，$T_1WI$ 低信号，$T_2WI$ 低信号（约 70%）或稍高信号（约 30%）[3]，增强扫描无明显强化，周围水肿多不明显（图 12-6-1）。

**【诊断要点】**

1. 阴茎海绵体白膜局部增厚。

2. 斑块 $T_2WI$ 信号增高，周围斑片状高信号，增强扫描提示存在炎症反应，病变处于活动期。

3. 钙化斑块呈结节状，$T_1WI$ 和 $T_2WI$ 均呈低信号，CT 可明确诊断。

**【鉴别诊断】**

阴茎海绵体硬结症与阴茎可触及的结节相鉴

别，主要分为肿瘤性和非肿瘤性病变两大类。阴茎肿瘤包括良性肿瘤与恶性肿瘤，其中以起源于阴茎上皮细胞的阴茎癌（主要为鳞癌）占绝大多数，发生于结缔组织及肌组织内的肿瘤极为少见，如阴茎平滑肌肉瘤。良性病变主要与阴茎断裂相鉴别。

**1. 阴茎断裂**　表现为阴茎海绵体白膜中断，MRI 可见白膜连续性中断，呈 $T_2WI$ 高信号，周围亦可见斑片状水肿，急性期伴有出血时，局部可见 $T_1WI$ 高信号。阴茎断裂多有明确的外伤史，结合临床资料可鉴别。

**2. 阴茎上皮样血管瘤**（epithelioid hemangioma）是一种罕见的良性血管性肿瘤，可累及阴茎并表现为伴有疼痛的阴茎结节。MRI 可表现为阴茎海绵体旁低信号结节，与白膜呈锐角相接，区别于阴茎海绵体硬结症的局部增厚，增强扫描可见渐进性强化[2]。

**3. 阴茎肉瘤**　较为少见，占阴茎恶性肿瘤的比例不足 5%，包括上皮性肉瘤、卡波西肉瘤、平滑肌肉瘤和横纹肌肉瘤。①上皮性肉瘤：在临床上也可表现为阴茎硬结，与阴茎海绵体硬结症相似，易引起误诊。其 MRI 表现为 $T_1WI$ 等信号，$T_2WI$ 低信号，增强扫描呈相对低信号。②平滑肌肉瘤：起源于龟头或阴茎海绵体的平滑肌组织，因其易侵犯血管，多早期就发生转移。MRI 上可见龟头或阴茎海绵体内的团块灶，位于白膜下方，$T_2WI$ 信号混杂，增强扫描可见明显强化。③横纹肌肉瘤：是年轻男性泌尿生殖道最常见的恶性肿瘤，MRI 上表现为 $T_1WI$ 等信号，$T_2WI$ 高信号，增强扫描不均匀强化。

**4. 阴茎鳞癌**　多发生于 40 岁以上的成人，阴茎头部出现外生性或溃疡性肿块，阴茎体和尿道口极少发生鳞癌。几乎 50% 的患者同时伴有包茎，早期癌变时阴茎头或包皮上皮肥厚，癌变可能被掩盖或不易发现。MRI 表现为阴茎海绵体内的团块状异常信号，$T_1WI$ 和 $T_2WI$ 均呈低信号。增强扫描可见强化，但是强化程度低于正常阴茎海绵体。因病灶位于海绵体内，邻近更低信号的白膜多连续完整，且结节较阴茎硬结大，可以此鉴别。

**【研究现状与进展】**

超声仍然是检测阴茎海绵体硬结症的首选检查方法，但有文献指出 MRI 可检出更多位于阴茎根部的硬结[4]，而这个区域恰恰是超声容易漏诊和观察不清的"盲区"，MRI 还可清楚展示阴茎的解剖细节结构，观察白膜形态的不规则及海绵体的变形，对需要行手术治疗者，术前 MRI 评估是非常必要的[5]。但是 MRI 常规序列对钙化的检出尚不够敏感。

**1. SWI**　尽管 MRI 常规序列对于钙化的检出尚不够敏感，但通过增加对钙化敏感的 SWI 序列扫描，结合常规序列的观察，使 MRI 对阴茎硬结钙化的检出率有了极大的提高[3]。

**2. 阴茎 CT 钙化积分**　阴茎 CT 钙化积分的计算方法有 Agatston 积分（Agatston score，As）、体积积分（volume score，Vs）和质量积分（mass score，Ms）3 种，最常用的是 Agatston 积分及其修正方法，通过一种高度可重复的半自动计算方法得到阴茎钙化积分，积分值就是钙化斑块的面积与最高 CT 值 HU 系数相乘得到的，其中 HU 系数被定义为：1 代表 131～199HU，2 代表 200～299HU，3 代表 300～399HU，4 代表 ≥ 400HU，通过计算每一支冠状动脉密度 ≥ 130HU 区域的积分来得到总的钙化积分。

（孙奕波　许建荣）

## 参 考 文 献

[1] Bertolotto M，Pavlica P，Serafini G，et al. Painful penile induration：imaging findings and management. RadioGraphics，2009，29（2）：477-493.

[2] Barber E，Domes T. Painful erections secondary to rare epithelioid hemangioma of the penis. Can Urol Assoc J，2014，8（9/10）：E647-E649.

[3] 王焕军，关键，林晋华，等. 高场强磁共振成像对阴茎硬结症的诊断价值. 中华男科学杂志，2016，22（9）：787-791.

[4] Pawłowska E，Bianek-Bodzak A. Imaging modalities and clinical assesment in men affected with Peyronie's disease. Pol J Radiol，2011，76（3）：33-37.

[5] Andresen R，Wegner HE，Miller K，et al. Imaging modalities in Peyronie's disease. An intrapersonal comparison of ultrasound sonography，X-ray in mammography technique，computerized tomography，and nuclear magnetic resonance in 20 patients. Eur Urol，1998，34（2）：128-134，135.

# 第十三章　女性生殖系统

## 第一节　女性盆腔炎症

### 【概述】

盆腔炎（pelvic inflammatory disease，PID）指女性内生殖器及周围结缔组织和盆腔腹膜发生的炎症，属于上生殖道感染，包括子宫内膜炎、输卵管炎、输卵管-卵巢脓肿、盆腔结缔组织炎及盆腔腹膜炎[1, 2]。好发于年轻的性成熟女性，以20～35岁为最常见发病年龄，发病率受性传播疾病的影响大，通常占性成熟女性的1%～2%。盆腔炎最主要的病原体为沙眼衣原体和（或）淋病奈瑟菌，其他相关的病原体为阴道细菌、巨细胞病毒、人型支原体、解脲脲原体和生殖支原体等。

盆腔炎的临床表现复杂多样[1, 2]，典型的表现为下腹部疼痛、性交痛、阴道分泌物增多、发热等，部分患者可有恶心、呕吐、阴道异常出血等症状，但大多数患者无明显临床症状或症状较轻微。急性PID可引发弥漫性腹膜炎、败血症、感染性休克，严重者可危及生命，若诊治不及时，易发生较严重的后遗症病变。

### 【病理学表现】

子宫内膜炎多是经生殖道逆行感染引发的子宫内膜炎症，分为急性和慢性两类。急性子宫内膜炎的特征为子宫内膜的腺体内出现微脓肿或中性粒细胞，而慢性子宫内膜炎的特征为子宫内膜间质内出现不同数量的浆细胞。因子宫内膜炎致宫颈管堵塞、宫腔内引流不畅或不能排出的炎性分泌物，会形成宫腔积脓。炎症进一步上行蔓延可引起输卵管的急性炎症、渗出，黏膜和固有层被覆炎性渗出物，输卵管内充满脓液，则形成输卵管内积脓。如果粘连部分或完全封闭了输卵管伞端，管腔内的脓性渗出物被蛋白水解变为浆液性，可形成输卵管积水。当感染累及输卵管间质

时可伴有血性渗出液。随着感染进展到慢性期，淋巴细胞和浆细胞在渗出物中的比例增大，输卵管皱襞融合明显，产生滤泡样网络结构，即发生滤泡性输卵管炎。严重的输卵管炎可经卵巢的排卵破孔蔓延至卵巢实质形成卵巢脓肿，并与输卵管脓肿相互粘连、贯穿，形成输卵管-卵巢脓肿，脓肿壁由肿胀的输卵管与卵巢间质共同组成。炎症可进一步蔓延，导致腹膜炎、毗邻器官的炎症及脓肿。

### 【影像学表现】

#### 1. 子宫内膜炎

（1）CT：子宫体积增大，子宫内膜增厚（图13-1-1），宫腔内可见液体密度影。子宫边缘模糊，脂肪间隙欠清，子宫与双侧附件之间的界限欠清。当宫颈管狭窄或堵塞时，宫腔液体自然排出通道受阻，则宫腔内形成积脓，表现为宫腔扩大，宫腔内呈混杂液体密度影，内可见气泡影或气-液平面形成。盆腔内可见不等量的积液。宫腔脓液逐渐增多，子宫壁变薄、坏死，可导致子宫穿孔、破裂，多发生于子宫底部，可致弥漫性腹膜炎[3, 5]。

（2）MRI：子宫内膜增厚，$T_2WI$高信号，厚度超过子宫浅肌层。子宫肌层增厚，伴有$T_2WI$信号增高。宫腔内可见气体信号影，由产气杆菌产生，于$T_1WI$和$T_2WI$序列均表现为低信号。增强扫描子宫内膜呈明显强化，并见以子宫内膜为中心的充血扩张的血管影。子宫骶韧带可增厚，盆腔内可伴有液体信号影，盆腔内腹膜可伴不同程度强化[4, 5]。

#### 2. 输卵管炎

（1）CT：子宫一侧或两侧见迂曲腊肠样低密度影，当病变含脓细胞或出血时，密度可增高，输卵管管壁增厚，厚度＜5mm，边缘毛糙，周围的脂肪间隙模糊（图13-1-2）。增强扫描壁呈明显强化，并延迟强化，管腔内可见强化的不全分隔状影。不全分隔是由管壁折叠而成，因输卵管

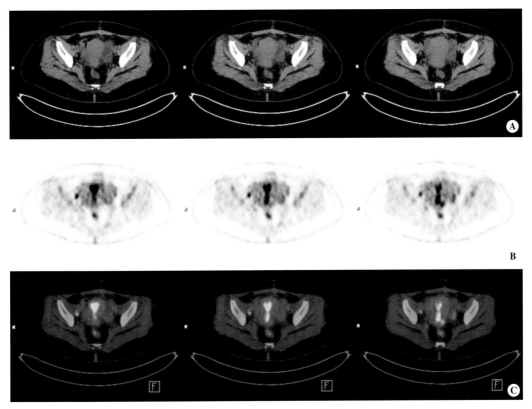

**图 13-1-1　子宫内膜炎**

A. CT 平扫示子宫体积稍增大；B. PET 图像；C. PET/CT 融合图像，B 和 C 显示子宫内膜稍增厚，呈弥漫性摄取（图片由武汉中南大学 廖美焱提供）

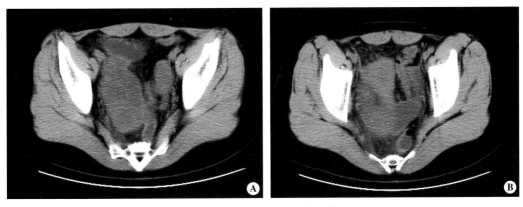

**图 13-1-2　双侧输卵管积脓**

A、B. CT 平扫示双侧输卵管呈腊肠样扩张，腔内呈稍低密度影，管壁较厚，边缘模糊，周围脂肪间隙模糊，右侧输卵管走行迂曲，内见等密度分隔状影（图片由武汉市第一医院 张东友、雷维民提供）

系膜的牵拉，使积水扩张后输卵管明显扭曲致相邻管壁折叠相贴，为输卵管积液的特征性表现。输卵管近段呈鸟嘴样与同侧子宫宫角连续，可提示为交通性输卵管积液[3, 5]。

（2）MRI：①输卵管呈腊肠状、囊袋状扩张，囊腔内可见不完全性分隔状影，增强扫描不全分隔与输卵管壁均呈明显强化（图 13-1-3D）。②急性输卵管炎合并输卵管积脓。管壁增厚，囊壁厚度可达 4 ～ 7mm，边缘毛糙，管腔内脓液信号为不均匀的 $T_1WI$ 低信号或等信号、$T_2WI$ 高信号，DWI 明显高信号。输卵管周围炎性渗出，脂肪间隙模糊，$T_2WI$ 信号增高，可与子宫、小肠系膜或大网膜粘连，直肠子宫凹陷处可伴不等量的积液。当炎症继续向后发展，可出现骶韧带增厚、直肠及乙状结肠的肠壁增厚、肠腔变窄等征象。③慢性输卵管炎合并输卵管积液。输卵管内的脓液逐渐被蛋白水解成浆液性的液体，可伴有血性液体，MRI 信号根据血液或蛋白含量不用而表现多样。单纯输卵管积液时 MRI 表现为 $T_1WI$ 低信号、$T_2WI$ 高信号，信号均匀，DWI 呈等或稍低信号（图 13-1-3A ～ C）。当输卵管积液伴血性液体或蛋白含量较高时，MRI 表现为 $T_1WI$ 高信号、$T_2WI$ 高信号，腔内液 - 液分层，液性分层表现为 $T_1WI$ 上层低信号、下层等信号，$T_2WI$ 上层高信号、下层稍高信号，DWI 上层低信号、下层稍高信号。考虑分层的原因为腔内的炎细胞、坏死物、蛋白质及红细胞破裂后残渣等高分子物质因重力作用发生沉积。④当输卵管炎症反复发作或病史较长时，成纤维细胞增生，形成以肉芽组织为主的炎性包块，表现为附件区不规则的软组织密度团块，内可见弯曲细管状影，病灶远侧可包裹卵巢，无包膜（图 13-1-4）。MRI 表现为 $T_2WI$ 稍高信号，$T_1WI$ 稍低信号，DWI 等或低信号。增强扫描呈中等或明显强化。病灶内短管状输卵管影为特征性表现[4-6]。

**3. 输卵管 - 卵巢脓肿**

（1）CT：附件区的多房囊性或囊实性包块，呈不规则形或长椭圆形，边缘模糊，厚壁及分隔较均匀，内侧壁光滑，无壁结节（图 13-1-4）。卵巢脓肿位于中心，呈一个较大或多个大小不等的脓腔，迂曲扩张的输卵管呈卫星灶分布于周围。由于扩张的输卵管扭曲堆积、互相挤压，可见不全分隔状影，部分脓肿受压呈分叶状。脓肿壁由外向内依次为水肿带、纤维肉芽组织、炎症组织，而纤维肉芽组织血管最丰富，因此脓肿壁呈特征性分层强化。输卵管系膜可增厚、前移，当炎症向后蔓延可伴有子宫骶韧带增厚、骶前和直肠周围脂肪密度增加、腹盆腔肠管受累、腹盆腔积液等改变。极少数输卵管 - 卵巢脓肿与邻近的膀胱或肠管形成内瘘，表现为输卵管 - 卵巢脓肿内见气体密度影，同时邻近肠壁局限性增厚[3, 5]。

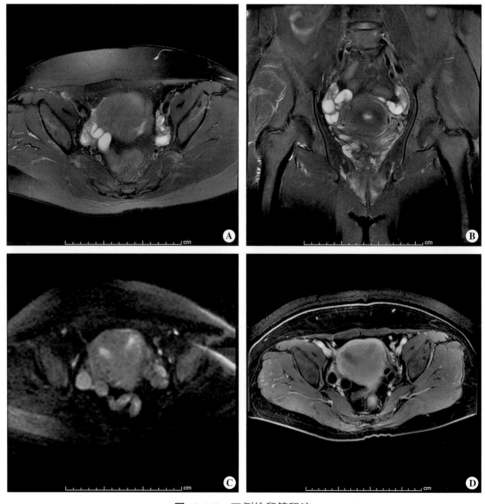

**图 13-1-3　双侧输卵管积液**

A、B. MRI 示双侧附件区迂曲腊肠样影，$T_2WI$ 呈高信号，内见不完全性等信号分隔状影；C. DWI 呈等信号；D. $T_1WI$ 增强扫描，扩张的输卵管壁呈线样明显强化

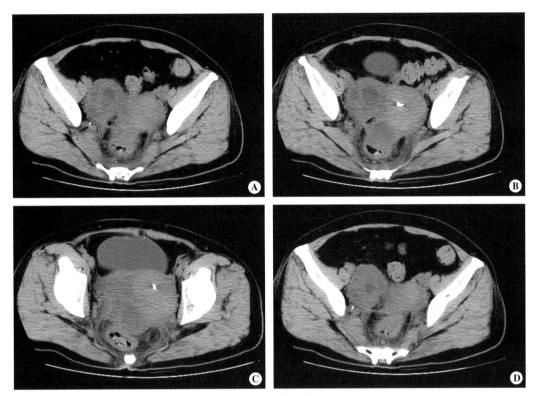

**图 13-1-4　右侧输卵管脓肿**

A ～ D. CT 平扫右侧附件区囊实性团块状影、部分边界欠清、内见迂曲低密度管状影、子宫骶韧带稍增厚、盆腔脂肪间隙模糊（图片由武汉市第一医院 张东友、雷维民提供）

（2）MRI：附件区囊实性包块，实性部分呈 $T_1WI$ 稍低信号，$T_2WI$ 稍高信号，囊性部分呈 $T_1WI$ 低信号，$T_2WI$ 高信号（图 13-1-5A ～ C），增强扫描厚壁及分隔呈明显强化，于静脉期强化最明显，囊性部分无强化（图 13-1-5D ～ F），典型脓肿壁呈分层样强化。迂曲扩张的输卵管呈 $T_1WI$ 低或等信号，$T_2WI$ 高信号，DWI 明显高信号，部分病灶可见液 - 液平面形成，增强扫描管壁及不全分隔呈明显强化。病变周围炎性渗出，表现为脂肪组织混浊，肠系膜增厚，信号增高[4, 5]。

**4. 盆腔腹膜炎**

（1）CT：盆腔内腹膜返折区增厚，盆底筋膜增厚、肿胀，盆腔内脂肪间隙模糊，盆腔内可见不等量的液体密度影（图 13-1-6）。腹膜可发生粘连，形成分隔状影，部分肠管可因炎性粘连、刺激，继发肠管扩张、积液积气等肠梗阻征象。盆腔内炎症经由右侧结肠旁沟向上蔓延易引发急性肝周炎症，即 Fitz-Hugh-Curtis 综合征（FHC 综合征），是盆腔炎少见的并发症，发病率为 4% ～ 6%，表现为肝周被膜和被膜下增厚、肿胀，增强扫描呈薄壁样明显强化，腹膜可形成分隔状影，内见积液。肝周被膜与前腹壁可发生粘连，形成典型的索条状影，即"小提琴弦征"。部分炎症累及胆囊，可见胆囊壁增厚[3, 5]。

（2）MRI：盆腔内腹膜返折区增厚，盆底筋膜增厚，盆腔内脂肪间隙模糊，$T_2WI$ 信号增高。FHC 综合征表现为肝被膜及被膜下 $T_2WI$ 信号增高，增强扫描动脉期呈明显强化。慢性 FHC 综合征时，肝被膜下纤维化，增强扫描静脉期呈明显强化，同时被膜下可伴有纤维增生、粘连，并伴有局限性肝周积液[4, 5]。

**【诊断要点】**

**1. 子宫内膜炎**　子宫体积增大，子宫内膜增厚，厚度超过子宫浅肌层。子宫肌层增厚，$T_2WI$ 信号增高，子宫腔内可见积液。

**2. 输卵管炎伴积液**　附件区腊肠样影，内见不完全性分隔状影，病灶局限于管腔内，管壁分层强化。管腔内可见积液，积液信号因蛋白及血液含量不同而表现多样，当脓液被蛋白水解为浆液时，则形成输卵管积水。

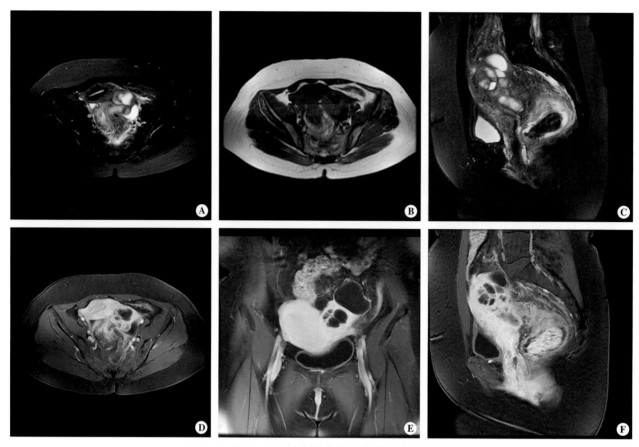

**图 13-1-5 左侧输卵管 – 卵巢脓肿**

A ～ C. MRI 平扫示左侧附件区囊实性团块影，伴多发分隔状影，实性部分及分隔呈等信号，囊性部分呈长 $T_1$ 长 $T_2$ 信号，以外周分布为主；盆腔内脂肪间隙模糊，$T_2WI$ 信号增高；子宫直肠陷窝见少许液体信号影；D ～ F. MRI 增强扫描，实性部分及分隔呈明显强化，囊性部分未见强化（图片由武汉市第一医院 张东友、雷维民提供）

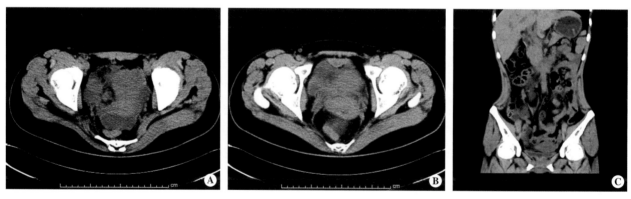

**图 13-1-6 盆腔腹膜炎**

A. CT 平扫示盆腔脂肪间隙模糊，子宫直肠陷窝少量积液；B. 双侧子宫骶韧带增厚；C. 盆腔内腹膜返折区稍增厚

**3. 输卵管 - 卵巢脓肿** 附件区的厚壁有多房囊性或囊实性包块，壁厚及分隔较均匀，内侧壁光滑、无壁结节。附件区有增粗的管状或腊肠样影。增强扫描囊壁及分隔均匀强化，囊壁呈分层状强化。病灶周围脂肪间隙模糊，密度增高，子宫骶韧带增厚，盆腔积液等。

**4. 盆腔腹膜炎** 盆腔内腹膜返折区增厚，盆底筋膜增厚，盆腔内脂肪间隙模糊，子宫直肠陷窝可见积液。腹膜可发生粘连，形成分隔状影。少数炎症可沿右侧结肠、膀胱蔓延，继发急性肝周炎症，即 FHC 综合征。

【鉴别诊断】

**1. 输卵管癌** 少见，患者年龄偏大，起源于黏膜，影像表现多样，可表现为输卵管内实性肿块、囊性包块伴壁结节、囊实性肿块或腊肠形实性肿块等。以管内生长为主，晚期可突破管壁，与肉芽肿型输卵管炎软组织灶内包埋输卵管不同。管腔内可有积液或积血。肉芽肿型输卵管炎病史较长，CA125可轻微升高，而输卵管癌可伴阴道流血，CA125显著升高。

**2. 卵巢囊实性肿瘤** 以卵巢癌最多见，为囊实性肿块，实性成分较多且壁厚薄不均，多见壁结节，强化程度不如输卵管-卵巢脓肿明显，腹水及腹腔种植转移多见，易侵犯周围脏器及盆壁，伴远处转移和淋巴结转移。卵巢囊实性肿瘤一般无下腹痛，而输卵管卵巢脓肿可伴有不同程度下腹痛，结合盆腔内其他感染征象及CA125显著升高有助于鉴别。

**3. 子宫内膜异位症** 腔内单个或多个含血的囊性病变，周围伴多个小囊肿，呈"卫星"样改变，囊内可见液-液平面，表现为$T_1WI$高信号。病灶边界不清，与周围组织可有不同程度粘连，但病灶相对孤立，囊腔不相通、不具有连续性，由于囊内或各囊腔间出血时期不同，信号多样，与输卵管卵巢脓肿明显不同，可以鉴别。

**4. 卵巢囊肿** 边缘清晰锐利的低密度囊性病变，内部信号或密度均匀，增强扫描无强化。

**5. 阑尾炎** 当女性出现右下腹痛时，阑尾炎与附件区病变的鉴别比较困难。起源于盲肠的管状结构、盲肠壁增厚，有助于诊断，肠管外气泡影更倾向阑尾炎的诊断。下列征象有助于附件脓肿的诊断：卵巢周围的脂肪影模糊、密度增高，直肠-乙状结肠的壁增厚而盲肠正常，子宫圆韧带向前移位或增厚[5]。

**6. 卵巢扭转** 多合并输卵管扭转，扭转的卵巢血管蒂呈"漩涡征"或"靶征"，囊肿壁呈偏心性增厚。

**【研究现状与进展】**

**1. PID的诊断标准** 2015年美国疾病控制中心性传播疾病诊断和治疗指南中盆腔炎的诊断和治疗指南中给出了PID的诊断标准[2]，旨在指导医务工作者在何种情况下需要怀疑PID和如何提高诊断的准确性。

（1）最低诊断标准：在性活跃女性及有其他性传播疾病危险的患者中，如满足以下条件又无其他病因，如子宫触痛，或附件触痛，或子宫颈举痛，应开始PID经验治疗。

（2）附加诊断标准：发热（>38.3℃）；阴道或宫颈黏液脓性分泌物；阴道分泌物盐水湿片镜检发现白细胞；红细胞沉降率增快；C反应蛋白升高；特异性病原体，如淋病奈瑟菌或沙眼衣原体阳性。

（3）最特异的标准：子宫内膜活检发现子宫内膜炎的组织学证据；经阴道超声检查或磁共振显像显示输卵管壁增厚、管腔积液、合并或不合并盆腔积液或输卵管卵巢脓肿；腹腔镜检查有符合PID的异常发现。

**2. DWI** DWI能为附件区的脓肿与肿瘤、输卵管的积水与积脓等诊断和鉴别诊断提供重要信息。细菌性附件区脓肿形成期，脓腔内富含炎细胞、坏死物和蛋白质等黏稠液体，细胞黏滞性高，水分子扩散能力降低，ADC值降低。脓肿于DWI序列呈高信号，ADC图呈低信号，但肿瘤囊变区扩散不受限，ADC图呈等或高信号。输卵管积水时DWI呈低信号，输卵管积脓时DWI呈高信号。急性炎症到脓肿形成、吸收，水分子的弥散变化呈连续过程，通过DWI的变化可辅助分析脓肿分期。急性炎症期水分子的弥散无明显受限，DWI呈等信号；当病变内出现坏死灶时，脓肿内的炎细胞、微生物和蛋白质形成黏稠液体，水分子弥散降低，DWI呈高信号；脓肿逐渐吸收、缩小，中心坏死带被纤维组织取代，水分子弥散不再受限，DWI呈稍高、等或低信号。总之，附件区脓肿的DWI信号随脓肿各期的演变而变化。DWI序列与传统MR扫描序列相结合，有助于提高盆腔炎症诊断的准确率。

**3. 单光子发射计算机断层成像术（SPECT成像）** $^{99m}$Tc-环丙沙星闪烁扫描成像技术，最早由Solanki等[7]提出，应用此方法可以将细菌感染部位可视化。这种新型放射药物制剂的作用机制：$^{99m}$Tc-环丙沙星是基于4-氟喹诺酮的广谱抗菌药物，经静脉注射后，广泛分布于人体各个部位，通过肾排出体外，通过使细菌的DNA螺旋酶失活，致使细菌的活动性终止，药剂在细菌活跃的感染部位滞留。因此，这种成像方法显示了一个有活性的、正常增殖的细菌群区域，环丙沙星对该区域有抑制作用。有文献表明，当有临床症状的盆腔炎症患者诊断困难时，$^{99m}$Tc-环丙沙星闪烁扫描成像技术对于诊断是有价值的，表现为有临床症状区域存在放射药物制剂的明显浓聚[8]。这种浓聚是特异性的，因为该药物并不会滞留于死亡的细菌内或无菌的脓腔内。同时该技术有助于监测盆腔感染菌群对于环丙沙星的治疗反应。

**参 考 文 献**

[1] Ross J，Guaschino S，Cusini M，et al. 2017 European guideline for the management of pelvic inflammatory disease. Int J STD AIDS，2018，29（2）：108-114.

[2] 樊尚荣，黎婷.2015 年美国疾病控制中心性传播疾病诊断和治疗指南（续）——盆腔炎的诊断和治疗指南.中国全科医学，2015，18（28）：3423-3425.

[3] Spain J，Rheinboldt M. MDCT of pelvic inflammatory disease：a review of the pathophysiology，gamut of imaging findings，and treatment. Emerg Radiol，2017，24（1）：87-93.

[4] Czeyda-Pommersheim F，Kalb B，Costello J，et al. MRI in pelvic inflammatory disease：a pictorial review. Abdom Radiol（NY），2017，42（3）：935-950.

[5] Revzin MV，Mathur M，Dave HB，et al. Pelvic inflammatory disease：multimodality imaging approach with clinical-pathologic correlation. RadioGraphics，2016，36（5）：1579-1596.

[6] 东强，史婧，储成凤，等.输卵管积液的 MRI 诊断及其临床应用价值.实用放射学杂志，2015，31（7）：1144-1147，1170.

[7] Solanki KK，Bomanji J，Siraj Q，et al. Tc-99m infection —a new class of radiopharmaceutical for imaging infection. J Nucl Med，1993，34（5）：119.

[8] Im MW，Choe W，Hwang SO，et al. Pelvic inflammatory disease with Tc-99m ciprofloxacin imaging. J Obstet Gynaecol Res，2008，34（4pt2）：754-758.

# 第二节　盆腔结核

**【概述】**

盆腔结核（pelvic tuberculosis，PT）是由结核分枝杆菌引起的女性生殖器官（卵巢、输卵管、子宫）、盆腔腹膜及结缔组织的炎症，也称为结核性盆腔炎。20 ～ 40 岁女性多见，常继发于身体其他部位，患病率约 5.7%[1]，血行播散为主要途径，直接蔓延、淋巴播散、性传播较少见。临床上输卵管结核多见，为 95% ～ 100%[2]，且以输卵管壶腹部最多。

盆腔结核的临床症状和体征无特异性，常表现为下腹坠痛、月经异常、不孕等。具有结核中毒的一般表现，如午后低热、盗汗、乏力、消瘦等。

**【病理学表现】**

基本病理改变包括 3 种，可同时存在或以一种改变为主。①渗出型为主：常见于感染早期或病情恶化时，病变充血水肿，并见大量白细胞浸润。②增生粘连型为主：大量单核细胞吞噬结核分枝杆菌，并聚集形成结核结节。③干酪样坏死（变性坏死）型为主：在渗出和增生性病变的基础上，当机体免疫力降低、结核分枝杆菌过多、超敏反应明显时，结核分枝杆菌大量增殖，细胞肿胀、变性、溶解至坏死。3 种病理改变分别对应结核病程的 3 期：活动期、稳定期和慢性迁延期。

**【影像学表现】**

**1.X 线**

（1）胸部平片：常规检查（胸片正常时不能排除本病）。

（2）盆腔平片：钙化灶，提示既往盆腔淋巴结结核。

（3）子宫输卵管碘显影剂造影：①宫腔发生变形、狭窄，边缘呈锯齿状；②输卵管管腔僵直、细小，可伴多处狭窄，呈串珠状改变；③碘剂进入子宫壁间质或宫旁的血管；④盆腔钙化。

**2.CT**

（1）盆腔包块：①渗出型，较少见，盆腔内见多房囊性团块，囊壁较薄，且厚薄较均匀。②增生粘连型，多见（约占 80%），呈实性密度团块，边界不清楚，内部伴包裹性积液时表现为囊实性团块。增强扫描实性部分明显强化，且呈延迟强化，与病变内含有成纤维细胞、肉芽组织有关；囊性部分无强化。"延迟强化"有助于其与盆腔恶性病变相鉴别。③干酪样坏死型，呈囊实性团块，囊壁较厚，且厚薄不均（图 13-2-1A）。增强扫描实性部分明显、延迟强化，囊性部分无强化[3, 4]（图 13-2-1B ～ D）。

（2）炎性渗出伴盆腔积液：双侧附件区可见包裹性积液，壁厚薄可不均，增强扫描囊壁呈不均匀强化。游离积液多位于子宫直肠陷窝区。因渗出液蛋白含量高，故 CT 值高于漏出液[3, 4]。

（3）输卵管：双侧多见，可表现为输卵管轻度肿胀或呈结节状，随病变进展，输卵管可增粗、僵硬，管腔内充满等或稍低密度的结核结节[3, 4]。

（4）盆腔粘连：腹膜、网膜、系膜可增厚呈粟粒、结节状，盆腔脏器可受压、移位。部分肠壁可增厚、水肿[3, 4]。

（5）钙化和淋巴结增大：钙化为盆腔结核晚期较具特征性的表现。淋巴结较小时呈较均匀、中度强化；淋巴结增大时呈环形强化，因淋巴结中央发生干酪样坏死[3,4]。

**3. MRI**

（1）盆腔包块：①渗出型，较少见，呈长 $T_1$ 长 $T_2$ 信号的囊性灶，壁薄且厚薄较均匀。②增生 粘连型，多见，呈囊实性团块，表现为等 $T_1$、等 或稍高 $T_2$ 信号，增强扫描实性部分明显强化，且 呈延迟强化，囊性部分无强化。③干酪样坏死型，

呈囊实性肿块，囊壁较厚，且厚薄不均匀，呈等 $T_1$、等或稍长 $T_2$ 信号，内可见更长 $T_1$ 更长 $T_2$ 信 号影（图 13-2-1E～I）。MR 矢状位、冠状位重 建可显示病灶内多发囊腔，部分囊腔相通（图 13- 2-1K）。此征象对诊断 PT 有提示意义。增强扫描 实性部分明显、延迟强化，囊性部分无强化[4,5]（图 13-2-1J～L）。

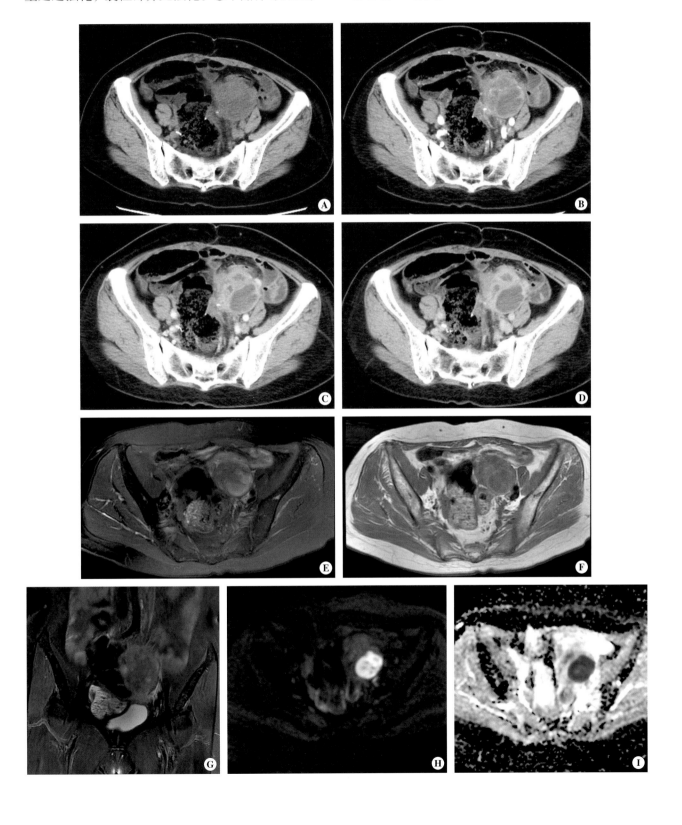

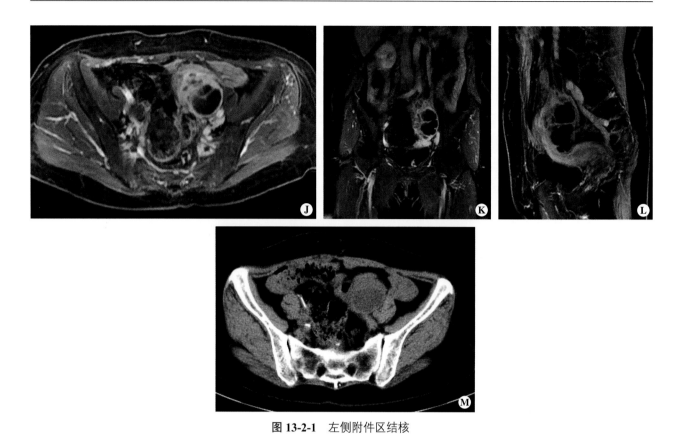

**图 13-2-1 左侧附件区结核**

A～D. CT 平扫和增强示左侧附件区多房囊实性团块，囊壁厚薄不均，囊性部分 CT 值高于水的密度。增强扫描实性部分呈明显且延迟强化，囊性部分无强化；周围脂肪间隙稍模糊；E～I. MR 平扫示左侧附件区多房囊实性团块，呈等 $T_1$ 长 $T_2$ 混杂信号，内部见长 $T_1$ 长 $T_2$ 信号囊性灶，病变于 DWI 序列呈不均匀高信号，内部散在斑片状稍低信号，于 ADC 图呈低信号，内散在斑片状略等信号；J～L. MRI 增强扫描，左侧附件区病灶实性部分及分隔呈明显强化，囊性部分未见强化；冠状面示部分分隔相通；M. 抗结核治疗 1 个月后，CT 平扫示左侧附件区病灶缩小

（2）炎性渗出伴盆腔积液：双侧附件区包裹性积液，呈等 $T_1$ 等或稍长 $T_2$ 信号，壁厚薄可不均，增强扫描壁明显强化。游离积液多位于子宫直肠陷窝区，为蛋白含量高的渗出液，呈稍长 $T_1$ 稍长 $T_2$ 信号[4,5]。

（3）输卵管：双侧多见，表现为输卵管轻度肿胀或略呈结节样改变，随着病变发展，输卵管可增粗，内充满干酪样坏死结节，呈等 $T_1$、等或稍长 $T_2$ 信号[4,5]。

（4）盆腔粘连：腹膜、网膜、系膜可呈粟粒状、结节状增厚，盆腔脏器受压移位，结构不清，部分肠壁可稍增厚、水肿[4,5]。

（5）钙化和淋巴结增大：钙化灶呈长 $T_1$ 短 $T_2$ 信号，为盆腔结核晚期较具特征性表现。淋巴结较小时增强扫描呈较均匀、中度强化；淋巴结增大时因中央干酪样坏死呈环形强化[4,5]。

**【诊断要点】**

1. 多有肺结核病史或结核患者接触史，胸片提示有陈旧性肺结核。

2. 影像学表现主要为盆腔内囊性或囊实性团块、输卵管增粗、游离或包裹性盆腔积液、钙化、组织粘连。钙化及病变实性部分延迟强化较具特征性。

3. 最终诊断依赖于细菌学或病理学结果。

**【鉴别诊断】**

**1. 卵巢囊腺癌** 单侧多见，发病年龄较大，病变边界较清晰，少数可伴钙化，但钙化多位于病变内部。PT 和卵巢囊腺癌的 CA125 均可升高，但后者升高更明显，可大于 1000U/ml[6]。

**2. 腹膜癌** 多为继发性，原发灶以卵巢癌、子宫内膜癌、结肠癌多见，常表现为腹膜、网膜不规则结节状增厚，部分呈"网膜饼"，而盆腔结核腹膜、网膜增厚且较光滑。

**3. 子宫内膜异位症** 年轻女性多见，痛经为常见临床症状，常伴卵巢巧克力囊肿，囊液密度不均匀，呈分层状改变。网膜和腹膜增厚、肠管粘连程度均较盆腔结核轻。

## 参 考 文 献

[1] Devi L，Tandon R，Goel P，et al. Pelvic tuberculosis mimicking advanced ovarian malignancy. Trop Doct，2012，42（3）：144-146.

[2] Chowdhury NN. Overview of tuberculosis of the female genital tract. J Indian Med Assoc，1996，94（9）：345-346，361.

[3] Sah S K，Shi X Q，Du S L，Silin Du，et al. CT findings and analysis for misdiagnosis of female pelvic tuberculosis. Radiology of Infectious Diseases，2017，4（1）：19-25.

[4] 宋侠、陈祖华. 女性盆腔结核的 CT、MR 表现. 中国介入影像与治疗学，2015，12（11）：673-676.

[5] 吴凯宏，肖格林，余水全，等. MSCT 联合 MRI 对女性盆腔结核诊断分析. 中国 CT 和 MRI 杂志，2016，14（3）：94-95，116.

[6] Yassaee F，Farzaneh F. Familial tuberculosis mimicking advanced ovarian cancer. Infect Dis Obstet Gynecol，2009，2009：736018.

# 第三节　盆腔放线菌病

## 【概述】

放线菌是一类革兰氏染色阳性、非抗酸不动分枝杆菌，为特殊的丝状细菌，在正常寄生部位如口腔、鼻咽、胃肠道和女性生殖系统并不致病，当人体抵抗力降低或组织黏膜破裂时，放线菌协同其他细菌可致病[1]。人体最常见的致病菌为伊氏放线菌[2]。放线菌病是由放线菌引起的慢性化脓性病变，可累及全身，按发病部位分为头颈部、胸部和腹部（包括腹腔和盆腔）放线菌病。女性生殖源性腹盆腔放线菌病发病率不断增加，盆腔放线菌病约占全身放线菌病的 3%[3]，发病年龄为 26～52 岁，少数绝经后女性也可发病。可能的感染途径可能：①宫腔内节育器放置；②直肠感染阴道，再上行感染宫腔及卵巢等；③口咽部放线菌经性活动感染生殖道。

女性盆腔放线菌病最常见的临床症状为腹痛、体重下降、阴道分泌物异常。部分患者可伴白细胞总数增高、红细胞沉降率增快、不同程度贫血。通常临床表现要轻于病变的严重程度[4]。早期症状比较隐匿，就诊时可触及盆腔内实性包块，位置较固定，甚至形成"冰冻骨盆"。病变可累及输尿管或肠道发生梗阻，也可发生肝和（或）肾转移。

## 【病理学表现】

放线菌病是一种慢性、化脓性、肉芽肿性病变，脓肿壁较厚，含有大量肉芽组织及纤维组织，脓液为大量坏死组织，脓液可自脓肿壁薄弱处破溃，破至皮肤或管腔表面时可形成瘘或窦道，破至周围组织或体腔内可形成新发脓肿病变。病理学特征：大量炎症细胞浸润、炎性坏死组织、炎性肉芽组织增生，可见紫红色云雾状放线菌菌落团，革兰氏染色见放线菌。在低倍镜下发现硫磺样颗粒可明确诊断[5, 6]。

## 【影像学表现】

盆腔放线菌病的 CT 及 MRI 表现无特异性（图 13-3-1），可表现为囊实性肿块，囊性部分内壁较光整，病灶与邻近组织发生广泛粘连，分界不清。增强扫描实性部分可呈持续性、较均匀强化，囊性部分无强化。也可表现为盆腔内混合密度肿块，内含气体，可累及邻近组织和脏器[7]。依据影像学表现，与盆腔炎性疾病及恶性肿瘤鉴别困难，影像学检查主要用于评估腹腔、盆腔受累情况以及肿块囊壁的特征等[8]。当怀疑为盆腔感染性病变时，可在 CT 引导下行穿刺、引流。

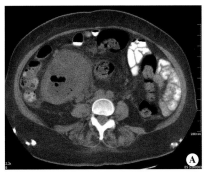
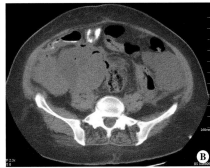
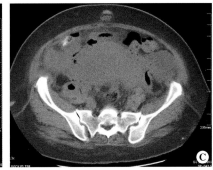

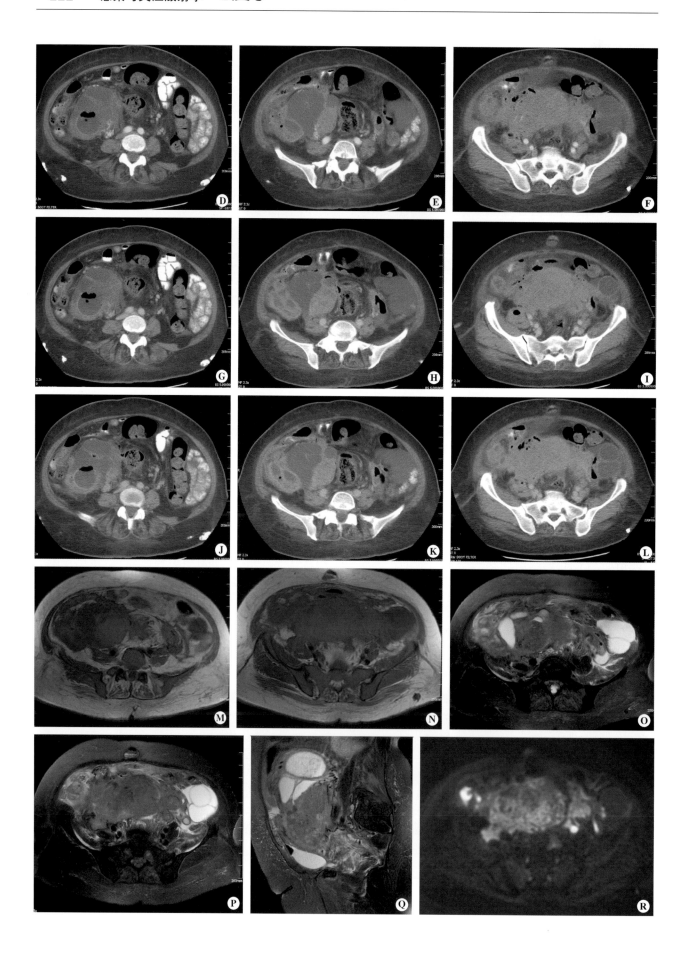

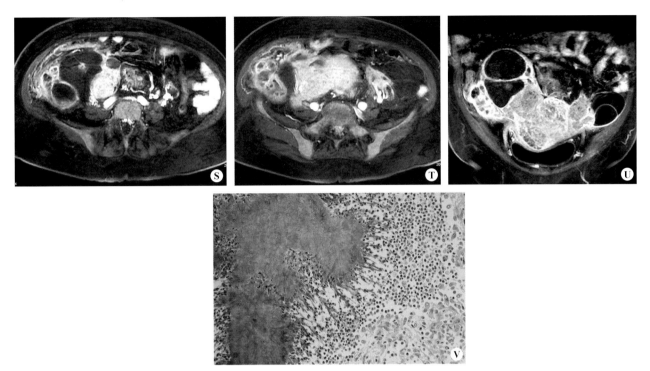

图 13-3-1　右下腹及盆腔区放线菌病

A～C. CT 平扫示右下腹及盆腔区不规则囊实性混杂密度团块，内见气体密度影，伴气 - 液平面，囊性部分 CT 值高于水的密度，与邻近肠管分界不清，周围脂肪间隙稍模糊；D～L. CT 三期增强扫描示实性部分呈持续较均匀中度强化，囊性部分无强化；M～R. MR 平扫示右下腹及盆腔区囊实性团块，呈等 $T_1$ 稍长 $T_2$ 混杂信号，内部见长 $T_1$ 长 $T_2$ 信号囊性灶，病变于 DWI 序列呈不均匀高信号，内部散在斑片状稍低信号；S～U. MR 增强扫描示右下腹及盆腔区病灶实性部分呈明显强化，囊性部分未见强化；V. 镜下，放线菌菌落位于脓肿中央，周围见大量中性粒细胞、组织细胞浸润（HE×400）（图片由北京 305 医院　唐全志、张銎歆、冯静、陈妹琼提供）

## 【诊断要点】

1. 临床症状为慢性化脓性炎症，盆腔内肿块，广泛粘连，瘘管和窦道形成。

2. 脓液或窦道排出物中找到硫结节。

3. 硫结节和脓液中含有菌丝体。

4. 伊氏放线菌单克隆抗体免疫荧光检测最敏感且具特异性，宫颈刮片检出的准确率为48.5%～69%。

## 【鉴别诊断】

**1. 其他盆腔感染性病变**　盆腔结核多有结核病史及典型的临床表现。

**2. 盆腔恶性肿瘤**　上皮源性卵巢恶性肿瘤多为囊实性肿块，肿瘤标志物 CA125 阳性，可伴腹膜、网转移及腹水。子宫恶性肿瘤侵及周围结构时可通过宫腔镜及诊刮病理做出诊断。

### 参 考 文 献

[1] 罗营. 放线菌病和盆腔放线菌病. 国外医学：妇产科学分册，2001，28（3）：164-166.

[2] Acevedo F，Baudrand R，Letelier LM，et al. Actinomycosis：a great pretender. Case reports of unusual presentations and a review of the lit-erature. Int J Infect Dis，2008，12（4）：358-362.

[3] Hamid D，Baldauf JJ，Cuenin C，et al. Treatment strategy for pelvic actinomycosis：case report and review of the literature. Eur J Obstet Gynecol Reprod Biol，2000，89（2）：197-200.

[4] Fiorino AS. Intrauterine contraceptive device-associated actinomycotic abscess and Actinomyces detection on cervical smear. Obstet Gynecol，1996，87（1）：142-149.

[5] Hildyard CA，Gallacher NJ，Macklin PS. Abdominopelvic actino-mycosis mimicking disseminated peritoneal carcinomatosis. BMJ Case Rep，2013：bcr2013201128.

[6] 李晨霞，张銎歆. 侵犯多脏器的盆腹腔放线菌病临床误诊分析并文献复习. 临床误诊误治，2017，30（4）：10-13.

[7] 孙静涛，段丽，李文会. 卵巢放线菌 1 例及文献循证分析. 中国辐射卫生，2013，22（1）：110-111.

[8] Galata CL，Vogelmann R，Gaiser T，et al. Abdominopelvic actinomy-cosis in three different locations with invasion of the abdominal wall and ureteric obstruction：an uncommon presentation. Int J Surg Case Rep，2015，12：48-51.

# 第四节　盆腔包虫病

## 【概述】

包虫病（echinococcosis）是由棘球绦虫的幼虫感染致病，又称棘球蚴病，为人畜共患寄生虫病，在我国的分布以西北和西南地区为主，发病率约1.08%[1]。包虫病分为囊型包虫病（cystic echinococcosis，CE）和泡型包虫病（alveolar echi-nococcosis，AE）2类，前者多见，是由细粒棘球绦虫的幼虫感染致病，以肝脏感染为主，病程慢，病死率为2%～4%[2]。2001年世界卫生组织包虫病专家工作组（WHO/IWGE）关于包虫囊肿分型共识意见将细粒棘球蚴病（CE）分为1～5型，并增加了包虫囊肿的活性评估[3]。多房棘球蚴病是由多房棘球绦虫感染所致。WHO/IWGE拟定了多房棘球蚴病的PNM分期，P代表原发灶，N代表与邻近器官的关系，M代表远处转移[4]。

包虫病最多见于肝，肺和骨骼次之，腹腔包虫病约占2%，盆腔包虫病更少见，国外文献报道发病率为0.2%～0.9%，其中80%发生于子宫和卵巢，国内文献报道发病率为1.9%～3.3%[5]。感染途径：①淋巴或血行播散至盆腔；②腹腔或肝包虫囊摘除术、腹部外伤致肝脾包虫破裂或包虫囊肿穿刺时不慎囊液漏出，包虫在盆腔凹陷处移植、生长。因此怀疑为包虫病时，禁忌穿刺。手术仍是目前包虫病最有效的治疗方法。

包虫感染后潜伏期为5～30年，患者临床症状不明显，可偶然发现腹盆腔包块，或病灶增大压迫邻近脏器时出现相应的临床症状。

【病理学表现】

包虫囊肿具有特殊的病理学基础，有其特殊的发生、演变、转归过程。细粒棘球蚴寄生于人体后，先形成小空泡，后逐渐形成内囊，在宿主自身免疫反应下，病变周围形成纤维外囊。包虫生长初期，内囊内层的生发层细胞增生、内突形成生发囊，产生原头蚴并发育成子囊。内囊的外层角质层可保护生发层、吸收营养、排泄代谢产物。CE1型包虫囊肿受外界刺激，子囊发育，形成CE2型包虫囊肿。外力作用下包虫囊肿的内、外囊分离，即形成CE3型包虫囊肿。包虫囊肿较大、子囊较多、囊壁较厚及其他因素影响，囊肿营养供应障碍，包虫活性减低，内囊和子囊退化、坏死、溶解，囊内容物呈胶冻样改变，形成干酪样实性密度肿块，即CE4型包虫囊肿。包虫发育晚期，包虫囊肿营养缺乏或包虫死亡，

钙盐沉积，即CE5型包虫囊肿。由此可见，随着包虫的生长、发育、蜕变及死亡，包虫囊内容物的演变过程为液性—胶冻样—干酪样—钙化。CE1、CE2型包虫处于生长发育阶段，具有活性。CE3型包虫处于过渡阶段，包虫活性减低，有时存在发育能力。CE4和CE5型包虫为死亡包虫，无活性。

【影像学表现】

影像表现依据包虫囊肿的不同发育阶段和退变程度而表现多样[6]。

**1. CT**

（1）单纯性包虫囊肿：低密度囊性肿物，内、外囊完整。内囊由角质层和生发层构成，产生囊液使囊肿增大；外囊为致密纤维组织，较厚。增强扫描囊内无强化，囊壁稍强化。较大囊肿的内外囊间可存在潜在间隙，呈双壁征。

（2）多房性包虫囊肿：数量及大小均不等的子囊沿母囊内壁排列（图13-4-1A～B），呈"车轮征"；多发子囊也可相互挤压，呈"蜂窝征"。母囊囊液的密度高于子囊。

（3）包虫囊肿的内囊从外囊上剥离，漂浮在囊液中，表现为条索状高密度影，呈"飘带征"或"水蛇征"。增强扫描内囊不强化或稍强化。包虫囊肿破裂后可继发感染，囊液密度增高，囊壁和内容物可见强化。

（4）包虫囊肿转归：囊壁弧形钙化，囊内容物部分或全部钙化。

**2. MRI**

（1）单纯性包虫囊肿：圆形或类圆形，长$T_1$长$T_2$信号，DWI呈低信号，ADC图呈稍高信号。病灶边缘见连续光滑、厚壁不一的短$T_2$信号环绕，为纤维外囊。

（2）多房性包虫囊肿：囊液呈长$T_1$长$T_2$信号，囊壁呈等信号，DWI呈低信号，ADC图呈稍高信号。母囊的ADC值低于子囊，原因是母囊含蛋白成分多，囊液较浑浊（图13-4-2）。

（3）包虫囊肿的内囊从外囊上剥离，表现为囊液中条索状等信号影，可继发感染，囊液$T_1WI$信号增高，囊壁和内容物可见强化。

（4）包虫囊肿转归：呈长$T_1$短$T_2$信号影。

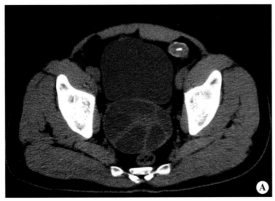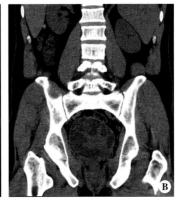

**图 13-4-1　盆腔多房性包虫囊肿**

A、B. CT 平扫示膀胱后方见一多房囊性病变，子囊沿母囊内壁排列，呈"水蛇征"，为含子囊的包虫囊肿，囊液呈低密度，囊壁呈等密度；盆腔间隙左前方见一类椭圆形病变，中心及囊壁可见钙化，囊内容物密度呈等或稍高密度，为退变钙化的包虫囊肿（图片由新疆医科大学第一附属医院刘文亚、张铁亮提供）

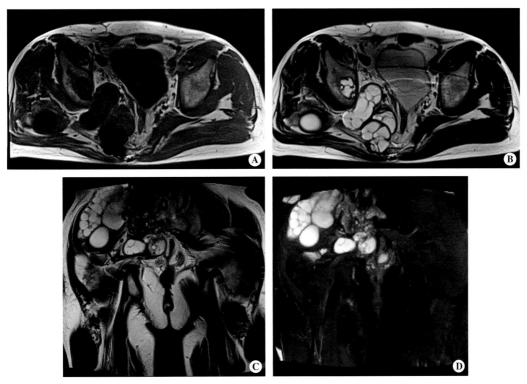

**图 13-4-2　盆腔、骨骼、软组织内多房性包虫囊肿**

A ～ D. MR 平扫示盆腔右侧、右侧髂骨、右侧臀部软组织内见多发多房囊性病变，子囊沿母囊内壁排列，呈"车轮征"或"蜂窝征"，为含子囊的包虫囊肿，囊液呈长 $T_1$ 长 $T_2$ 信号，囊壁为等信号（图片由新疆医科大学第一附属医院 刘文亚、张铁亮提供）

【诊断要点】

1. 多有疫区居住或去过疫区史，或有牧羊犬接触史。

2. 实验室检查，包虫 3 项试验（卡松尼皮试，间接血凝试验和对流免疫电泳试验）阳性。

3. 影像学检查，盆腔内囊性肿物，囊壁完整，囊内有更低密度的子囊、"飘带征"或"水蛇征"、囊壁或囊内钙化等。

【鉴别诊断】

1. **盆腔内包裹性积液**　炎性渗出液包裹或手术后出现，一般无壁或薄壁，其内可有分隔，增强扫描无强化。

2. **卵巢囊腺瘤**　单侧或双侧，单房或多房囊性病变，浆液性囊腺瘤的囊壁薄，分隔光滑；黏液性囊腺瘤的壁及分隔厚薄欠均匀，部分见乳头状软组织突起，密度较高。增强扫描囊壁及分隔均强化，强化程度较包虫囊肿明显，且包虫囊肿无软组织密度结节。囊腺瘤偶可见囊内钙化，但极为罕见，钙化为点状，而包虫囊肿囊内钙化灶一般较大，为团片状或结节状。

**【研究现状与进展】**

**1. MRH** 该技术的基本方法是采用重 $T_2$ 加权技术使实质器官和流动的血液呈低信号，静态液体呈高信号，联合脂肪抑制技术，使含水器官清楚显示。MRH 技术能够实现多角度、全方位、立体观察，对包虫病的诊断有如下优势：①清楚显示病灶，勾勒病灶轮廓；②清楚显示细粒棘球蚴的包膜、子囊及泡状棘球蚴的小囊泡等，明确囊肿的数量、大小、形态、类型等，"囊泡巢"是诊断 HAE 的主要依据；③提供包虫感染、破裂等继发性改变及引起的病理改变；④诊断复杂类型的不典型包虫病更具优势。MRH 联合常规 MR 图像，病变信息更全面、客观[7, 8]。

**2. PET/CT 和 PET/MRI** [18]F-FDG PET/CT 通过半定量指标 SUV 值反映病灶的代谢情况，判断 HAE 的生物学活性，对诊断和随访具有显著优势。Kodama MRI 分型将 HAE 分为 5 型[9]：1 型，全部由小囊泡组成；2 型，周边小囊泡、内部为实性成分；3 型，周边小囊泡、内部实性成分，中央为囊变坏死；4 型，全部由实性成分构成；5 型，全部由囊性成分构成。[18]F-FDG 多为病灶边缘型浓聚，且病灶为 1～3 型，病灶边缘均存在不等量小囊泡。Kodama 等[9]研究认为，1～3 型病灶是 HAE 早期阶段，小囊泡是幼虫的寄生方式，肉芽组织包绕小囊泡，激发免疫反应，产生代谢活跃的免疫细胞，免疫细胞摄取 FDG，提示病灶具有生物学活性。与 PET/CT 相比，PET/MRI 对儿童和年轻患者具有重要意义，可减少辐射暴露，并可长期随访评估[10]。

**3. DWI** 是一种对分子运动敏感的成像技术，通过测量 HAE 病灶的 ADC 值，可分析增殖及坏死情况，观察病灶边缘区域的组织病理学特点，为临床确定病灶的生物学边界及监测生物活性提供有力的影像学依据。HAE 病灶 ADC 值的

均值为中心＞外周＞边缘，原因为病灶中央区域的小囊泡群、纤维、坏死组织和钙化等结构松散，对水分子运动影响小，ADC 值较高；边缘带有大量纤维组织，水分子活动受限，ADC 值明显低于外周和中央区[10]。Reuter 等[11]用 PET/CT 随访 HAE 发现，病灶边缘区放射性核素稀疏时病灶相对稳定，生长慢或不生长，而病灶边缘区放射性核素浓聚时，示病灶生长活跃，说明病灶边缘的增殖浸润带是 ADC 值发展的重要因素。病灶中心至边缘区域的病变差异进一步印证了病理组织学基础不同和边缘带的组织异质性，利用 ADC 值有望确定病灶真实的边界，对外科手术和穿刺活检及监测药物治疗的效果有重要的指导作用。

（殷小平　邢立红）

## 参 考 文 献

[1] 许隆祺，陈颖丹，孙凤华，等. 全国人体重要寄生虫病现状调查报告. 中国寄生虫学与寄生虫病杂志，2005，23（5）：332-340.

[2] Belhassen- García M，Romero-Alegría A，Velasco-Tirado V，et al. Study of hydatidosis-attributed mortality in endemic area. PLoS One，2014，9（3）：e91342.

[3] WHO Informal Working Group. International classification of ultrasound images in cystic echinococcosis for application in clinical and field epidemiological settings. Acta Trop，2003，85（2）：253-261.

[4] Kern P，Wen H，Sato N，et al. WHO classification of alveolar echinococcosis：principles and application. Parasitol Int，2006，55 Suppl：S283-S287.

[5] 刘永珉，罗彩霞，朱马拜. 女性生殖系统包虫囊肿 21 例临床分析. 实用妇产科杂志，2009，25（10）：627-628.

[6] 刘文亚，谢敬霞，李莉，等. 盆腔棘球蚴病的 CT 诊断. 中华放射学杂志，2003，37（1）：79-81.

[7] 王俭，贾文霄，陈宏，等. 磁共振水成像技术在细粒棘球蚴病诊断中的应用. 实用放射学杂志，2008，24（12）：1617-1620.

[8] Kim TK，Kim BS，Kim JH，et al. Diagnosis of intrahepatic stones：superiority of MR cholangiopancreatography over endoscopic retrograde cholangiopancreatography. Am J Roentgenol，2002，179（2）：429-434.

[9] Kodama Y，Fujita N，Shimizu T，et al. Alveolar echinococcosis：MR findings in the liver. Radiol，2003，228（1）：172-177.

[10] 任波，王静，刘文亚，等. 肝泡状棘球蚴病边缘区域 MR 弥散加权成像与组织病理对照研究. 新疆医科大学学报，2015，38（10）：1213-1215，1219.

[11] Reuter S，Grüner B，Buck AK，et al. Long-term follow-up of metabolic activity in human alveolar echinococcosis using FDG-PET. Nuklearmedizin，2008，47（4）：147-152.